医学免疫学及病原生物学

YIXUE MIANYIXUE JI BINGYUAN SHENGWUXUE

（第 2 版）

主　编　姜　俊　陈　路

副主编　孙　雯　叶　军　王婷婷

　　　　左　英　许礼发

编　委　（以姓氏笔画为序）

王婷婷　左　英　叶　军

许礼发　孙　雯　吴艳辉

宋爱莉　陈　路　苑洪梅

姜　俊　贾君波　殷丽雪

黄爱丽　薛　华

第二军医大学出版社

Second Military Medical University Press

内 容 简 介

本书内容以科学性为核心，以必需、够用为度，其目的是为以后学习、掌握临床知识打下必要的理论基础。全书分三篇，第一篇为医学免疫学基础，简述了抗原、抗体、补体，以及各种免疫反应过程和临床应用；第二篇为医学微生物学，简述了常见的细菌、病毒、真菌、支原体等微生物的特点、致病作用和防治；第三篇为人体寄生虫学，简述人体常见寄生虫(蠕虫、原虫、血吸虫、丝虫、疟原虫、滴虫、弓形虫和部分节肢动物等)的特征、致病以及防治。

本书可作为高等职业院校、高等专科学校护理专业及相关专业学习用书。

图书在版编目(CIP)数据

医学免疫学及病原生物学/姜俊,陈路主编. —2 版.
—上海：第二军医大学出版社,2015.8
全国高等医学职业教育规划教材/金建明,于有江主编
ISBN 978-7-5481-1089-7

Ⅰ. ①医… Ⅱ. ①姜…②陈… Ⅲ. ①医学-免疫学-高等职业教育-教材②病原微生物-高等职业教育-教材 Ⅳ. ①R392②R37

中国版本图书馆 CIP 数据核字(2015)第 082023 号

出 版 人　陆小新
责任编辑　画　恒　高　标

医学免疫学及病原生物学
(第 2 版)
主 编 姜 俊 陈 路
第二军医大学出版社出版发行
http://www.smmup.cn
上海市翔殷路 800 号　邮政编码：200433
发行科电话/传真：021-65493093
全国各地新华书店经销
江苏句容排印厂印刷
开本：787×1 092　1/16　印张：16.5　彩插：8 面　字数：450 千字
2011 年 8 月第 1 版　2015 年 8 月第 2 版第 1 次印刷
ISBN 978-7-5481-1089-7/R·1817
定价：38.00 元

高等职业教育护理专业实用教材丛书编委会

全国高等医学职业教育规划教材总书目

序 号	书 名	版 次	主 编
1	护理学导论	第2版	周庆华 等
2	常用护理技术	第2版	朱春梅 等
3	正常人体结构	第2版	米 健 等
4	儿童护理	第2版	徐 静 等
5	护理管理学	第2版	朱春梅 等
6	健康评估	第2版	姚 阳 等
7	正常人体机能·生物化学	第2版	顾友祥 等
8	正常人体机能·生理学	第2版	马文樵 等
9	药理学	第2版	盛树东 等
10	医学免疫学及病原生物学	第2版	姜 俊 等
11	护士礼仪	第2版	邱 萌 等
12	心理与精神护理	第2版	陈宜刚 等
13	异常人体结构与机能	第2版	慕博华 等
14	护理心理学	第2版	邱 萌 等
15	母婴护理	第2版	潘放鸣 等
16	急救护理	第2版	殷俊才 等
17	护理伦理与法规	第2版	高莉萍 等
18	成人护理·传染病护理	第2版	张万秋 等
19	成人护理·内科护理	第1版	罗惠媛 等
20	成人护理·外科护理	第1版	刘兴勇 等
21	成人护理·妇科护理	第1版	潘爱萍 等
22	眼耳鼻咽喉科护理	第1版	陈国富 等
23	老年护理	第1版	彭 蓓 等

再 版 序

　　《医学免疫学及病原生物学》是护理专业一门重要的医学基础课程，随着医学免疫学的快速发展，它与临床各学科结合更加紧密。为了适应我国医学高职高专的改革与发展，为社会培养更多更好的护理专业技能型人才，特组织由多所高职高专院校护理专业相关教师共同编写了本教材。本书自 2011 年出版至今已使用了 4 年，今年我们在广泛收集素材、征求意见的基础上，着手对教材进行再版。新版教材的编写，仍坚持紧扣高职高专的培养目标，在内容上突出"三基"（基本理论、基本知识、基本技能），并且增补了埃博拉病毒、抗感染免疫等新内容；在结构编排上，为维护学科的完整性，保证学生学习的系统性，仍将内容分为医学免疫学、医学微生物学及人体寄生虫学三大篇，但在细菌、病毒及寄生虫各论中，打破生物学的归属关系，主要按照传播途径及致病特点分类介绍，使学生对临床感染性疾病的病因及传播有一个全面认识，以利于学生进行综合性思考。为培养学生的自学能力，每章前设立了学习目标，每章后列出了思考题，同时教材中还设立了"知识库""病例分析"等相关链接，以激发学生的学习兴趣。

　　本教材在编写过程中得到了各方面的大力支持，在此表示衷心感谢！

　　限于我们的水平和编写时间仓促，教材中难免存在错误及疏漏处，恳请使用本教材的师生批评指正，并提出宝贵意见。

编　者

2015 年 5 月

前　言

　　为了适应我国高等医学职业教育的改革和发展,为社会培养更多、更好的护理专业技能型人才,由几所护理高职高专相关教师共同编写了适合三年制(或五年制)高职护理专业学生使用的教材。本教材紧扣高职高专培养目标,在内容上突出基本理论、基本知识、基本技能;在结构编排上,为维持学科的完整性,保证学生学习的系统性,仍将内容分为医学免疫学、医学微生物学及人体寄生虫学三大篇,但在细菌、病毒及寄生虫各论中,打破生物学的归属关系,主要按照传播途径及致病特点分类介绍,使学生对临床感染性疾病的病因及传播有一个全面认识,以利于学生进行综合性思考。为培养学生的自学能力,每章前设立了学习目标,每章后提出了思考题,同时教材中还设立了"知识库""病例分析"等相关链接,以激发学生的学习兴趣。

　　限于我们的水平和编写时间仓促,教材中难免存在错误及疏漏处,恳请使用本教材的师生批评指正,并提出宝贵意见。

　　本教材在编写过程中得到了各方面的大力支持,在此表示衷心感谢!

编　者

2010 年 9 月

目 录

第一篇 医学免疫学

第二篇　医学微生物学

第三篇　人体寄生虫学

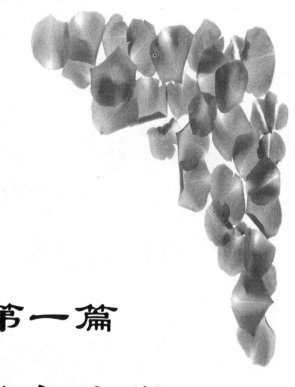

第一篇

医学免疫学

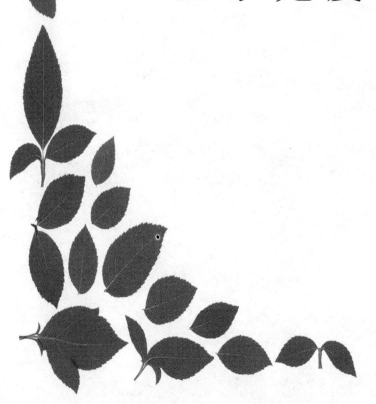

第一章

绪　　论

▌▌▌◀ 学习目标 ▶▐▐▐

掌握　免疫的基本概念、类型及免疫功能。
了解　免疫学发展简史,免疫学在生命科学和医学中的地位。

一、概念

免疫(immunity)的传统概念是指免除疫病(传染病)及抵抗多种疾病的发生。免疫的现代概念是机体免疫系统识别和排除抗原异物,维持自身生理平衡与稳定的功能。但一定条件下,可引起病理性免疫应答或无应答状态,导致疾病的发生。重要的抗原异物有病原生物及其代谢产物、动物免疫血清、异种组织器官、药物、食物、花粉和化工产品等。

二、功能

免疫通常对机体是有利的,但在某些条件下也可造成机体的伤害。根据识别、排除抗原异物的种类不同,免疫功能可分为以下几个方面(表1-1):

表1-1　免疫的功能及表现

功　能	正常表现	异常表现
免疫防御	防御病原生物等非己抗原的侵袭	过低:免疫缺陷病;过高:超敏反应
免疫稳定	清除损伤、衰老、变性或死亡细胞	失调:自身免疫病
免疫监视	杀伤和清除突变细胞,防止持续感染	低下:癌症或持续病毒感染

1. 免疫防御

防止外界病原体的入侵及清除已入侵的病原体及有害的生物分子。若该功能缺陷,反应过低,可反复发生感染,表现为免疫缺陷病;若反应过于强烈,也会造成机体损伤,引起超敏反应。

2. 免疫监视

监督机体内环境出现的突变细胞及早期肿瘤,并予以清除。若该功能失调,突变细胞可逃避机体的免疫监视而生长增殖,形成肿瘤。

3. 免疫稳定

识别和排除机体内损伤和衰老的自身细胞,进行免疫调节维持自身稳定。若该功能紊乱,可引起自身免疫病。

三、类型

根据种系和个体免疫系统的发育过程及免疫应答的效应机制和作用特点，可将机体的免疫分为固有免疫和适应性免疫两种类型。

1. 固有免疫

固有免疫又称天然免疫或非特异性免疫，是机体在长期种系发育和进化过程中逐渐形成一种天然防御功能。固有免疫经遗传获得，与生俱来，对各种侵入的病原体或其他抗原性异物可迅速应答，产生非特异抗感染免疫作用，同时在特异性免疫应答的启动和效应阶段也起重要作用。

2. 适应性免疫

适应性免疫又称获得性免疫或特异性免疫，是机体在生活过程中，接受病原微生物等抗原性异物刺激后产生的，只对相应特定病原体等抗原性异物起作用的防御功能。这种免疫作用可产生免疫记忆，当再次与相应抗原相遇时能迅速产生应答，发挥免疫作用。

四、发展简史

免疫学是研究机体免疫系统识别并消除有害生物及其成分的应答过程及机制的科学，是研究免疫系统对自身抗原耐受，防止自身免疫病发生的科学，是研究免疫系统功能异常与相应疾病发病机制及其防治措施的科学。免疫学是人类在与传染病斗争过程中发展起来的。从中国人接种"人痘"预防天花的记载算起，到其后的 Jenner 接种牛痘苗预防天花，直至今日，免疫学的发展前后经过经验免疫学时期、免疫学科建立时期、现代免疫学时期。在后两个时期中，随着科学发展，免疫学经历了 4 个迅速发展阶段。

1）1876 年后，多种病原菌被发现，用已灭活及减毒的病原体制成疫苗，预防多种传染病，从而使疫苗得以广泛发展和使用。

2）1900 年前后，抗原与抗体的发现，揭示出"抗原诱导特异抗体产生"这一免疫学的根本问题，促进了抗体的临床应用。

3）1957 年后，随着细胞免疫学的兴起，人类理解了细胞免疫和体液免疫的不同效应与协同功能。

4）1977 年后，随着分子免疫学的发展，得以从基因活化的分子水平，理解抗原刺激与淋巴细胞应答类型的内在联系与机制。当今，免疫学正进入第 5 个迅速发展阶段，即后基因组时代，从功能基因入手，研究免疫应答与耐受的分子机制及新型疫苗的设计研制。

五、应用

现代免疫学已超越狭义"免疫"的范围，以分子、细胞、器官及整体调节为基础，研究生命中的生、老、病、死等基本问题，是生命科学中的前沿学科之一，推动着医学和生命科学的全面发展。免疫学广泛应用于"三大"方面。

（1）传染病预防　接种疫苗，使机体主动产生免疫力。

（2）疾病治疗　包括肿瘤、慢性传染病及超敏性疾病，可用抗体、细胞因子、体外扩增的免疫细胞及治疗性抗原疫苗治疗。

（3）免疫诊断　按抗原与抗体及 T 细胞受体特异结合的原理，根据抗原能活化特异的适应性免疫应答，发展起多种特异敏感的免疫学诊断方法，已广泛用于 ABO 血型定型、传染病诊断、妊娠确诊等。

知识链接："以毒攻毒"——人痘接种

自古以来,人类社会一直对瘟疫流行怀着莫大的恐惧。公元 2000 年前,古巴比伦史诗就曾记载过瘟疫。古埃及王朝的编年史中也有瘟疫的记录。在古代社会,人们把瘟疫给人类造成的灾难视为一种来自上帝或神灵对人类触犯"天条"禁忌的惩罚,但人类却也积累了一些预防传染病的经验,并且在"理论"上提炼成为"以毒攻毒"的指导思想。天花是一种烈性传染病,正常人一旦接触患者,几乎无不遭受感染,但感染后幸存者,却不会再次患天花病。早在公元 11 世纪的宋朝,我国就有了关于吸入天花痂粉可以预防天花病的传说。公元 16 世纪的明朝隆庆年间,我国人民在长期预防天花的医学实践中,发明了用人痘痂皮接种造成轻度感染来预防天花的方法。在公元 17 世纪 70 年代,人痘法已经有了正式的历史记载,将沾有疱浆的患者衣服给正常儿童穿戴,或者将天花愈合后的局部痂皮磨成粉末,经鼻腔正常儿童吸入,均可有效预防天花的发生。这些人痘法在 17 世纪的清代得以广泛应用,并经过陆上"丝绸之路"西传至欧亚各国,经"海上丝绸之路"东传至朝鲜、日本及其东南亚各国。

思考题

1. 何谓免疫,免疫的类型包括哪些?
2. 免疫的功能,如何理解机体免疫功能的双重性?

第二章

抗 原

掌握 抗原、免疫原性、免疫反应性、完全抗原、半抗原、表位、同种异型
　　抗原及抗原特异性的概念。
熟悉 医学上重要的抗原。
了解 自身抗原、TD抗原、TI抗原及交叉反应的临床意义。

第一节　概念与分类

一、概念

抗原(antigen,Ag)是指能与T细胞的TCR及B细胞的BCR结合,促使其增殖、分化,产生抗体或致敏淋巴细胞,并与之结合,进而发挥免疫效应的物质。抗原一般具备两个重要特性:

(1)免疫原性　即抗原刺激机体产生免疫应答,诱生抗体或致敏淋巴细胞的能力。

(2)抗原性　即抗原与其所诱生的抗体或致敏淋巴细胞有特异性结合的能力。同时具有免疫原性和抗原性的物质称为完全抗原;仅具备抗原性而不具备免疫原性的物质,称为不完全抗原,又称半抗原。

二、特性

一般而言,具有免疫原性的物质均同时具备抗原性,即均属完全抗原。半抗原若与大分子蛋白质或非抗原性的多聚赖氨酸等载体交联或结合也可成为完全抗原。例如,许多小分子化合物及药物属半抗原,其与血清蛋白结合可成为完全抗原,并介导超敏反应。能诱导超敏反应的抗原又称为变应原;可诱导机体产生免疫耐受的抗原又称为耐受原。

三、分类

(一)根据抗原的免疫原性分类

1)完全抗原:凡具有免疫原性和抗原性的物质称为完全抗原。

2）半抗原。

（二）根据诱生抗体时 Th 细胞是否参与分类

（1）胸腺依赖性抗原（TD‐Ag） 此类抗原刺激 B 细胞产生抗体时依赖于 T 细胞辅助，故又称 T 细胞依赖抗原。绝大多数蛋白质抗原，如病原微生物、血细胞、血清蛋白等均属 TD‐Ag。先天性胸腺缺陷和后天性 T 细胞功能缺陷的个体，TD‐Ag 诱导其产生抗体的能力明显低下。

（2）胸腺非依赖性抗原（TI‐Ag） 此类抗原刺激机体产生抗体时无需 T 细胞辅助，又称 T 细胞非依赖性抗原。TI‐Ag 可分为 TI‐1 抗原和 TI‐2 抗原，前者如细菌脂多糖（LPS）等，成熟或未成熟 B 细胞均可对其产生应答；后者如肺炎球菌荚膜多糖、聚合鞭毛素等，仅能刺激成熟 B‐2 细胞。

（三）根据抗原是否在抗原提呈细胞内合成分类

（1）内源性抗原 指在抗原提呈细胞内新合成的抗原，如病毒感染细胞合成的病毒蛋白、肿瘤细胞内合成的肿瘤抗原等。

（2）外源性抗原 指并非由抗原提呈细胞合成、来源于细胞外的抗原。抗原提呈细胞可通过胞噬、胞饮和受体介导的内吞等作用摄取外源性抗原，如吞噬的细胞或细菌等。

第二节 决定抗原免疫原性的条件

有多种因素影响机体对抗原免疫应答的类型及强度，影响抗原免疫原性的因素可概述为以下 4 个方面：

一、异物性

异物即非己的物质，抗原与机体之间的亲缘关系越远，组织结构差异越大，异物性越强，其免疫原性就越强。例如，鸡卵蛋白对鸭是弱抗原，对哺乳动物则是强抗原；灵长类组织成分对人是弱抗原，而对啮齿动物则多为强抗原。异物性不仅存在于不同种属之间，也存在于同种异体之间。例如，同种异体移植物是异物，有免疫原性；自身成分如发生改变，也可被机体视为异物；即使自身成分未发生改变，但在胚胎期未与免疫活性细胞充分接触，也具有免疫原性，如精子、脑组织、眼晶状体蛋白等如因外伤逸出，与免疫活性细胞接触后，也被认为是异物。

二、抗原分子的理化性质

（一）化学性质

天然抗原多为大分子有机物，一般蛋白质是良好的抗原。糖蛋白、脂蛋白和多糖类、脂多糖都有免疫原性。脂类和哺乳动物的细胞核成分如 DNA、组蛋白难以诱导免疫应答。

（二）相对分子质量大小

抗原的相对分子质量一般在 10 000 以上，且相对分子质量越大，含有抗原表位越多，结构越复杂，免疫原性越强。大于 100 000 的为强抗原，小于 10 000 的通常免疫原性较弱，甚至无免疫原性。

（三）结构的复杂性

相对分子质量大小并非决定免疫原性的绝对因素。明胶相对分子质量为 100 000，但免疫原性却很弱，原因在于明胶是由直链氨基酸组成，稳定性差。胰岛素相对分子质量仅5 700，但其序列中含芳香族氨基酸，其免疫原性较强。

（四）分子构象

有些抗原分子在天然状态下可诱生特异性抗体，但经变性改变构象后，却失去了诱生同样抗体的能力。因此，抗原分子的空间构象很大程度上影响抗原的免疫原性。

（五）易接近性

指抗原表位被淋巴细胞抗原受体所接近的程度。抗原分子中氨基酸残基所处侧链位置的不同可影响抗原与淋巴细胞抗原受体的结合，从而影响抗原的免疫原性。氨基酸残基在侧链的位置不同，免疫原性也不同（图 2-1）。

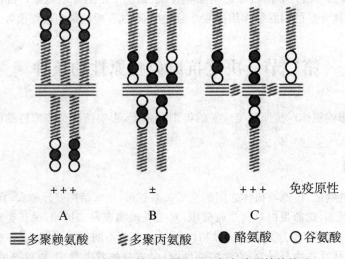

图 2-1　氨基酸残基的位置和间距与免疫原性的关系

（六）物理状态

一般聚合状态的蛋白质较其单体有更强的免疫原性，颗粒性抗原的免疫原性强于可溶性抗原。因此，常将免疫原性弱的物质吸附在某些大颗粒表面，以增强其免疫原性。

三、宿主方面的因素

1. 遗传因素

个体遗传基因不同，对同一抗原的免疫应答与否及应答的程度不同。在诸多遗传因素中，MHC是涉及免疫应答质和量的关键分子。

2. 年龄、性别与健康状态

一般来说，青壮年动物比幼年和老年动物对抗原的免疫应答强；雌性比雄性动物抗体生成高，但怀孕动物的应答能力受到显著抑制；感染或免疫抑制剂都能干扰和抑制免疫系统对抗原的应答。

3. 接种途径

接种抗原途径不同将决定参与免疫应答的器官和细胞有所不同,诱导产生的免疫应答水平也不同。常见的途径为皮内、皮下、肌内、腹腔、静脉和口服等。免疫途径以皮内免疫最佳,皮下免疫次之,腹腔注射和静脉注射效果差,口服易诱导耐受。因此,皮试采用皮内注射法,经皮内注射未出现过敏反应者,一般用其他注射途径给药都是安全的。

第三节　特异性与交叉反应

免疫原性的本质是异物性,抗原的特异性是免疫应答中最重要的特点,也是免疫学诊断和免疫学防治的理论依据。

一、特异性

抗原的特异性是指抗原刺激机体产生免疫应答及其与应答产物发生反应所显示的专一性,既表现在免疫原性上,也表现反应原性。即某一特定抗原只能刺激机体产生特异性的抗体或致敏淋巴细胞,且仅能与该抗体或对该抗原应答的淋巴细胞有特异性结合。决定抗原特异性的结构基础是存在于抗原分子中的抗原表位。

1. 抗原表位的概念

抗原分子中决定抗原特异性的特殊化学基团,称为抗原表位,又称抗原决定簇。能与抗体分子结合的抗原表位的总数称为抗原结合价。1个半抗原相当于1个抗原表位,仅能与抗体分子的1个结合部位结合。天然抗原一般是多价抗原,可与多个抗体分子结合。

2. 抗原表位的类型

根据抗原表位的结构特点,可将其分为顺序表位和构象表位。前者是由连续性线性排列的短肽构成,后者指短肽或多糖残基在序列上不连续性排列,在空间上形成特定的构象。T细胞仅识别由抗原提呈细胞加工提呈的线性表位,而B细胞则可识别线性或构象表位。因此,也可根据T、B细胞所识别的抗原表位的不同,将其分为T细胞表位和B细胞抗原表位。B细胞表位多位于抗原表面,T细胞表位可存在于抗原物质的任何部位(图2-2)。

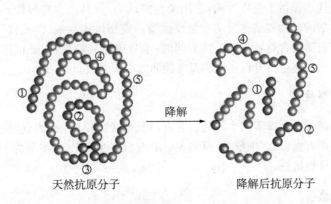

天然抗原分子　　　　　　　　　降解后抗原分子

图 2-2　抗原表位

注　1) B细胞决定基:①在分子表面为线性结构;②为隐蔽性抗原决定基;③为构象决定基。
　　2) T细胞决定基:④、⑤为线性决定基,位于分子任意部位。

二、共同抗原表位与交叉反应

某些抗原不仅可与其诱生的抗体或致敏淋巴细胞反应,还可与其他抗原诱生的抗体或致敏淋巴细胞反应,原因是不同抗原之间含有相同或相似的抗原表位,称为共同抗原表位,抗体或致敏淋巴细胞对具有相同和相似表位的不同抗原的反应,称为交叉反应(图 2-3)。

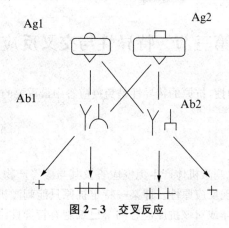

图 2-3 交叉反应

第四节 医学上重要的抗原物质

一、异种抗原

异种抗原指与机体无亲缘关系的异种物质。

1. 病原生物及代谢产物

细菌、病毒、寄生虫等病原生物都是由多种抗原组成的复合体。细菌的外毒素是毒性蛋白质,免疫原性很强,用甲醛脱毒处理制备成类毒素仍保留免疫原性。这些抗原性物质可刺激机体发生免疫应答,产生效应物质。

2. 动物免疫血清

类毒素没有毒性却保留了免疫原性,常用来免疫动物,使其产生特异性抗体,即抗毒素。这种含有特异性抗毒素的动物血清称为动物免疫血清。破伤风抗毒素、白喉抗毒素等都提取自动物免疫血清。免疫血清在含有特异性抗体的同时,本身也是异种蛋白,是抗原物质,因而具有二重性。临床上用抗毒素进行特异性治疗和紧急预防时必须做皮试。

二、同种异型抗原

同种异型抗原指同一种属不同个体间所存在的抗原,亦称同种抗原或同种异体抗原。常见的人类同种异型抗原有血型(红细胞)抗原和主要组织相容性抗原(人主要为 HLA)。HLA 是人体最为复杂的同种异型抗原。

三、自身抗原

正常时,机体对自身组织细胞不会产生免疫应答,即自身耐受。但在感染、外伤、服用某些药物等影响下,使免疫隔离部位的抗原释放,或改变和修饰了的自身组织细胞,可诱发对自身成分的免疫应答,这些可诱导特异性免疫应答的自身成分称为自身抗原。

四、异嗜性抗原

一类与种属无关,存在于人、动物及微生物之间的共同抗原。例如,溶血性链球菌的表面成分与人肾小球基底膜及心肌组织具有共同抗原存在,故在链球菌感染后,其刺激机体产生的抗体可与具有共同抗原的心、肾组织发生交叉反应,导致肾小球肾炎或心肌炎;大肠埃希菌 O14 型脂多糖与人结肠黏膜有共同抗原,可能导致溃疡性结肠炎的发生。

五、肿瘤抗原

肿瘤抗原是细胞在癌变过程中出现的新抗原物质的总称,一般分为如下两大类:

1. 肿瘤特异性抗原

肿瘤特异性抗原指只存在于某种肿瘤细胞表面而不存在于正常细胞和其他种类肿瘤细胞的新抗原。目前应用 McAb 已在人类黑色素瘤、结肠癌、乳腺癌等肿瘤细胞表面检测出此类抗原。

2. 肿瘤相关抗原

肿瘤相关抗原指一些肿瘤细胞合成的糖蛋白或糖脂成分。此抗原并非肿瘤细胞所特有,也在正常细胞上微量表达,在细胞癌变时,其含量明显增高。如甲胎蛋白(AFP)、癌胚抗原(CEA)。通过检测血清中 AFP 和 CEA 水平,有助于对原发性肝癌及结肠癌的诊断。

> **知识链接:血型**
>
> 血型是人类抗原抗体系统的遗传特征。随着医学科学的发展,人们对于血型的认识也愈加深入。人类血型包括红细胞血型、白细胞血型、血小板血型、血清蛋白型和酶型。红细胞抗原系统其实除我们已知的 ABO、Rh 血型系统以外还有 10 余种;白细胞血型有 3 类近 20 种血型抗原;血小板血型有 2 类抗原,内又分 5 个血型系统 10 多种抗原,此外还有 20 多种血清蛋白、血清酶等不同的抗原种类。按这些数字进行排列组合,那么人类血型精细分类将是一个庞大的数字。
>
> 事实是,人类除同卵双生外,找不到两个血型完全相同的人。这就可以解释为什么有时相同血型之间输血,会发生免疫性非溶血性输血反应,如发热、荨麻疹、输血后紫癜、非心源性肺水肿、移植物抗宿主病等;这也是临床正越来越多地用成分输血来代替全血输注的重要原因之一。

思考题

1. 试述抗原的基本特性、完全抗原与半抗原的区别。
2. 抗原的免疫原性强弱是由哪些因素决定的?
3. TD-Ag 与 TI-Ag 引起的免疫应答有何特点?
4. 根据抗原与机体的亲缘关系可分为几类?举例说明。

第三章

免疫球蛋白与抗体

掌握 抗体、免疫球蛋白的概念;免疫球蛋白的基本结构、功能和分类;各类免疫球蛋白的生物学特性;单克隆抗体的概念。

熟悉 单克隆抗体的特点和医学意义。

抗体(antibody,Ab)是介导体液免疫的重要效应分子,是 B 细胞接受抗原刺激后增殖分化为浆细胞所产生的糖蛋白,主要存在于血清等体液中,能与相应抗原特异性结合,显示免疫功能。

免疫球蛋白(immunoglobulin,Ig)是指具有抗体活性或化学结构与抗体相似的球蛋白。包括抗体,也包括多发性骨髓瘤、巨球蛋白血症等患者血清中出现的尚未证明有抗体活性但化学结构与抗体相似的球蛋白。

由此可见,抗体是生物学功能概念,特指能与抗原特异性结合的免疫球蛋白;而免疫球蛋白则是化学结构的概念。抗体均为免疫球蛋白,但免疫球蛋白并非都是抗体。

第一节　免疫球蛋白的结构与类型

一、基本结构

免疫球蛋白由四肽链分子组成,各肽链间有数量不等的链间二硫键,形成一个"Y"字型结构(图 3-1),称为免疫球蛋白单体,构成免疫球蛋白分子的基本单位。

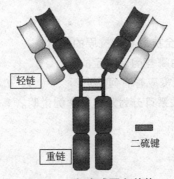

图 3-1　免疫球蛋白单体

(一)重链和轻链

任何一类天然免疫球蛋白分子均含有 4 条异源性多肽链,其中,相对分子质量较大的称为重链(H),而相对分子质量较小的为轻链(L)。同一天然免疫球蛋白分子中的 2 条 H 链和 2 条 L 链的氨基酸组成完全相同。

(1)重链　相对分子质量为 50 000～75 000,由 450～550 个氨基酸残基组成。根据各类免疫球蛋白重链恒定区的抗原性的不同,可将免疫球蛋白分为 5 类,即 IgM、IgD、IgG、IgA 和 IgE(图 3-2),其相应的重链分别为 μ 链、δ 链、γ 链、α 链和 ε 链。同类 Ig 又分为不同的亚类,如人 IgG 可分为 IgG1～IgG4,IgA 可分为 IgA1 和 IgA2,IgM、IgD 和 IgE 尚未发现有亚类。

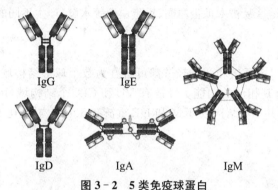

图 3-2　5 类免疫球蛋白

(2)轻链　相对分子质量约为 25 000,由 214 个氨基酸残基构成。轻链有 2 种,分别为 κ 链和 λ 链,据此可将免疫球蛋白分为 2 型,即 κ 型和 λ 型。1 个天然免疫球蛋白分子上 2 条轻链的型别总是相同的,但同一个体内可存在分别带有 κ 链或 λ 链的抗体分子。

(二)可变区和恒定区

重链和轻链靠近 N 端的约 110 个氨基酸的序列变化很大,其他部分氨基酸序列则相对恒定。免疫球蛋白轻链和重链中靠近 N 端氨基酸序列变化较大的区域称为可变区(V 区),分别占重链和轻链的 1/4 和 1/2;而靠近 C 端氨基酸序列相对稳定的区域,称为恒定区(C 区),分别占重链和轻链的 3/4 和 1/2(图 3-3)。

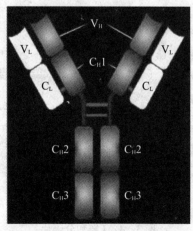

图 3-3　可变区和恒定区

（1）可变区　重链和轻链的 V 区分别称为 VH 和 VL。VH 和 VL 各由 3 个区域的氨基酸组成和排列顺序高度可变,称为高变区(HVR)或互补决定区(CDR)。VH 和 VL 的 3 个 CDR 共同组成 Ig 的抗原结合部位,负责识别及结合抗原,从而发挥免疫效应。在 V 区中,CDR 之外区域的氨基酸组成和排列顺序相对不易变化,称为骨架区(FR)。VH 或 VL 各有 4 个骨架区。

（2）恒定区　重链和轻链的 C 区分别称为 CH 和 CL。不同类 IgCH 的长度不一,有的包括 CH1、CH2 和 CH3;有的包括 CH1、CH2、CH3 和 CH4。

（三）铰链区

铰链区位于 CH1、CH2 之间,含有丰富的脯氨酸,因此易伸展弯曲,有利于两臂同时结合 2 个不同的抗原表位。铰链区易被木瓜蛋白酶、胃蛋白酶等水解,产生不同的水解片段。

（三）结构域

免疫球蛋白分子的 2 条重链和 2 条轻链都可折叠为数个球形结构域,每个结构域约由 110 个氨基酸组成,一般具有其相应的功能。轻链有 VL 和 CL2 个结构域,IgG、IgA 和 IgD 重链有 VH、CH1、CH2 和 CH3 共 4 个结构域,IgM 和 IgE 重链有 5 个结构域,比 IgG 多 1 个 CH4。

二、其他成分

（一）J 链

J 链是富含半胱氨酸的多肽链,由浆细胞合成,能将单体免疫球蛋白分子连接为多聚体。2 个 IgA 单体由 J 链连接成二聚体,5 个 IgM 单体由二硫键相互连接,并通过二硫键与 J 链连接成五聚体。IgG、IgD 和 IgE 常为单体,无 J 链。

（二）分泌片

分泌片(SP)又称为分泌成分(SC),是分泌型 IgA 分子上的一个辅助成分,为一种含糖的肽链,由黏膜上皮细胞合成和分泌,以非共价形式结合于 IgA 二聚体上(图 3-4)。分泌片具有保护分泌型 IgA 的铰链区免受蛋白水解酶降解的作用,并介导 IgA 二聚体从黏膜下通过黏膜等细胞到黏膜表面的转运。

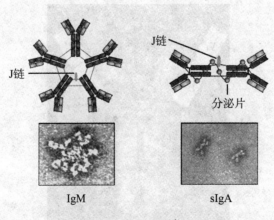

IgM　　　　　sIgA

图 3-4　J 链和分泌片

三、水解片段

在一定条件下,免疫球蛋白分子肽链的某些部分易被蛋白酶水解为不同片段。

(一) 木瓜蛋白酶水解片段

木瓜蛋白酶水解 IgG 的部位是在铰链区二硫键连接的 2 条重链的近 N 端,可将免疫球蛋白裂解为 2 个完全相同的 Fab 段和 1 个 Fc 段(图 3-5)。Fab 段即抗原结合片段,由 1 条完整的轻链和重链的 VH 和 CH1 结构域组成,为单价;Fc 段即可结晶片段(Fc),相当于 IgG 的 CH2 和 CH3 结构域。Fc 无抗原结合活性,是 Ig 与效应分子或细胞相互作用的部位。

(二) 胃蛋白酶水解片段

胃蛋白酶作用于铰链区二硫键所连接的两条重链的近 C 端,水解免疫球蛋白后可获得 1 个 F(ab')₂ 片段和一些小片段 pFc'(图 3-5)。F(ab')₂ 是由 2 个 Fab 及铰链区组成,为双价,可同时结合 2 个抗原表位。由于 F(ab')₂ 片段保留了结合相应抗原的生物学活性,又避免了 Fc 段免疫原性可能引起的不良反应,因而被广泛用作生物制品。如白喉抗毒素、破伤风抗毒素经胃蛋白酶消化后精制提纯的制品,因去掉 Fc 段而降低发生超敏反应。胃蛋白酶水解免疫球蛋白后所产生的 pFc'最终被降解,无生物学作用。

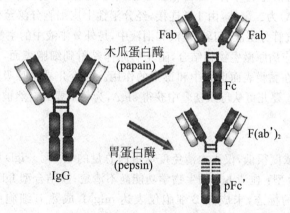

图 3-5 免疫球蛋白的水解片段

第二节 各类免疫球蛋白的特征与功能

一、IgG

IgG 于出生后 3 个月开始合成,3~5 岁接近成人水平,是血清和胞外液中含量最高的免疫球蛋白,占血清总免疫球蛋白的 75%~80%。人 IgG 有 4 个亚类,分别为 IgG₁、IgG₂、IgG₃、IgG₄。IgG 半寿期为20~23 d,是再次免疫应答产生的主要抗体,其亲和力高,在体内分布广泛,具有重要的免疫效应,是机体抗感染的"主力军"。

IgG₁、IgG₂、IgG₃ 可穿过胎盘屏障,在新生儿抗感染免疫中起重要作用;IgG₁、IgG₂ 和 IgG₃ 的 CH2 能通过经典途径活化补体,并可与巨噬细胞、NK 细胞表面 Fc 受体结合,发挥调理作用、ADCC 作用等;人 IgG₁、IgG₂ 和 IgG₄ 可通过其 Fc 段与葡萄球菌蛋白 A(SPA)结合,藉此可纯化抗体,并用于免疫诊断;某些自身抗体如抗甲状腺球蛋白抗体、抗核抗体,以及引起Ⅱ、Ⅲ型超敏反应的抗体也属于IgG。

二、IgM

IgM占血清免疫球蛋白总量的5%～10%。单体IgM以膜结合型(mIgM)表达于B细胞表面,构成B细胞抗原受体(BCR);分泌型IgM为五聚体,是相对分子质量最大的免疫球蛋白,称为巨球蛋白,一般不能通过血管壁,主要存在于血液中。五聚体IgM含10个Fab段,具有很强的抗原结合能力;含5个Fc段,比IgG更易激活补体。故IgM在促进溶菌、杀菌及凝集方面作用比IgG强,但中和毒素和病毒的作用低于IgG。天然的血型抗体为IgM,血型不符的输血,可致严重溶血反应。

IgM是个体发育过程中最早合成和分泌的抗体,在胚胎发育晚期的胎儿即能产生IgM,故脐带血IgM升高提示胎儿有宫内感染。IgM也是初次体液免疫应答中最早出现的抗体,是机体抗感染的"先头部队";血清中检出IgM,提示新近发生感染,可用于感染的早期诊断。只表达mIgM是未成熟B细胞的标志。

三、IgA

IgA分为2型:血清型为单体,主要存在于血清中,仅占血清免疫球蛋白总量的10%～15%;分泌型IgA(sIgA)为二聚体,由J链连接,经分泌性上皮细胞分泌至外分泌液中。sIgA主要存在于胃肠道和支气管分泌液、初乳、唾液和泪液中,是外分泌液中的主要抗体,参与黏膜局部免疫。sIgA通过与相应病原微生物相结合,阻止病原体黏附到细胞表面,从而在局部抗感染中发挥重要作用。sIgA在黏膜表面也有中和毒素的作用。新生儿易患呼吸道、胃肠道感染,可能与IgA合成不足有关。婴儿可从母亲初乳中获得sIgA,为一重要的自然被动免疫。

四、IgD

正常人血清IgD浓度很低,仅占血清免疫球蛋白总量的0.2%。IgD可在个体发育的任何时间产生。IgD分为2型:血清IgD的生物学功能尚不清楚;膜结合型IgD(mIgD)构成BCR,是B细胞分化发育成熟的标志,未成熟B细胞仅表达mIgM,成熟B细胞可同时表达mIgM和mIgD。

五、IgE

IgE是正常人血清中含量最少的免疫球蛋白,血清浓度极低,仅占Ig总量的0.002%。主要由黏膜下淋巴组织中的浆细胞分泌。其重要特征为糖含量高达12%。IgE为亲细胞抗体,其CH2和CH3结构域可与肥大细胞、嗜碱粒细胞上的高亲和力$Fc\varepsilon RI$结合,引起Ⅰ型超敏反应。此外,IgE可能与机体抗寄生虫免疫有关。

第三节　免疫球蛋白的生物学活性

免疫球蛋白的功能与其结构密切相关。V区和C区的作用,构成了免疫球蛋白的生物学功能。

一、IgV 区的功能

识别并特异性结合抗原是免疫球蛋白分子的主要功能,执行该功能的结构免疫球蛋白 V 区,其中 CDR 部位在识别和结合特异性抗原中起决定性作用。免疫球蛋白的 V 区与抗原结合后,借助于 C 区的作用,在体外可发生各种抗原抗体结合反应,有利于抗原或抗体的检测和功能的判断;在体内,可中和毒素、阻断病原入侵、清除病原微生物或导致免疫病理损伤;B 细胞膜表面的 IgM 和 IgD 构成 B 细胞的抗原识别受体,能特异性识别抗原分子。

二、IgC 区的功能

(一) 激活补体

人 IgG$_{1\sim3}$ 和 IgM 与相应抗原结合后,可因构象改变而使其 CH2/CH3 结构域内的补体结合点暴露,从而通过激活补体系统,产生多种效应功能。

(二) 结合 Fc 受体

IgG 和 IgE 可通过其 Fc 段与表面具有相应受体的细胞结合,产生不同的生物学作用。

1. 调理作用

调理作用指抗体如 IgG 的 Fc 段与中性粒细胞、巨噬细胞上的 IgG Fc 受体结合,从而增强吞噬细胞的吞噬作用。例如,细菌特异性的 IgG 抗体可以其 Fab 段与相应的细菌抗原结合后,以其 Fc 段与巨噬细胞或中性粒细胞表面相应 IgG Fc 受体结合,通过 IgG 的 Fab 段和 Fc 段的"桥联"作用,促进吞噬细胞对细菌的吞噬(图 3-6)。

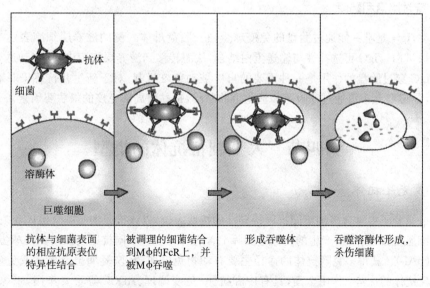

| 抗体与细菌表面的相应抗原表位特异性结合 | 被调理的细菌结合到 Mφ 的 FcR 上,并被 Mφ 吞噬 | 形成吞噬体 | 吞噬溶酶体形成,杀伤细菌 |

图 3-6　抗体与细菌表面的相应抗原表位特异性结合

2. 抗体依赖细胞介导的细胞毒作用

抗体依赖细胞介导的细胞毒作用(ADCC)指具有杀伤活性的细胞如 NK 细胞通过其表面表达的 Fc 受体识别包被于靶抗原(如病毒感染细胞或肿瘤细胞)上的抗体 Fc 段,直接杀伤靶抗原(图 3-7)。抗体与靶细胞上的抗原结合是特异性的,而表达 Fc 受体的细胞其杀伤作用是非特异性的。

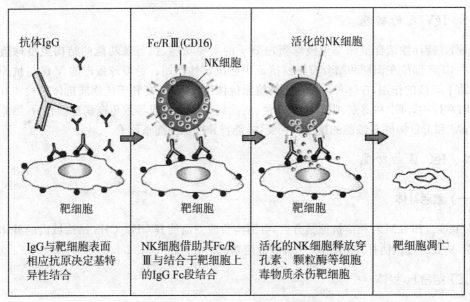

抗体IgG	Fc/R Ⅲ (CD16)　NK细胞	活化的NK细胞	
靶细胞	靶细胞	靶细胞	
IgG与靶细胞表面相应抗原决定基特异性结合	NK细胞借助其Fc/RⅢ与结合于靶细胞上的IgG Fc段结合	活化的NK细胞释放穿孔素、颗粒酶等细胞毒物质杀伤靶细胞	靶细胞凋亡

图 3－7　NK 细胞介导的 ADCC 作用

3. 介导Ⅰ型超敏反应

IgE 为亲细胞抗体，可通过其 Fc 段与肥大细胞和嗜碱粒细胞表面的高亲和力 IgE Fc 受体结合，并使其致敏，若相同变应原再次进入机体与致敏靶细胞表面特异性 IgE 结合，即可促使这些细胞合成和释放生物活性物质，引起Ⅰ型超敏反应。

（三）穿过胎盘和黏膜

在人类，IgG 是唯一能通过胎盘的免疫球蛋白。胎盘母体一侧的滋养层细胞表达一种特异性 IgG 输送蛋白。IgG 可选择性与输送蛋白结合，从而转移到滋养层细胞内，并主动进入胎儿血循环中。IgG 穿过胎盘的作用是一种重要的自然被动免疫机制，对于新生儿抗感染具有重要意义。另外，分泌型 IgA 可通过呼吸道和消化道的黏膜，是黏膜局部免疫的最主要因素。

第四节　人工制备抗体的类型

一、多克隆抗体

天然抗原分子中常含多种不同抗原特异性的抗原表位，以该抗原物质刺激机体免疫系统，体内多个 B 细胞克隆被激活，产生的抗体中实际上含有针对多种不同抗原表位的免疫球蛋白，为多克隆抗体（pAb）。获得多克隆抗体的途径主要有动物免疫血清、恢复期患者血清或免疫接种人群。多克隆抗体的优势：作用全面，具有中和抗原、免疫调理、ADCC 等重要作用，来源广泛、制备容易；其缺点：特异性不高、易发生交叉反应，也不易大量制备，从而应用受限。

二、单克隆抗体

解决多克隆抗体特异性不高的理想方法是制备单一表位特异性的抗体。如能获得仅针对单一表位的浆细胞克隆，使其在体外扩增并分泌抗体，就有可能获得单一表位特异性的抗体。通过该技术融合形成的杂交细胞系,经筛选和克隆化仅能合成及分泌抗单一抗原表位的特异性抗体,为单克隆抗体(mAb)。优点是结构均一、纯度高、特异性强、效价高、交叉反应少、制备成本低;缺点是其鼠源性对人具有较强的免疫原性,甚至导致机体组织细胞的免疫病理损伤。

三、基因工程抗体

DNA 重组技术发展,使得有可能制备部分或全人源化的基因工程抗体,如人-鼠嵌合抗体、改型抗体、双特异性抗体、小分子抗体及人源抗体等。基因工程抗体的根本出发点是解决抗体的鼠源性问题,其优点是人源化或完全人的、均一性强、可工业化生产;不足是其亲和力弱,效价不高。

知识链接：生物导弹

"生物导弹"是对免疫导向物质的形象称呼,它由单克隆抗体与药物或酶或放射性同位素配合而成,因带有单克隆抗体而能自动导向,在生物体内与特定细胞或组织结合,发挥其携带物质的治疗或诊断等作用。例如,与抗癌药物耦联,用于肿瘤的定向治疗,避免化疗药物对其他细胞的杀伤;再如对肿瘤定位诊断,向患者血液中注射用放射性物质标记的单克隆抗体,肿瘤细胞表面的特异性抗原与之结合,使抗体——放射性同位素结合物不断积累在肿瘤上。应用核医学显示器扫描就得到放射活性图像,放射活性密集的区域即肿瘤所在部位。

思考题

1. 试述免疫球蛋白的基本结构和生物学活性。
2. 简述免疫球蛋白的功能区及其功能。
3. 根据免疫球蛋白重链恒定区的不同,可将免疫球蛋白分为哪 5 类?
4. 试述 5 类免疫球蛋白的生物学特性。
5. 何为单克隆抗体,有何特点?

第四章

补 体 系 统

掌握 补体的概念;补体的组成;补体3条激活途径的异同点;补体激活的生物学作用。

了解 补体3条激活途径的基本过程。

第一节 概 述

19世纪末,Bordet证明,新鲜血清中存在一种不耐热的成分,可辅助特异性抗体介导的溶菌作用。由于这种成分是抗体发挥溶细胞作用的必要补充条件,故被称为补体(complement,C)。补体并非单一分子,而是存在于血清、组织液和细胞膜表面的一组经活化后具有酶活性的蛋白质,包括30余种可溶性蛋白和膜结合蛋白,故被称为补体系统。

一、补体系统的组成和理化性质

构成补体系统的30余种成分按其生物学功能可以分为3类。

1. 补体固有成分

补体固有成分指存在于体液中,参与补体激活级联反应的补体成分,包括:①经典激活途径的C1q、C1r、C1s、C4、C2;②甘露聚糖结合凝集素(MBL)激活途径的MBL、MASP(MBL相关的丝氨酸蛋白酶);③旁路激活途径的B因子、D因子;④上述3条途径的共同末端通路的C3、C5、C6、C7、C8和C9。

2. 补体调节蛋白

参与调节补体活化和效应的一类蛋白质分子,包括备解素、C1抑制物、I因子、H因子、S蛋白、同源抑制因子、膜反应溶解抑制物等。

3. 补体受体

补体受体包括CR1-CR5、C3aR、C5aR、C1qR等。补体成分均为糖蛋白,多属β球蛋白,少数属α及γ球蛋白。多数补体成分对热不稳定,在56℃下30 min即灭活;在室温下很快失活;在0~10℃条件下活性仅能保持3~4 d。因此,用于研究或检测的补体标本须保存于-20℃以下。

二、补体系统的命名

参与补体经典激活途径的固有成分,按其被发现的先后分别命名为C1(q、r、s)、C2、……C9;补体系统的其他成分以英文大写字母表示,如B因子、D因子、P因子、MBL等;补体活化后的裂解片段,以该成分的符号后面附加小写英文字母表示,如C3a、C3b等,其中小的裂解片段一般为a,大片段一般为b(C2例外,大片段为C2a,小片段为C2b);具有酶活性的成分,在其符号上划一横线表示,如$\overline{C1}$、$\overline{C3bBb}$;灭活的补体片段,在其符号前加英文字母i表示,如iC3b。

第二节 激活途径

在生理情况下,血清中大多数补体均以无活性的酶前体形式存在。只有在某些激活物的作用下,或在特定的固相表面上,补体各成分才依次被激活。每当前一组分被激活,即具备了裂解下一组分的活性,由此形成一系列放大的级联反应,最终导致溶细胞效应。多种水解片段,它们具有不同生物学效应,广泛参与机体免疫调节与炎症反应。补体激活过程依据其起始顺序不同,可分为3条途径,经典途径、MBL途径、旁路途径。上述3条激活途径具有共同的末端通路,即膜攻击复合物(MAC)的形成及其溶细胞效应。

一、补体激活的经典途径

经典途径又称传统途径,它是抗体介导的体液免疫应答的主要效应方式。

(一)激活物与激活条件

免疫复合物(IC)是经典途径的主要激活物。C1与IC中抗体分子的Fc段结合是经典途径的始动环节。

(二)固有成分及激活顺序

参与经典途径的固有成分包括C1(C1q、C1r、C1s)、C2、C4、C3,整个激活过程可分为识别和活化两个阶段。

1. 识别阶段

抗原和抗体结合后,抗体发生构象改变,使Fc段的补体结合部位暴露,补体C1与之结合并被激活,这一过程被称为补体激活的启动或识别。C1是由C1q、C1r和C1s分子组成的多聚体复合物。C1q为六聚体,呈球形,其每一亚单位的头部是C1q与Ig结合的部位。C1r和C1s与C1q相连(图4-1)。当2个以上的C1q头部被IC中IgM或IgG Fc段结合固定后,C1q的6个亚单位的构象即发生改变,导致C1r被裂解,所形成的小片段即为激活的$\overline{C1r}$,它可裂解C1s成为2个片段,其中小分子片段$\overline{C1s}$也具有蛋白酶活性,它依次裂解C4和C2。

2. 活化阶段

活化的C1s作用于C4,产生的小片段C4a释放入液相,大片段C4b可与胞膜或抗原抗体复合物结合。在Mg^{2+}存在的情况下,C2可与附着有C4b的细胞表面结合,继而被C1s裂解,产生的小片段C2b被释放入液相,而大片段C2a可与C4b形成$\overline{C4b2a}$复合物,即经典途径C3转化酶。$\overline{C4b2a}$可水解C3,所产生的小片段C3a释放入液相,大片段C3b可与细胞表面的$\overline{C4b2a}$结合,形成$\overline{C4b2a3b}$复合物,即经典途径的C5转化酶。

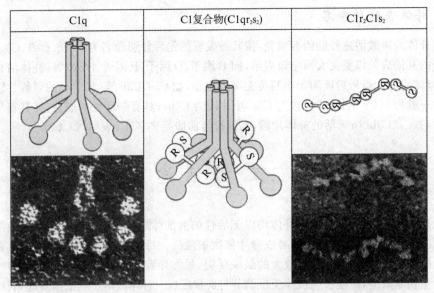

C1q	C1复合物(C1qr₂s₂)	C1r₂C1s₂

图 4-1   C1 大分子结构示意图

二、MBL 途径

补体活化的 MBL 途径。其激活起始于炎症期产生的蛋白与病原体结合之后，而非依赖于抗原抗体复合物的形成。MBL 首先识别和结合病原微生物表面的甘露糖、N-乙酰葡糖胺等糖结构，随后构象发生改变，激活与之相连的 MBL 相关的丝氨酸蛋白酶（MASP）。MASP 可水解 C_4、C_2 和 C_3 分子，继而形成 C_3 转化酶，其后的反应过程与经典途径相同。

三、旁路途径

不经 C1、C4、C2 途径，而由 C3、B 因子、D 因子参与的激活过程，称为补体活化的旁路途径。某些细菌、革兰阴性菌的内毒素、酵母多糖、葡聚糖、凝聚的 IgA 和 IgG4 以及其他哺乳动物细胞，可不通过 C1q 的活化，而直接激活旁路途径。这种激活方式可不依赖于特异性抗体的形成，在感染早期为机体提供有效的防御机制。C3 是启动旁路途径并参与其后级联反应的关键分子。在经典途径中产生或自发产生的 C3b 可与 B 因子结合；血清中 D 因子继而将 B 因子裂解成小片段 Ba 和大片段 Bb。Ba 释放入液相，Bb 仍附着于 C3b，所形成的 C3bBb 复合物即旁路途径 C3 转化酶，可裂解 C3。血清中备解素 P 因子可与 C3bBb 结合，并使之稳定。旁路途径 C3 转化酶水解 C3 生成 C3a 和 C3b，后者沉积于颗粒表面并与 $\overline{C3bBb}$ 结合形成 $\overline{C3bBb3b}$（或称 $\overline{C3bnBb}$），该复合物即旁路途径 C5 转化酶，能够裂解 C5，引起相同的末端效应（表 4-1）。

表 4-1   三条补体激活途径比较

比较项目	经典途径	MBL 途径	旁路途径
激活物	抗原抗体复合物	MBL、病原体表面甘露糖残基	细菌脂多糖、凝聚的 IgA 等
始动环节	$\overline{C1}$	MASP	C3
激活顺序及主要成分	C1、C4、C2、C3、C5~C9	C4、C2、C3、C5~C9	C3、B 因子、D 因子、P 因子、C5~C9

（续表）

比较项目	经典途径	MBL 途径	旁路途径
C3 转化酶	C$\overline{4b2b}$	C$\overline{4b2b}$	C$\overline{3bBb}$、C$\overline{3bB2p}$
C5 转化酶	C$\overline{4b2b3b}$	C$\overline{4b2b3b}$	C$\overline{3bnBb}$、C$\overline{3bnBbp}$
作用特点	需特异性抗体参与,主要在感染后期发挥体液免疫效应,是补体激活的主要途径	无需抗体参加,感染早期即发挥免疫效应	不依赖抗体的形成,感染早期发挥免疫效应。具有反馈性放大效应

四、共同末端效应

3 条补体活化途径形成的 C5 转化酶,均可裂解 C5,这是补体级联反应中最后一个酶促步骤。此后的过程则可形成由 C5b~9 组成的膜攻击复合物(MAC)。

1. MAC 的组装

C5 转化酶裂解 C5 成 C5a 和 C5b,前者释放入液相,后者仍结合于细胞表面,并可依次与 C6、C7 结合,所形成的$\overline{C5b67}$复合物插入浆膜脂质双层中,进而与 C8 呈高亲和力结合,形成$\overline{C5b678}$,该复合物可牢固地附着于细胞表面。$\overline{C5b\sim8}$复合物可与 12~15 个 C9 分子联结成$\overline{C5b6789n}$,即 MAC。C9 多聚体呈中空状态,插入靶细胞脂质双层膜,形成内径为 11 nm 的小孔。

2. MAC 的效应机制

MAC 在胞膜上形成小孔,使得小的可溶性分子、离子以及水分子可自由透过胞膜,但蛋白质之类的大分子却难以从胞质中逸出,最终导致胞内渗透压降低,细胞溶解。此外,末端补体成分插入胞膜,可能使致死量钙离子被动向胞内弥散,并最终导致细胞死亡(图 4-2)。

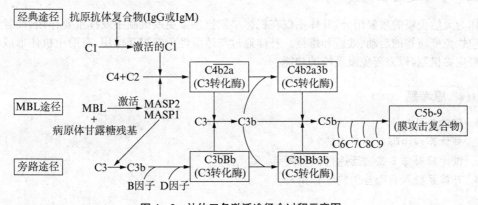

图 4-2 补体三条激活途径全过程示意图

第三节 生物学活性

3 条补体激活途径通过 MAC,介导溶细胞效应。同时,补体激活过程中可生成多种裂解片段,介导多种生物功能。补体系统在机体抗感染免疫防御、维护内环境稳定及作为连接固有免疫和适应性免疫的桥梁中发挥重要作用。

一、参与宿主早期抗感染免疫

1. 溶解细胞、细菌和病毒

补体系统被激活后，可在靶细胞表面形成攻膜复合体，从而导致靶细胞溶解，这种补体介导的细胞溶解是机体抵抗微生物感染的重要防御机制。某些病理情况下，补体系统可引起宿主细胞溶解，并导致组织损伤与疾病。补体的溶细胞效应不仅可以抗细菌，也可以抗病毒及寄生虫感染。

2. 调理作用

补体激活过程中产生的 C3b、C4b 和 iC3b 均是重要的调理素，它们可结合中性粒细胞或巨噬细胞表面相应受体。因此，在细胞表面发生的补体激活，可促进微生物与吞噬细胞黏附，并被吞噬及杀伤。

3. 引起炎症反应

如 C2a 具有激肽样作用，能增加血管通透性，引起炎症性充血。C3a、C4a、C5a 称为过敏毒素，作为配体与细胞表面相应受体结合，激发细胞脱颗粒，释放组胺等血管活性介质，从而增强血管通透性并刺激内脏平滑肌收缩。C3a、C5a、C567 具有趋化作用，吸引中性粒细胞、单核-吞噬细胞到炎症部位，发挥吞噬作用，增强炎症反应。

二、维护机体内环境稳定

1. 清除免疫复合物

沉积于血管壁上的免疫复合物，可被补体的某些成分清除。机制主要为：IC 可激活补体，C3b 与 IC 中的抗体结合，借此，IC 借助 C3b 与表达 CR1 和 CR3 的血细胞结合，并通过血流运送至肝而被清除。

2. 清除凋亡细胞

多种补体成分(如 C1q、C3b 和 iC3b 等)均可识别和结合凋亡细胞，并通过与吞噬细胞表面相应受体相互作用而参与对这些细胞的清除。

三、参与适应性免疫

作为天然免疫的重要组分，补体不仅在机体早期抗感染免疫机制中发挥重要作用，而且还参与适应性免疫应答的启动、效应和维持。补体通过与适应性免疫相互作用，有助于机体形成完备的免疫应答机制，以完善免疫系统的功能。

▍▍▍▍ 思考题 ▍▍▍▍

1. 何谓补体？
2. 补体系统由哪 3 部分组成？
3. 试比较补体 3 条激活途径的异同点。
4. 补体系统具有哪些生物学作用？

第五章

人类主要组织相容性复合体

▶▶▶● 学习目标 ●◀◀◀

掌握 MHC 和 HLA 的基本概念。
熟悉 HLA 抗原的分布与功能。
了解 HLA 的医学意义。

第一节 概　　述

机体参与排斥反应的抗原系统多达 20 个以上,其中凡能引起强烈而迅速排斥反应的抗原被称为主要组织相容性抗原,引起较弱排斥反应的抗原被称为次要组织相容性抗原,它们都是体细胞的基因产物。主要组织相容性抗原组成复杂的抗原系统。编码这一系统的基因位于同一染色体片段上,是一组紧密连锁的基因群,称为主要组织相容性复合体(MHC)。在不同种属的哺乳类动物中,MHC 编码的抗原系统有不同的命名,但它们的组成、结构、分布和功能等相似。

人类主要组织相容性抗原分布在人体所有有核细胞表面,由于该抗原首先在白细胞表面被发现,故称为人类白细胞抗原(HLA)。编码 HLA 的基因群被称为 HLA 复合体,即人类的MHC,位于人类第 6 号染色体短臂上。这个基因群紧密连锁,编码主要组织相容性抗原,控制细胞间相互作用,调节免疫应答。

第二节　HLA 的结构、分布与功能

一、HLA 等位基因及其编码的产物

HLA 复合体即人的 MHC,结构十分复杂,表现为多基因性和多态性。根据其结构、功能、分布及抗原性不同分为 3 个区,每一区内的基因分别称为 HLA-Ⅰ、HLA-Ⅱ和 HLA-Ⅲ类基因(图 5-1)。

1. HLA-Ⅰ类基因区

位于 HLA 复合体远离着丝点的一端,该区存在数十个Ⅰ类基因座位,其中 HLA-A、HLA-B、HLA-C 为经典的Ⅰ类基因,编码产物的组织分布极为广泛,并具有高度多态性。

2. HLA-Ⅱ类基因区

位于 HLA 复合体近着丝点一端,包括数十个基因座位。一般指 HLA-DR、HLA-DP 和

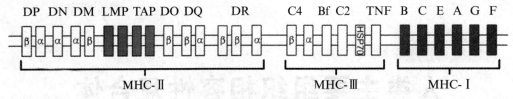

图 5-1　HLA 复合体基因结构图

HLA-DQ,编码产物均为双肽链分子。

3. HLA-Ⅲ类基因区

此类基因均具有一定的多态性,并与机体免疫应答和非特异性免疫调节有关,包括 TNF 基因及 HSP70 基因等。

HLA 复合体具有单元型遗传、多态性、连锁不平衡等遗传特征。由于群体中的突变,同一座位出现了两种以上的基因,这些基因系列称为复等位基因。HLA 复合体的每一座位均存在为数众多的复等位基因,由于每一等位基因同为显性即共显性,因此人群中 HLA 的基因型及表型呈多样性。HLA-Ⅰ类基因编码的产物称为 HLA-Ⅰ类分子或Ⅰ类抗原,HLA-Ⅱ类基因编码的产物称为 HLA-Ⅱ类分子或Ⅱ类抗原。

二、HLA-Ⅰ、Ⅱ类分子的分布和主要功能

(一) HLA-Ⅰ类分子的分布和功能

1. 分布

Ⅰ类分子分布于体内各种有核细胞表面,包括血小板、网织红细胞。成熟的红细胞、神经细胞、滋养层细胞一般不表达。

2. 功能

参与对内源性抗原的处理和提呈;约束细胞间相互作用;诱导同种淋巴细胞反应;参与 T 细胞(尤其是 $CD8^+$ T 细胞)发育分化过程。

(二) HLA-Ⅱ类分子的分布和功能

1. 分布

Ⅱ类分子主要表达在 B 细胞、单核-巨噬细胞、树突状细胞等专职抗原提呈细胞(APC)以及活化的 T 细胞、某些内皮细胞和上皮细胞表面。

2. 功能

主要参与对外源性抗原的处理和提呈;约束细胞间相互作用;参与对免疫应答的遗传调控;诱导同种淋巴细胞反应;参与 T 细胞(尤其是 $CD4^+$ T 细胞)发育分化过程。

第三节　HLA 在医学上的意义

一、HLA 与疾病关联

近年研究发现,某些疾病的发生与一些特殊型别的 HLA 检出率相关。例如,强直性脊柱炎患者中有 90% 以上患者带有 HLA-B27 抗原。关联是指两个遗传学性状在群体中的同时出现呈非随机分布,以相对危险率来评估。

二、HLA 与同种器官移植

被移植的器官或组织的存活率高低,与供、受者间的 HLA 抗原是否匹配及匹配程度密切相关。在同卵双生个体间进行器官和骨髓移植,因两者 HLA 完全相同,所以移植物可长期存活。通常器官移植物存活率由高到低的顺序:同卵双生＞同胞＞亲属＞无亲缘关系。

三、HLA 与输血反应

多次接受输血的患者体内可产生抗 HLA 抗体,从而发生白细胞减少、血小板受损、荨麻疹、发热等非溶血性输血反应。

四、HLA 分子异常表达与临床关系

许多肿瘤细胞表面 HLA I 类抗原缺失或密度降低,或 HLA 特异性改变,使 $CD8^+$ T 细胞不能对其识别,促进肿瘤的生长与转移。

五、HLA 在法医学和亲子鉴定中的应用

HLA 特定的等位基因及其表达的产物(基因型和表型)是个体的终身遗传标志,可作为法医识别身份和亲缘关系鉴定的依据。

知识链接:人类白细胞抗原(HLA)

1972 年 Russel 第一个报告银屑病(牛皮癣)患者携带 HLA - B13 或 HLA - B17。此后陆续发现大量其他疾病与特定的 HLA 相关,其中,HLA - B27 抗原见于大约 90% 的强直性脊椎炎患者,以致使 HLA 分型具有了诊断价值,甚至能较早地证实疾病亚型之间的临床区别。因此,特定类型的 HLA 便成为某些疾病的遗传标志。例如,常染色体隐性遗传的肾上腺皮质增生症是由于 21 -羟化酶缺乏。应用 HLA 抗原多态性作群体关联分析和家系连锁分析,发现有两个羟化酶位点(21 - OHA 和 21 - OHB)与 HLA - B、DR 紧密连锁。依此,可用 HLA 作出产前诊断。在优生学中,可以根据现有资料,对某些疾病推算出孩子患病的相对风险率。另一方面,关于 HLA 与长寿的关系,亦形成一个研究热点。

HLA 因其高度多态性而成为最能代表个体特异性并伴随个体终身的稳定的遗传标志,在无关个体之间 HLA 型别完全相同的概率极低。法医学通过 HLA 基因型或表型检测进行个体识别以"验明正身",同时因其单倍型遗传特征,也是亲子鉴定的重要手段。骨髓与器官移植是治疗白血病、癌症等人类重大疾病的有效手段,而在移植过程中 HLA 是决定移植排斥反应高低的重要因素。在进行骨髓和其他器官移植时,供者和受者之间人类白细胞抗原(HLA)相容程度越高,排斥反应的发生率就越低,移植成功率和移植器官长期存活率就越高;反之,就越容易发生排斥反应。虽然直系亲属间 HLA 完全匹配的概率较高,但是由于中国白血病患者多为独生子女,在骨髓库中寻找与患者 HLA 完全匹配的志愿者,成为发现供者的主要途径。

目前，中国骨髓库中的 HLA 分型数据多数是低分辨的，并不能确保供者和患者的 HLA 真正匹配，患者往往需要和多个低分辨匹配的志愿者进行高分辨复核才能找到真正合适的供者。有的患者与数十个低分辨匹配的志愿者进行复核后，发现他们均不是合适的供者，甚至有的患者只能在 HLA 部分匹配的情况下就进行骨髓移植，导致术后出现严重的排斥反应，需要服用大量药物来维持生命。此外，高分辨率配型费用昂贵，如果捐髓者本人是中华骨髓库的注册志愿者，捐者和患者一次高配的费用是 7 200元（每人 3 600 元），如果捐者不是注册志愿者，费用则是 10 000 元（每人 5 000 元），如此高的检测费用患者通常难以承受。因此，必须尽快实现"高分入库"，从根本上降低检测费用，提高 HLA 配型效率。

为改变目前落后的 HLA 匹配手段，通过高分辨分型的外周血干细胞移植技术能大大提高配型效果，使患者康复得更快、更有保证。该方法应用新一代的测序技术，只需通过一次实验就能够读取数千份样本的 HLA 序列数据，并一次性达到 HLA 分型的最高分辨率，同时还可发现新的等位基因。在检测通量、数据质量、成本控制等方面都有质的飞跃。应用这种新技术进行高分辨配型，成本不到传统技术的一半，但真正做到了"低分价格，高分数据"，能避免多次配型给患者造成的额外经济负担，也为治疗争取宝贵的时间。

思考题

1. HLA 表达于哪些细胞？
2. 在正常机体，HLA 有何功能？
3. 简述 HLA 与临床医学的关系。

第六章

免 疫 系 统

掌握 免疫系统组成;中枢与外周免疫器官的功能;吞噬细胞、自然杀伤细胞的主要生物学活性;T 淋巴细胞各亚群的特性及其免疫调节作用。

熟悉 细胞因子的概念、种类、共同特征;T 淋巴细胞主要表面分子及其生物学作用;B 淋巴细胞主要表面分子及其生物学作用。

了解 CD 的概念;细胞因子的生物学意义。

第一节 免 疫 器 官

免疫系统是机体执行免疫应答及执行免疫功能的一个重要系统。免疫系统由免疫器官和组织、免疫细胞及免疫分子组成。免疫器官按其发生和功能不同,可分为中枢免疫器官和外周免疫器官,二者通过血液循环及淋巴循环互相联系(图 6-1)。

免疫系统
{
　免疫器官
　{
　　中枢免疫器官(骨髓、胸腺)
　　外周免疫器官(淋巴结、脾脏、其他淋巴组织)
　}
　免疫细胞(造血干细胞、淋巴细胞、抗原提呈细胞、其他免疫细胞等)
　免疫分子(抗体、补体、细胞因子、黏附分子等)
}

图 6-1　人体免疫系统的组成

一、中枢免疫组织和器官

中枢免疫器官是免疫细胞发生、分化、发育和成熟的场所。人或其他哺乳类动物的中枢免疫器官包括骨髓和胸腺。

(一) 骨髓

骨髓是各种血细胞和免疫细胞发生和分化的场所。骨髓中的骨髓造血干细胞在骨髓微环境中首先分化为髓样干细胞和淋巴样干细胞，前者进一步分化成熟为粒细胞、单核细胞、树突状细胞、红细胞和血小板；后者则发育为各种淋巴细胞（T 细胞、B 细胞、NK 细胞）的前体细胞。在骨髓中产生的各种淋巴细胞的祖细胞及前体细胞，一部分随血流进入胸腺，发育为成熟 T 细胞；另一部分则在骨髓内继续分化为成熟 B 细胞或自然杀伤细胞（NK 细胞）。

（二）胸腺

胸腺是 T 细胞分化、发育、成熟的场所。从骨髓迁入的淋巴样祖细胞，在胸腺微环境作用下，随着从皮质向髓质迁移的过程中，约 95％以上胸腺细胞发生细胞凋亡而被淘汰，仅有约 5％的胸腺细胞发育为功能性 CD4$^+$T 细胞及 CD8$^+$T 细胞，输出胸腺，定居于外周淋巴器官及组织。

二、外周免疫器官和组织

外周免疫器官是成熟 T 细胞、B 细胞等免疫细胞定居的场所，也是发生免疫应答的部位。外周免疫器官包括淋巴结、脾和黏膜免疫系统等。

（一）淋巴结

人体全身淋巴结广泛存在于全身非黏膜部位的淋巴通道上。淋巴结的功能有以下几点：

1）T 细胞和 B 细胞定居的场所，其中 T 细胞约占 75％，B 细胞约占 25％。

2）免疫应答发生的场所。

3）过滤作用：侵入机体的病原微生物、毒素或其他有害异物，通常随组织淋巴液进入局部引流淋巴结得以清除。

4）参与淋巴细胞再循环：指外周淋巴器官或淋巴组织中的淋巴细胞，经输出淋巴管进入血循环后，再通过外周淋巴器官或淋巴组织中的毛细血管，经内皮小静脉返回到外周淋巴器官或淋巴组织的反复循环过程。

（二）脾

脾是胚胎时期的造血器官，自骨髓开始造血后，脾演变成人体最大的外周免疫器官。脾的功能：①T 细胞和 B 细胞定居的场所，其中 T 细胞占 35％，B 细胞占 55％，约 10％为巨噬细胞；②免疫应答发生的场所；③合成某些生物活性物质；④过滤作用：体内约 90％的循环血液要流经脾脏，脾内细胞均有较强的吞噬作用，使血液得到净化。

（三）黏膜相关淋巴组织

黏膜相关淋巴组织（MALT）主要指呼吸道、肠道及泌尿生殖道黏膜固有层和上皮细胞下散在的无被膜淋巴组织，以及某些带有生发中心的器官化的淋巴组织，如扁桃体、小肠的派氏集合淋巴结及阑尾等。这些淋巴组织内有 B 细胞、浆细胞、T 细胞和巨噬细胞，主要防御入侵黏膜表面的抗原。

第二节　免疫细胞

免疫细胞是指参与免疫应答的细胞的总称，包括造血干细胞、淋巴细胞、单核-巨噬细胞及其他抗原提呈细胞、粒细胞、红细胞和肥大细胞（图 6-2）。免疫细胞之间相互识别的物质基础是细胞表面功能分子,包括细胞表面的多种抗原、受体和其他分子。有些细胞表面功能分子通常也称为细胞表面标志。

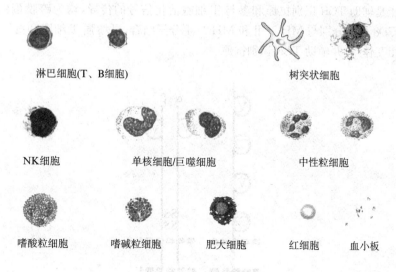

图 6-2 免疫细胞的种类

一、T淋巴细胞

T细胞表面具有许多重要的膜分子,它们参与T细胞识别抗原,T细胞的活化、增殖、分化及效应功能的发挥。

(一)T淋巴细胞表面分子及其作用

1. TCR-CD3 复合物

T细胞抗原受体(TCR)的作用是特异性识别抗原提呈细胞或靶细胞表面的抗原肽-MHC分子复合物。TCR 是 T 细胞特征性标志,是由两条不同肽链构成的异二聚体,构成 TCR 的肽链有 α、β、γ、δ 共 4 种类型。构成 TCR 的 2 条肽链的胞质区很短,不具备传导活化信号的功能。

TCR 2 条肽链的跨膜区通过盐桥与 CD3 分子的跨膜区连接,形成 TCR-CD3 复合体(图 6-3)。CD3 分子具有 5 种肽链,即 γ、δ、ε、ζ、η,均为跨膜蛋白,能够传导 TCR 识别抗原所产生的活化信号。

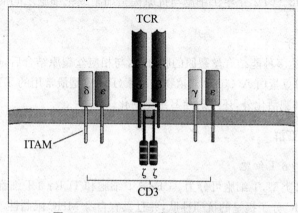

图 6-3 TCR-CD3 复合物结构模式图

2. CD4 分子和 CD8 分子

成熟的 T 细胞只能表达 CD4 或 CD8 分子,即 CD4$^+$T 细胞或 CD8$^+$T 细胞。CD4 和 CD8 分子的主要功能是辅助 TCR 识别抗原和参与 T 细胞活化信号的传导,均为跨膜蛋白(图 6-4)。CD4 分子和 CD8 分子分别与 MHC-Ⅱ和 MHC-Ⅰ分子结合,可增强 T 细胞和抗原提呈细胞或靶细胞间的相互作用,并辅助 TCR 识别抗原。

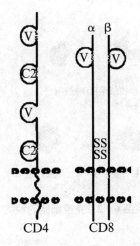

图 6-4　CD4、CD8 分子模式图

3. 协同刺激分子受体

初始 T 细胞的活化需要 2 种活化信号的协同作用。第一信号由 TCR 识别抗原产生。第二信号(或称为协同刺激信号)则由抗原提呈细胞(APC)或靶细胞表面的协同刺激分子与 T 细胞表面的相应的协同刺激分子受体相互作用而产生。

(1) CD28　是协同刺激分子 B7 的受体。CD28 分子与 APC 表面的 B7 分子结合产生的协同刺激信号,促进 T 细胞的增殖和分化。

(2) CD40 配体(CD40L)　主要表达于活化的 CD4$^+$T 细胞。活化的 Th 细胞表达的 CD40L 与 B 细胞表面的 CD40 的结合可促进 B 细胞的增殖、分化、抗体生成。

(3) CD2 分子(LFA-2)　又称为绵羊红细胞(SRBC)受体。CD2 分子的配体包括 LFA-3(CD58)、CD59 和 CD48。CD2 介导 T 细胞与抗原提呈细胞或靶细胞之间的黏附,以及为效应 T 细胞提供活化信号。

4. 丝裂原结合分子

T 细胞表面还表达多种能结合丝裂原的膜分子,与相应丝裂原结合后,可直接诱导 T 细胞的活化、增生和分化。刀豆蛋白 A(Con A)、植物血凝素(PHA)是最常用的 T 细胞丝裂原。美洲商陆(PWM)除诱导 T 细胞活化外,还可诱导 B 细胞活化。

(二)T 淋巴细胞亚群

1. αβ T 细胞和 γδ T 细胞

根据表达的 TCR 类型,T 细胞可分为 TCRαβ T 细胞和 TCRγδ T 细胞,主要是 αβ T 细胞。αβ T 细胞识别由 MHC 分子提呈的抗原性肽,并且具有自身 MHC 限制性。γδ T 细胞识别非肽类分子,识别抗原无 MHC 限制性。

2. CD4$^+$T 细胞和 CD8$^+$T 细胞

CD4$^+$T 细胞识别由 13～17 个残基组成的外源性抗原肽,受自身 MHCⅡ类分子的限制。CD8$^+$T 细胞识别由 8～10 个残基组成的内源性抗原肽,受自身 MHCⅠ类分子的限制。

3. Th、CTL 和 Tr 细胞

这些细胞实际上是初始 CD4$^+$T 细胞或初始 CD8$^+$T 细胞活化后分化成的效应 T 细胞。①Th细胞:即 CD4$^+$T 辅助细胞,初始 CD4$^+$T 细胞可分化为 Th1、Th2 效应 Th 细胞,分别分泌不同的细胞因子,发挥不同的免疫效应。其中,Th1 细胞主要分泌 IL-2、TNF、IFN,Th2 细胞主要分泌 IL-4、IL-5、IL-6、IL-10,分别在细胞免疫和体液免疫应答中发挥重要作用。②CTL(Tc)细胞:即 CD$^+$T 杀伤性 T 细胞,具有细胞毒作用,可特异性直接杀伤靶细胞。③Tr 细胞:即 CD4$^+$、CD25$^+$调节性 T 细胞,如 Th3 细胞则通过分泌的 TGF-β 对免疫应答发挥负调节作用。

二、B 淋巴细胞

B 细胞表面的膜分子,它们在 B 细胞识别抗原与随后的激活、增殖、产生抗体及加工提呈抗原给 T 细胞中发挥作用。

(一)B 淋巴细胞表面的分子及其作用

1. B 细胞抗原受体复合物

B 细胞抗原受体(BCR)是 B 细胞表面特征性标志,BCR 复合物由 1 个识别和结合抗原的胞膜免疫球蛋白(mIg)和 2 个传递抗原刺激信号的 Ig α/Ig β 异源二聚体组成(图 6-5)。mIg 的作用是结合特异性抗原,Ig α 和 Ig β 作为信号转导分子传导抗原与 BCR 结合所产生的信号。

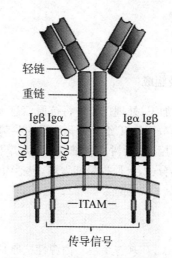

图 6-5 BCR 复合物结构模式图

2. 协同刺激分子

抗原与 B 细胞的 BCR 结合,所产生的信号传导至细胞内。此即为激活 B 细胞的第一信号。但仅有第一信号是不够的,还需要第二信号。这个信号主要由 Th 细胞和 B 细胞表面的协同刺激分子间的相互作用产生。CD40 与 CD40L 的结合在 B 细胞分化成熟中起十分重要的作用。

3. 丝裂原的膜结合分子

B细胞表面表达多种能结合丝裂原的膜分子，如LPS受体。LPS与其结合，可直接诱导静息B细胞活化、增殖与分化。

（二）B细胞的亚群及功能

依照CD5的表达与否，可把B细胞分成B-1细胞和B-2细胞两个亚群。B-1细胞表面表达CD5，B-2细胞即为通常所指的B细胞。

1. B-1细胞

B-1细胞主要识别非蛋白抗原，对TI抗原产生应答，不需要Th细胞的协助，主要产生IgM类型抗体，无记忆细胞，不具有严格的特异性。

2. B-2细胞

B-2细胞即通常所指的B细胞，主要识别蛋白质抗原，在Th细胞协助下对TD抗原产生应答，抗体的主要类型是IgG，有记忆细胞形成。B-2细胞还具有抗原提呈和分泌细胞因子的作用，参与免疫调节。

三、自然杀伤细胞

自然杀伤（NK）细胞属于淋巴细胞谱系中的一个细胞群，来源骨髓，由造血干细胞分化成熟，主要分布于外周血液，占外周血液中淋巴细胞总数的5%～10%。细胞不表达特异性抗原识别受体，无须抗原预先致敏即可直接杀伤某些靶细胞，包括肿瘤细胞、病毒或细菌感染的细胞以及机体某些正常细胞。NK细胞表面具有IgG Fc受体，可特异性结合并杀伤与IgG结合的靶细胞，这种杀伤作用必须依靠抗体IgG，因此称为抗体依赖性细胞介导的细胞毒作用（ADCC）。巨噬细胞、中性粒细胞和嗜酸粒细胞表面也具有IgG Fc受体，也可参与ADCC作用。

四、抗原提呈细胞

（一）抗原提呈细胞的概念及组成

抗原提呈细胞（APC）是能够加工、处理抗原并将抗原信息提呈给T细胞的一类细胞。专职APC能组成性地表达MHC Ⅱ类分子和T细胞活化所需的共刺激分子以及黏附分子，具有显著的抗原摄取、加工、处理和提呈作用，包括树突状细胞（DC）、单核/巨噬细胞、B细胞。非专职性APC非组成性地表达MHC Ⅱ类分子，抗原提呈能力弱，包括内皮细胞、成纤维细胞、上皮细胞及嗜酸粒细胞等。

（二）抗原提呈方式

（1）APC对内源性抗原的加工、处理与提呈　内源性抗原是指细胞内合成的抗原，如病毒蛋白质分子、肿瘤细胞抗原等，抗原在APC胞质内被蛋白质酶体作用，降解成具有8～10个氨基酸残基的小分子抗原肽，再由转运体（TAP）转运到内质网中与新合成的MHC Ⅰ类分子结合成抗体肽-MHC Ⅰ类分子复合物，最后运送到APC的表面供CD8$^+$T细胞识别（图6-6）。CD8$^+$T细胞通过TCR识别抗原肽，CD8分子识别MHC Ⅰ类分子并与其结合产生活化信号。因此，CD8$^+$T细胞识别抗原分子时受MHC Ⅰ类分子的限制。

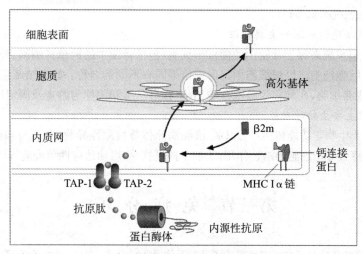

图 6-6 内源性抗原的加工及提呈过程

(2) APC对外源性抗原的加工、处理与提呈 外源性抗原是指细胞外感染的病原和其他抗原物质。APC通过吞噬或吞饮将外源性抗原摄入细胞内形成吞噬体,吞噬体与溶酶体融合形成吞噬溶酶体。在吞噬体酸性环境中,外源性抗原被蛋白水解降解成10~30个氨基酸残基的小分子抗原肽,与新合成的MHCⅡ类分子结合,形成抗原肽-MHCⅡ类分子复合物,然后运送到APC表面供CD4$^+$T细胞识别(图6-7)。CD4$^+$T细胞通过TCR识别抗原肽,CD4分子识别MHCⅡ类分子并与其结合产生T细胞活化信号。因此,CD4$^+$T细胞识别抗原时受MHCⅡ类分子限制。

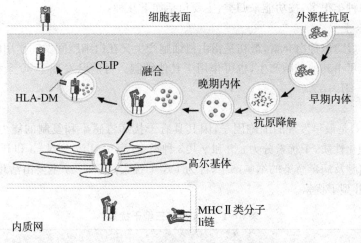

图 6-7 外源性抗原的加工及提呈过程

(3) B细胞对外源抗原加工、处理与提呈 B细胞通过抗原受体BCR与外源性抗原结合,以内吞作用摄入外源性抗原,降解成10~30个氨基酸残基的小分子抗原肽,与新合成的MHCⅡ类分子结合,形成抗原肽-MHCⅡ类分子复合物,然后运送到B细胞表面供CD4$^+$T细胞识别。CD4$^+$T细胞通过TCR识别抗原肽,CD4分子识别MHCⅡ类分子并与其结合产生T细胞活化信号。

五、单核吞噬细胞系统

单核吞噬细胞系统(MPS)包括骨髓内的前单核细胞、外周血中的单核细胞(Mon)和组织内的巨噬细胞(macrophages，Mφ)。

1. 单核吞噬细胞的来源和主要特征

单核吞噬细胞系统来源于骨髓中的髓样干细胞，包括骨髓中的前单核细胞、外周血中的单核细胞和组织内的巨噬细胞。巨噬细胞因定居部位不同有不同的名称：如在结缔组织称为组织细胞，在肝称为库普弗细胞，在肺称为肺泡巨噬细胞，在淋巴结和脾称为游走及固定巨噬细胞。

2. 巨噬细胞主要生物学功能

巨噬细胞主要生物学功能包括：①识别、清除病原体等抗原性异物；②参与和促进炎症反应；③对肿瘤和病毒感染等靶细胞的杀伤作用；④加工提呈抗原，启动适应性免疫应答；⑤免疫调节。

第三节 免疫分子

参与免疫应答的免疫分子包括有细胞因子及其受体、MHC分子、CD分子、黏附分子、补体和Ig等。

一、细胞因子

(一)概念

细胞因子是由机体多种细胞分泌的小分子蛋白质，通过结合细胞表面的相应受体发挥生物学作用。

(二)种类

细胞因子的种类很多，按功能来归类，主要包括如下几种：

1. 白细胞介素

白细胞介素(IL)也称白介素，最初是指由白细胞产生又在白细胞间发挥作用的细胞因子，后来发现白介素也可由其他细胞产生，也可作用于其他细胞。目前已发现了30余种白介素，分别被命名为IL-1~IL-35。

2. 干扰素

干扰素(IFN)是最早发现的细胞因子，因其具有干扰病毒感染和复制的能力，故称干扰素。根据其来源和理化性质，干扰素分为α、β和γ共3种类型(表6-1)。IFN-α和IFN-β主要由浆细胞样树突状细胞及病毒感染的细胞产生，称为Ⅰ型干扰素。IFN-γ主要由活化T细胞和NK细胞产生，称为Ⅱ型干扰素。

表6-1　α、β和γ三型干扰素

种类	产生细胞	抗病毒	抗肿瘤	免疫调节
α	白细胞	强	强	弱
β	成纤维细胞	强	强	弱
γ	T细胞、NK	弱	弱	强

3. 肿瘤坏死因子

肿瘤坏死因子(TNF)是一种能使肿瘤发生出血、坏死的物质，具有抗肿瘤、抗病毒、免疫调节等多种生物学功能。

4. 集落刺激因子(CSF)

CSF是指能够刺激多能造血干细胞和不同发育分化阶段的造血祖细胞增殖分化,在半固体培养基中形成相应细胞集落的细胞因子。目前发现的集落刺激因子有粒细胞-巨噬细胞集落刺激因子(GM-CSF)、粒细胞集落刺激因子(G-CSF)。此外,红细胞生成素(EPO)、干细胞生长因子(SCF)、血小板生成素(TPO)和IL-11也是重要的造血刺激因子。

5. 趋化性细胞因子

趋化性细胞因子是指具有趋化作用的细胞因子。主要功能是招募血液中的单核细胞、中性粒细胞、淋巴细胞等进入感染发生的部位。

6. 生长因子(GF)

GF是具有刺激细胞生长作用的细胞因子,包括转化生长因子-β(TGF-β)、表皮细胞生长因子(EGF)、血管内皮细胞生长因子(VEGF)、成纤维细胞生长因子(FGF)、神经生长因子(NGF)、血小板衍生的生长因子(PDGF)等。

(三)作用方式及特点

1. 多效性
一种细胞因子作用于多种靶细胞,产生多种生物学效应的细胞因子表现多效性。

2. 重叠性
几种不同的细胞因子作用于同一种靶细胞,产生相同或相似的生物学效应的细胞因子表现重叠性。

3. 拮抗性
一种细胞因子抑制其他细胞因子的功能表现出拮抗性。

4. 协同性
一种细胞因子强化另一种细胞因子的功能,两者表现协同性。

众多细胞因子在机体内存在,相互促进或相互抑制,形成十分复杂的细胞因子调节网络。

(四)生物学活性

1. 抗细菌作用
细菌可刺激感染部位的巨噬细胞释放IL-1、TNF-α、IL-6、IL-8和IL-12等细胞因子。如IL-1激活血管内皮细胞,促进免疫系统的效应细胞进入感染部位并激活淋巴细胞;IL-6激活淋巴细胞,促进抗体生成;IL-12激活自然杀伤细胞。

2. 抗病毒作用
病毒刺激机体细胞产生IFN-α、IFN-β和IFN-γ。通过作用于病毒感染细胞和其邻近的未感染细胞,产生抗病毒蛋白酶而进入抗病毒状态,促进CTL杀伤病毒感染细胞。

3. 调节特异性免疫反应
在细胞因子的网络中,参与特异性免疫应答的免疫细胞的激活、生长、分化和发挥效应都受到细胞因子的精细调节。

4. 刺激造血
由骨髓基质细胞和T细胞等产生刺激造血的细胞因子调控着血细胞的生成和补充。

5. 促进血管的生成
包括IL-8在内的多种趋化性细胞因子和成纤维细胞生长因子可促进血管新生。这对组织的损伤修复具有重要的病理生理意义。

二、免疫细胞表面功能分子和人白细胞分化抗原

（一）免疫细胞表面功能分子

免疫细胞膜分子按其执行的功能，主要可分为受体、MHC分子、协同刺激分子以及黏附分子等，其中受体可包括特异性识别抗原受体、细胞因子受体、补体受体、NK细胞受体及Ig Fc受体等。

（二）人白细胞分化抗原的概念

白细胞分化抗原是指血细胞在分化成熟为不同谱系、分化不同阶段及细胞活化过程中，出现或消失的细胞表面标志分子。CD抗原即分化群抗原，是应用单克隆抗体鉴定的方法，将来自不同实验室的单克隆抗体所识别的同一白细胞分化抗原归为同一个分化群，简称CD，进行统一命名，人的CD编号已从CD1命名至CD363。

三、黏附分子

细胞黏附分子（CAM）是众多介导细胞间或细胞与细胞外基质（ECM）间相互接触和结合分子的统称。黏附分子以受体-配体结合的形式发挥作用，使细胞间，细胞与基质间，或细胞、基质、细胞间发生黏附，参与细胞识别、细胞活化和信号转导、细胞增殖与分化，是免疫应答、炎症发生、肿瘤转移以及创伤愈合等一系列重要生理和病理过程的分子基础。

黏附分子与CD分子是根据不同角度来命名。黏附分子是以黏附功能来归类，CD分子范围十分广泛，其中包括了黏附分子组，因此大部分黏附分子已有CD的编号，但也有部分黏附分子尚无CD编号。

▶▶▶ 思考题 ◀◀◀

1. 简述免疫器官的组成及其在免疫中的主要作用。
2. 何谓TCR、BCR？试述T细胞的亚群及分类依据，试述B细胞亚群和特点。
3. 简述细胞因子的分类及各类细胞因子的生物学特性。

第七章

免 疫 应 答

▶▶▶◀ 学习目标 ▶◀◀◀

掌握　免疫应答的概念、类型和基本过程;固有性免疫与获得性免疫的
　　　构成。
熟悉　体液免疫的基本过程;抗体产生的一般规律及医学意义;体液免
　　　疫的生物学效应与特点;细胞免疫的基本过程;细胞免疫的生物
　　　学效应与特点;免疫耐受的概念。
了解　TD抗原和TI抗原在免疫应答过程中的差异;免疫耐受的形成
　　　与表现,免疫耐受的医学意义。

第一节 概 述

一、概念

免疫应答是机体对抗原异物所发生的一系列特异性的排异生理反应。免疫应答包括抗原提呈细胞对抗原的加工、处理和提呈,免疫活性细胞(T细胞和B细胞)对抗原分子的识别、自身活化、增殖与分化及发挥免疫效应的全过程。

根据参与的免疫活性细胞类型和效应机制,可将免疫应答分B细胞介导的体液免疫和T细胞介导的细胞免疫。根据对抗原刺激的反应状态可分为正免疫应答和负免疫应答。正免疫应答即通常所指的免疫应答,负免疫应答是指免疫活性细胞在抗原诱导下产生特异性免疫无应答状态,即免疫耐受。

免疫应答在机体的严密调控下进行。在正常情况下,免疫应答可及时清除抗原异物发挥免疫防御、免疫稳定和免疫监视功能,维持机体的自身平衡与稳定。在异常情况下,可对抗原异物产生过高的正免疫应答或负免疫应答,引起超敏反应、反复感染和肿瘤形成等病理性免疫过程。

二、基本过程

(一) 基本过程

免疫应答可人为地分为感应阶段、反应阶段和效应阶段。

1. 感应阶段

感应阶段主要包括抗原提呈细胞呈递抗原和特异性免疫细胞识别抗原的过程。抗原提呈细胞（APC）通过2种不同的途径，对不同来源的抗原进行加工、处理和提呈。

2. 反应阶段

反应阶段即T细胞和B细胞接受相应抗原刺激后活化、增殖和分化的阶段。最终B细胞分化为浆细胞，T细胞分化为效应T细胞。其中一部分T细胞和B细胞中途停止分化，称为记忆细胞。T记忆细胞和B记忆细胞当再次接触同一抗原时能迅速增殖、分化为效应T细胞和（或）浆细胞，扩大免疫效应。

3. 效应阶段

浆细胞分泌抗体发挥特异性体液免疫作用和效应T细胞直接作用及通过释放细胞因子，发挥特异性细胞免疫作用阶段。这是指效应分子和效应细胞与相应特异性结合后而发挥免疫效应。

第二节　B细胞介导的体液免疫应答

B细胞接受抗原刺激后活化、增殖、分化为浆细胞，合成、分泌抗体发挥特异性免疫应答。TD抗原诱发体液免疫必须有抗原提呈细胞和Th细胞参与，TI抗原则不需要抗原提呈细胞和Th细胞参与。

一、B细胞对TD抗原的应答

TD抗原诱导B细胞产生抗体时需T细胞辅助，只有活化的T细胞才能辅助B细胞，而T细胞的TCR只能识别由抗原提呈细胞加工、处理后呈递的抗原肽-MHC分子复合物。因此，TD抗原诱导体液免疫应答时需有APC、Th细胞和B细胞共同参与，其过程如下。

（一）抗原的识别阶段

1. CD4⁺T细胞对抗原的识别

TD抗原经APC加工、处理（初次应答由巨噬细胞承担，再次应答由B细胞承担），以抗原肽-MHC Ⅱ类分子复合物表达于APC表面，供CD4⁺Th细胞识别。CD4⁺Th细胞通过TCR识别抗原肽，通过CD4分子识别MHC Ⅱ类分子，即此T细胞的双识别现象（图7-1）。

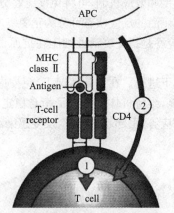

图7-1　T细胞活化的第一信号

2．B细胞对抗原的识别

B细胞借助其表面的 BCR 特异性结合识别抗原，CD19/CD21/CD81 作为 B 细胞识别抗原的辅助受体，其作用是增强 B 细胞对抗原刺激的敏感性。

(二)活化、增殖与分化阶段

Th 细胞和 B 细胞识别抗原后活化、增殖、分化成效应 Th 细胞或浆细胞的阶段。

1．$CD4^+$ Th 细胞活化、增殖与分化

$CD4^+$ Th 细胞的活化需要双信号，$CD4^+$ Th 细胞通过表面 TCR－CD3 复合受体与 APC 表面抗原肽－MHC Ⅱ类分子复合物特异性结合，CD4 分子与 APC 表面的 MHC Ⅱ类分子结合相互作用，诱导产生使 $CD4^+$ Th 细胞活化的第一信号。第一信号通过 CD3 分子传递至 T 细胞。$CD4^+$ Th 细胞第二活化信号即协同刺激信号，由 $CD4^+$ Th 细胞的表面 CD28、LFA－2 等黏附分子受体和 APC 的相应黏附分子 B7 分子、ICAM－1 等协同刺激分子配体结合并相互作用后产生，其中 Th 细胞表面的 CD28 分子受体与 APC 表面的 B7 分子配体的配对是产生协同刺激信号的重要分子。在 $CD4^+$ Th 细胞的活化过程中，如果缺乏共刺激信号的情况下，抗原识别介导的第一信号不能有效激活特异性 T 细胞，而进入特异性免疫无应答状态，即形成免疫耐受(图 7－2)。

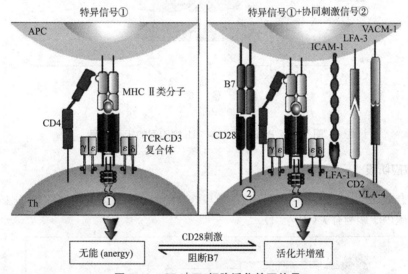

图 7－2　$CD4^+$ Th 细胞活化的双信号

在双信号刺激下，$CD4^+$ Th 细胞被诱导活化，开始增殖、分化 IL－2、IL－4、IL－12 等多种细胞因子受体，同时也分泌多种细胞因子和相应细胞因子受体结合。$CD4^+$ Th 细胞在以 IL-12 为主的细胞因子作用下，形成效应 Th1 细胞，效应 Th1 细胞通过多种细胞因子，促进细胞免疫，$CD4^+$ Th 细胞在以 IL-4 为主的细胞因子作用下形成效应 Th2 细胞，效应 Th2 细胞通过分泌多种细胞因子，为 B 细胞增殖、分化做好物质准备，促进体液免疫。部分 $CD4^+$ Th 细胞中途停止分化，保留对特异性抗原的记忆，形成 Tm 细胞，当再次接触相同抗原时，不需上述诱导过程，Tm 细胞可直接活化，产生免疫应答。

2．B细胞的活化增殖与分化

B 细胞既是体液免疫效应细胞，也是 APC。B 细胞活化也需要双信号。B 细胞通过 BCR 与蛋白质抗原结合，产生第一活化信号，并由相邻的穿膜蛋白 Igα/Igβ 传入 B 细胞内。B 细胞摄入、加工、处理蛋白质抗原，将蛋白质降解成 10～30 个氨基酸残基的小分子多肽与新合成的 MHC Ⅱ类分子形成分子

复合物,转运至 B 细胞表面提呈给 CD4⁺Th 细胞,使 CD4⁺Th 细胞活化、增殖。活化的 Th 细胞至少以两种方式辅助 B 细胞分化:Th 细胞表面的 CD40L 与 B 细胞表面的 CD40 结合产生 B 细胞的第二活化信号,在双信号刺激下 B 细胞表面表达多种细胞因子受体;在效应 Th 细胞分泌的 IL-2、IL-4、IL-5、IL-6、TNF 等细胞因子作用下,B 细胞增殖、分化成抗体形成细胞(AFC),即浆细胞。部分 B 细胞中途停止分化,保留对特异性抗原的记忆,形成 Bm 细胞,当再次接触同一抗原时,Bm 细胞可迅速增殖、分化为浆细胞,合成分泌更多的抗体,扩大免疫效应(图 7-3)。

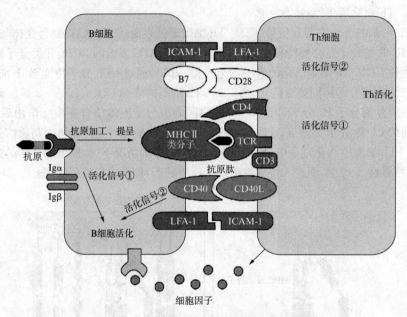

图 7-3 B 细胞与 CD4⁺Th 细胞间的相互作用

(三)效应阶段

浆细胞合成、分泌抗体,发挥体液免疫的阶段。浆细胞合成抗体的类别与 B 细胞分化过程中受不同的细胞因子影响有关(图 7-4)。

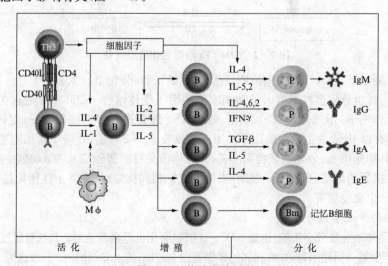

图 7-4 体液免疫过程

二、B细胞对TI抗原的应答

TI抗原引起体液免疫不需要CD4$^+$Th细胞和APC的参与,TI抗原可直接刺激B细胞,活化B细胞,诱导B细胞增殖、分化成浆细胞,合成、分泌抗体。

三、抗体产生的一般规律

抗体的产生过程包括初次应答和再次应答(图7-5)。

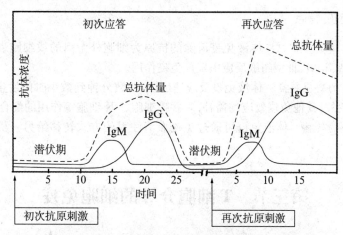

图7-5 初次及再次免疫应答抗体产生的一般规律

(一)初次应答

初次应答是抗原第一次进入机体时引起的免疫应答。初次应答具有以下特点:①诱导时间较长,一般1~2周后血清才出现抗体;②抗体效价(滴度)低;③在体内维持时间短;④首先出现IgM类抗体,当IgM接近消失时才出现IgG类抗体;⑤抗体亲和力低。

(二)再次应答

再次应答是机体再次接触相同抗原引起的免疫应答。再次应答具有以下特点:①诱导时间较短,一般1~2d后血清就可出现抗体;②抗体效价(滴度)高,往往比初次应答高10倍以上;③在体内维持时间长达数月或数年;④增多的抗体主要是IgG;⑤抗体亲和力高且较均一。这是由于初次应答时,记忆细胞形成的缘故。

掌握抗体产生的一般规律,在医学实践中具有重要的指导作用。疫苗接种或制备免疫血清,应采用再次或多次加强免疫,以产生高滴度、高亲和力的抗体,获得良好的免疫效果;在免疫应答中,IgM产生早、消失快,因此临床上检测特异性IgM作为病原微生物早期感染的诊断指标。在将特异性抗体的量作为某种病原微生物感染的辅助诊断时,要在疾病的早期和恢复期抽取患者双份血液标本作抗体检查,一般抗体滴度增长4倍有诊断意义。

四、体液免疫的生物学效应与特点

(一)体液免疫的生物学效应

(1)调理作用 通过调理作用加强吞噬细胞对抗原异物的清除作用。

（2）中和作用　通过抗毒素的中和作用降低或消除外毒素的毒性,通过中和抗体阻止病毒对易感细胞的吸附、穿入并干扰病毒在细胞内的增殖,降低病毒的感染能力。

（3）激活补体　通过抗原抗体结合激活补体发挥补体溶菌、溶解靶细胞的作用。

（4）参与 ADCC 作用　通过抗体的参与强化 NK 细胞、巨噬细胞等细胞杀伤病毒感染细胞和肿瘤细胞等靶细胞的作用。

（5）参与超敏反应　在异常情况下,IgE、IgM、IgG、IgA 等抗体可参与Ⅰ型、Ⅱ型和Ⅲ型超敏反应引起机体免疫损伤。

（二）体液免疫的特点

（1）体液免疫清除的抗原　体液免疫清除的抗原为细胞外游离的或细胞表面的抗原,在抗细胞外感染和Ⅰ型、Ⅱ型、Ⅲ型超敏反应中发挥免疫作用。

（2）体液免疫的效应特点　体液免疫反应速度快,在数分钟到数小时内发生,除抗毒素直接中和外毒素的毒性外,其他免疫效应均需补体、吞噬细胞、NK 细胞等作用的配合。

（3）体液免疫的转移　体液免疫可通过免疫血清注射的方式转移给另一机体,使其被动获得体液免疫。

第三节　T 细胞介导的细胞免疫

T 细胞接受抗原刺激后活化、增殖、分化成效应 T 细胞发挥的特异性免疫效应称为细胞介导免疫或细胞免疫。通常由 TD 抗原诱发,其免疫应答过程与 B 细胞介导的体液免疫过程基本相似。介导细胞免疫的效应 T 细胞为效应 Th1 细胞和效应 Tc 细胞。

一、效应 Th1 细胞介导的炎症反应

（一）效应 Th1 细胞的形成

CD4⁺ T 细胞通过 TCR－CD3 分子复合物与 APC 表面的抗原肽－MHC Ⅱ类分子复合物结合,CD4 分子与 MHC Ⅱ类分子结合相互作用,产生第一活化信号,由 CD3 分子传入 T 细胞内,通过 CD28 与 B7 分子等协同刺激分子配体结合产生第二活化信号,在双信号刺激下,CD4⁺ Th 细胞活化,表达 IL－2、IL－4、IL－12 等细胞因子受体,APC 同时被激活,释放 IL－1、IL－12 等细胞因子。活化的 CD4⁺ Th 细胞在以 IL－12 为主的细胞因子的作用下增殖分化为效应 Th1 细胞,即炎症 Th1 细胞。

（二）效应 Th1 细胞介导的炎症反应

效应 Th1 细胞再次受同一抗原刺激后,释放多种细胞因子,在细胞因子的作用下,局部组织产生单核细胞浸润为主的慢性炎症或迟发型超敏反应（图 7－6）。

二、效应 Tc 细胞介导的细胞毒作用

（一）效应 Tc 细胞的形成

CD8⁺ Tc 细胞通过 TCR－CD3 分子复合物与 APC 及靶细胞表面的抗原肽－MHC Ⅰ类分子

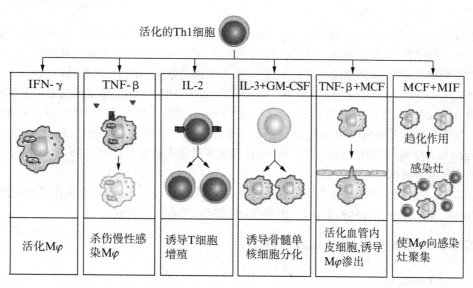

图 7-6 Th1 细胞的生物学活性

复合物结合,CD8 分子与 MHC Ⅰ类分子结合,相互作用产生第一活化信号,通过 CD3 分子传入 T 细胞内,通过 CD28 分子与 B7 分子等协同刺激分子配体结合产生第二活化信号,在双信号的刺激下,CD8$^+$Tc 细胞活化,表达 IL-12 等细胞因子受体。接受 IL-12 为主的细胞因子刺激后,CD8$^+$Tc 细胞增殖、分化为效应 Tc 细胞。

(二)效应 Tc 细胞对靶细胞的杀伤作用

效应 Tc 细胞可特异性杀伤靶细胞,其杀伤过程分为 2 个阶段(图 7-7)。

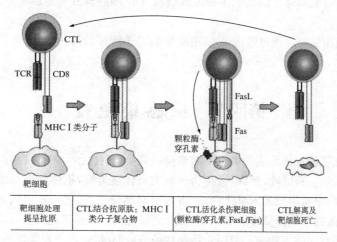

图 7-7 CTL 细胞的效应

1. 特异性识别与致敏阶段

效应 Tc 细胞以 TCR-CD3 分子受体识别靶细胞表面的抗原肽-MHC Ⅰ类分子复合物,CD8 分子与 MHC Ⅰ类分子结合,在效应 Tc 细胞表面的 LFA-2 受体与靶细胞表面 LFA-3 配体结合产生的协同作用下,效应 Tc 细胞与靶细胞紧密结合,形成致敏效应 Tc 细胞。该阶段大概需数分钟。

2. 致死性打击、溶解阶段

当效应 Tc 细胞与靶细胞紧密结合形成致敏效应 Tc 细胞后,可激发效应 Tc 细胞脱颗粒,释放穿孔素、颗粒酶和颗粒溶解素。在 Ca^{2+} 存在条件下,穿孔素迅速嵌入靶细胞膜,多个穿孔素单体聚合成跨膜孔道,引起靶细胞不可逆的损伤,导致靶细胞溶解、死亡。此外,活化效应 Tc 细胞可表达 FasL(CD95L)与靶细胞表面的凋亡分子(Fas)抗原(CD95)结合,启动靶细胞凋亡信号,使颗粒酶激活。颗粒酶是一种细胞素,属于丝氨酸蛋白酶。激活的颗粒通过跨膜孔道进入靶细胞,激活半胱天冬氨酸蛋白酶(caspase),通过半胱天冬氨酸蛋白酶级联反应激活细胞内 DNA 内切酶,导致 DNA 降解,引起靶细胞凋亡。另外,颗粒溶解素进入靶细胞,可直接杀灭靶细胞内的病原体或直接溶解肿瘤细胞。

效应 Tc 细胞靶细胞的杀伤作用具有特异性,受 MHC I 类分子限制,在杀伤靶细胞的过程中,效应 Tc 细胞本身无任何损害,可重新攻击,连续特异性杀伤靶细胞。

三、细胞免疫的生物学效应与特点

（一）生物学效应

细胞免疫主要通过效应 Th1 细胞发挥如下生物学效应：①抗病毒等病原生物胞内感染作用；②抗肿瘤作用；③参与移植反应；④参与 Ⅳ 型超敏反应和自身免疫病等病理免疫过程。

（二）特点

（1）清除的抗原　细胞免疫清除的抗原主要为胞内寄生病原生物的靶细胞及细胞抗原(如肿瘤细胞、移植的组织细胞)等靶细胞抗原。

（2）效应特点　细胞免疫发生迟缓,反应高峰多在接触抗原后 $48\sim72$ h,细胞抗原可由效应 Tc 细胞直接杀伤,细胞内寄生的病原生物可由效应 Th1 细胞释放细胞因子,激活吞噬细胞予以清除。

（3）转移　细胞免疫可通过效应 T 细胞或细胞因子转移给另一机体,使另一机体被动获得细胞免疫功能。

第四节　抗感染免疫

自然界中存在各种各样的病原微生物时刻侵扰着我们的机体。机体完整的体表屏障是构成防御微生物侵袭的第一道屏障,然而,微生物一旦突破体表屏障,机体免疫系统立刻发挥其抵御感染的作用,所以病原微生物侵入机体后,一方面引起感染过程,另一方面刺激机体产生免疫应答,建立起对抗微生物感染的免疫防御机制,即抗感染免疫。抗感染免疫是指机体抵抗病原生物及其有害产物的一系列防御功能。包括非特异性免疫(固有性免疫或先天性免疫)和特异性免疫(适应性免疫或获得性免疫)两大类。机体发生感染时,病原体首先面临的是先天性非特异免疫防御,并在此基础上产生获得性特异免疫。

一、固有性免疫

固有性免疫又称先天性免疫或非特异性免疫,是机体在种系发育进化过程中逐渐建立起来的一系列天然防御功能,其特点有：①经遗传获得,受遗传基因控制,继续遗传,比较稳定,但有种属和个体差异;②不需要抗原预先刺激,生来就有;③作用无特异性,对病原体均有一定的防御功能。

(一) 屏障结构

1. 皮肤黏膜屏障

健康完整的皮肤黏膜是阻止病原菌侵入的第一道防线。

(1) 机械性阻挡和排除作用　如支气管纤毛的定向摆动、排尿时冲洗尿道等。

(2) 化学物质的抗菌作用　如汗腺分泌的乳酸,皮脂腺分泌的脂肪酸,胃黏膜分泌的胃酸以及唾液、泪水、乳汁中的溶菌酶等都有抑菌或杀菌作用。

(3) 正常菌群的拮抗作用　如肠道中大肠埃希菌产生的大肠菌素能抑制痢疾志贺菌的生长。

2. 血-脑屏障

由软脑膜、脉络丛脑毛细血管壁及其壁外的星形胶质细胞构成的胶质膜共同组成。病原微生物及其大分子物质一般不能通过致密结构进入脑组织,但婴幼儿的血-脑屏障尚未发育完善,所以婴幼儿易发生中枢神经的感染。

3. 胎盘屏障

主要由母体子宫内膜的基蜕膜和胎儿绒毛膜组成。能避免母体感染的病原生物及其有害产物影响胎儿。但妊娠3个月以内,胎盘屏障发育尚不完善,母体感染可殃及胎儿,重者可引起胎儿畸形、流产或死胎。

(二) 吞噬细胞

体内专职吞噬细胞分为两类:①小吞噬细胞,主要是中性粒细胞;②单核吞噬细胞系统,包括末梢血液中的单核细胞和淋巴结、脾、肝、肺以及浆膜腔内的巨噬细胞、神经系统内的小胶质细胞等。当病原菌突破屏障结构向机体内入侵时,吞噬细胞就会发挥吞噬作用。一般来说,首先由毛细血管内游走出的中性粒细胞吞噬杀灭,未被杀灭的病原菌经淋巴管到达淋巴结和其他脏器,由这些部位的吞噬细胞吞噬处理。

1. 吞噬过程

吞噬细胞与病原菌的接触可以是随机相遇,也可受趋化因子的吸引做定向移动。C5a、细菌的多糖物质、组织损伤时释放的酶类、血小板活化因子和某些细胞因子等都具趋化作用。吞噬细胞与病原菌接触后,伸出伪足将其包绕,进入细胞内形成吞噬体。吞噬体与胞质内的溶酶体融合为吞噬溶酶体。溶酶体内的杀菌素、溶菌素、髓过氧化物酶、碱性磷酸酶等杀灭细菌,蛋白酶、酯酶、核酸酶等继续对细菌成分进行分解消化。不能消化的残渣最终被排到细胞外。

2. 吞噬作用的后果

受病原体种类、机体免疫状态等因素影响,吞噬的后果有所不同。

(1) 完全吞噬　病原菌被吞噬细胞吞入、杀死、消化并排出者为完全吞噬。

(2) 不完全吞噬　结核杆菌,麻风杆菌等胞内寄生菌虽然被吞噬细胞吞噬,却不被杀死,反而在细胞内生长繁殖并随吞噬细胞游走、扩散,称为不完全吞噬。

3. 组织损伤

吞噬细胞在吞噬过程中,释放的多种酶类对邻近正常组织细胞也会产生损伤,如炎症部位的红肿现象就与组织损伤有关。

（三）非特异性免疫的体液抗感染分子

正常人体的组织和体液中存在着多种抗感染分子。一般情况下，单独作用效果有限，常需配合其他因素发挥作用。如溶菌酶一般对 G^+ 菌效果好，但有抗体和补体存在时，对 G^- 菌也有水解细胞壁的作用。

二、特异性免疫

特异性免疫又称获得性免疫或适应性免疫，是个体出生后与致病菌及其代谢产物等抗原物质接触而产生，或是通过人工免疫而获得的一系列防御功能。其特点：①后天获得性，需个体接触抗原后形成，产生免疫需一定时间；②特异性，仅对诱发免疫反应的抗原产生防御作用；③记忆性，当机体再次接触相同抗原时，其免疫强度增加，反应更为迅速。

病原体与机体一旦接触，就开始了非特异性免疫，同时启动并继续参与特异性免疫，以便最终清除抗原。特异性免疫分为体液免疫和细胞免疫两大类。在抗感染免疫中，体液免疫主要针对游离的或细胞表面的病原体，对胞内病原体的感染主要通过细胞免疫来清除。

（一）体液免疫抗感染作用

特异性抗体形成后，主要通过以下几方面发挥抗感染作用：

1. 抑制病原体吸附

黏膜表面的 SIgA 能阻止病原菌吸附与定植；针对病毒的特异性抗体（IgG、IgM、IgA），可阻碍病毒对易感细胞的吸附，发挥中和作用。

2. 调理吞噬作用

包括抗体的调理、补体的调理、ADCC 作用以及免疫黏附等方式，他们都显著增强了吞噬细胞的吞噬效应，对化脓性细菌的清除尤为重要。

3. 溶菌作用

细菌与特异性抗体（IgG 或 IgM）结合后，通过经典途径激活补体，最终导致细菌裂解死亡。补体的溶菌作用主要针对革兰阴性菌如志贺菌、伤寒杆菌等。

4. 中和外毒素作用

由细菌外毒素或类毒素刺激机体产生的抗毒素，主要为 IgG 类抗体，与相应毒素结合，可阻止外毒素与易感细胞上特异性受体结合，或封闭外毒素的生物活性部位，起到中和外毒素，避免致病的作用。但对已经与易感细胞上特异性受体结合的外毒素，抗毒素则无中和作用。因此临床上对破伤风梭菌、白喉棒状杆菌感染的治疗时应早期、足量使用相应抗毒素。

（二）细胞免疫抗感染作用

1. Th1 细胞

通过释放多种细胞因子，加强和扩大非特异性免疫和特异性免疫作用，如 IL-2、IFN-γ、TNF-β、巨噬细胞趋化因子等可使单核-吞噬细胞趋化聚集、激活，并在炎症区域发挥强大的吞噬杀伤能力。IL-2、IFN-γ 还能增强 NK 细胞的活性。

2. Tc 细胞

Tc 细胞能直接杀伤被病原体感染的靶细胞，特别在抗病毒感染中发挥明显作用。

第五节 免疫耐受

一、免疫耐受的概念

免疫系统接受某种抗原刺激后,形成对该抗原的特异性无应答状况称免疫耐受。在生理条件下,机体免疫系统对外来抗原进行"免疫正应答",以清除病原,对体内组织细胞表达的自身抗原,却表现为"免疫不应答"或"免疫负应答"。这种在抗原刺激下对抗原特异应答的 T 与 B 细胞不能执行正免疫应答效应的现象,称为免疫耐受。免疫耐受具有免疫特异性,即只对特定的抗原不应答,对不引起耐受的抗原,仍能进行良好的免疫应答。因而,这不同于免疫缺陷或药物引起的对免疫系统的普遍抑制作用。免疫耐受的作用与正免疫应答相反,但两者均是免疫系统的重要功能组成,对自身抗原的耐受,避免发生自身免疫病。与此同时,免疫系统对外来抗原或内源新生抗原应答,执行抗感染、抗肿瘤的防卫功能。这显示了免疫应答与免疫耐受的平衡,保持免疫系统的自身稳定。

根据免疫耐受形成的时间不同,可分为中枢免疫耐受和外周免疫耐受。中枢免疫耐受即在胚胎发育期,不成熟的 T 及 B 淋巴细胞接触自身抗原形成的免疫耐受。外周免疫耐受即后天成熟的 T 及 B 淋巴细胞遇内源性或外源性抗原所形成的耐受。

二、免疫耐受形成的条件

免疫耐受是抗原刺激机体产生的特殊类型的免疫应答,因此机体是否产生耐受取决于抗原与机体两方面的因素。

(一) 抗原

1. 抗原的性质

多糖抗原和小分子、可溶性及单体的蛋白质抗原易引起耐受,而大分子、颗粒性及多聚蛋白质易激发免疫应答。

2. 抗原的剂量

适量的抗原刺激机体产生适度的免疫应答。抗原量过多或过少均会诱导机体产生耐受,而且不同类型抗原对不同免疫细胞的诱导能力也不同。如高剂量 TI 抗原才能诱导 B 细胞耐受;低剂量和高剂量的 TD 抗原均可诱导 B 细胞耐受。低剂量抗原易诱导 T 细胞耐受,且持续时间长;高剂量抗原易诱导 B 细胞耐受,持续时间较短。

3. 免疫途径

抗原经口服、静脉进入机体易诱导耐受,而经皮下、皮内进入机体则引起强的免疫应答。口服抗原刺激肠道局部免疫应答,但诱导全身免疫耐受,称耐受分离现象。

(二) 机体因素

1. 遗传因素

免疫耐受的诱导和维持因动物种属和品系不同而不同。同一种属不同个体因遗传基因不同对抗原的应答能力也不同,所以诱导的难易度也不同。

2. 免疫状态

机体在胚胎期最易诱导免疫耐受,新生期次之,成年期最难。1945 年,Owen 观察到异卵双胎小牛由于胚胎时期共用一个胎盘，出生后互相之间出现免疫耐受。这说明在胚胎期接触同种异型抗原可出现免疫耐受现象。随后 Medawar 又通过实验证实了在新生期也可诱导耐受产生。成年期较难产生耐受。因此，免疫耐受与机体免疫系统的成熟度或免疫状态有关。实践证明，当机体处于免疫抑制状态时，如使用免疫抑制剂，易诱导耐受产生。

三、免疫耐受与临床医学

免疫耐受与临床疾病的发生、发展及转归密切相关。生理性的免疫耐受对自身组织抗原不应答，不发生自身免疫病；病理性的免疫耐受，对感染的病原体或肿瘤细胞抗原不产生特异免疫应答，不能执行免疫防卫功能，则疾病发展及迁延。在临床的一些治疗中，有时希望建立免疫耐受，达到治疗目的，如对同种异体器官或异种器官的移植，若能使受者的 T、B 细胞对供者的器官组织特异抗原不发生应答，则移植物可长期存活。免疫耐受的打破，会致不同临床后果。生理性的对自身组织抗原耐受的打破，发生自身免疫病；反之，打破对感染性病原体及肿瘤的免疫耐受，则会消灭病原体及肿瘤，疾病得以控制及治愈。因此，利用免疫耐受产生机制指导临床疾病治疗，已成为目前研究免疫耐受的热点。

▶▶▶▶ 思考题 ◀◀◀◀

1. 简述免疫应答的基本过程(3 个阶段)。
2. 简述 T 细胞、B 细胞活化的过程中关键性膜分子及双信号的形成。
3. Th1、Th2 细胞各有何特性，二者之间如何调节？
4. 抗体和 T 细胞如何清除病原(如细菌、病毒、毒素)？
5. 比较初次免疫应答和再次免疫应答抗体产生的规律。
6. 机体抗感染免疫的组成有哪些？
7. 非特异性免疫和特异性免疫的组成和特点如何？
8. 分别叙述非特异性免疫和特异性免疫是如何发挥抗感染作用的。
9. 何谓免疫耐受？试述研究免疫耐受性的意义。

第八章

超 敏 反 应

▶▶▶ 学习目标 ◀◀◀

> **掌握** 超敏反应的概念、分型；Ⅰ型超敏反应的发生机制及临床常见疾病。
>
> **熟悉** Ⅰ型超敏反应的防治原则；Ⅱ、Ⅲ、Ⅳ型超敏反应的发生机制及临床常见疾病
>
> **了解** 各型超敏反应特征比较。

超敏反应是指已被某抗原致敏的机体再次接触相同抗原时，发生的一种以组织损伤或功能紊乱为主的特异性免疫应答，又称为变态反应。根据超敏反应的发生机制和临床特点等将其分为4种类型，即Ⅰ型、Ⅱ型、Ⅲ型、Ⅳ型。

第一节　Ⅰ型超敏反应

Ⅰ型超敏反应，又称速发型超敏反应，由IgE抗体介导，可以发生于局部或全身，其反应特点是：①反应发生快，消退也快；②无明显的组织损伤；③有明显的个体差异和遗传倾向。

一、参与Ⅰ型超敏反应的主要成分

（一）变应原

（1）药物　青霉素、磺胺、普鲁卡因等。
（2）吸入物　花粉、螨类、真菌、动物皮毛等。
（3）食物　牛奶、鸡蛋、鱼虾和蟹贝等。
（4）酶类　枯草菌溶素等。

（二）IgE抗体

IgE由鼻咽、扁桃体、气管及胃肠道黏膜等处固有层淋巴组织中的浆细胞合成。IgE具有牢固的亲细胞性，与肥大细胞或嗜碱粒细胞表面IgE Fc受体结合，使机体处于致敏状态。

（三）肥大细胞、嗜碱粒细胞和嗜酸粒细胞

肥大细胞主要分布在皮肤、呼吸道和消化道等黏膜下层结缔组织中的小血管周围，嗜碱粒细胞存在于血液中。这两类细胞表面均表达高亲和力 IgE Fc 受体，细胞内含有大量颗粒，受刺激时可合成和释放多种生物活性介质。嗜酸粒细胞在 Ⅰ 型超敏反应中起负反馈调节作用。

二、Ⅰ型超敏反应的发生过程和机制

（一）致敏阶段

致敏阶段指变应原进入机体后，诱发产生 IgE 并结合到靶细胞上的过程。IgE 抗体可通过其 Fc 段与肥大细胞和嗜碱粒细胞表面 Fc 受体结合，使机体处于致敏状态。表面结合特异性 IgE 的肥大细胞和嗜碱粒细胞，称为致敏靶细胞。靶细胞的致敏状态通常可维持数月或更长时间，如长期不接触变应原，致敏状态可逐渐消失。

（二）发敏阶段

发敏阶段指相同变应原再次进入机体，与致敏靶细胞表面 IgE 结合，使之脱颗粒，释放生物活性介质，并作用于效应组织或器官，引起局部或全身过敏反应的过程。再次进入机体的变应原与致敏靶细胞表面 2 个或 2 个以上相邻 IgE 抗体结合，使膜表面 Fc 受体发生交联，触发致敏靶细胞脱颗粒、释放及合成生物活性介质。生物活性介质包括组胺、激肽原酶、白三烯、前列腺素、血小板活化因子等。

（三）效应阶段

效应阶段指生物活性介质作用于效应器官和组织引起局部或全身过敏反应的阶段。基本病变主要有小血管和毛细血管扩张，通透性增加；平滑肌收缩；黏膜腺体分泌增加等（图 8－1）。

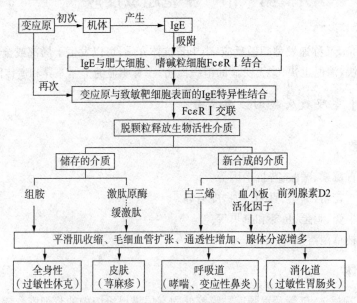

图 8-1　Ⅰ型超敏反应的发生过程和机制

三、临床常见疾病

(一) 过敏性休克

1. 药物过敏性休克

药物过敏性休克以青霉素过敏性休克最为常见。此外,头孢霉素、链霉素、普鲁卡因等也可引起。青霉素本身无免疫原性,但其降解产物青霉噻唑醛酸或青霉烯酸与体内组织蛋白结合后获得免疫原性,可刺激机体产生特异性 IgE 抗体,进而吸附于肥大细胞和嗜碱粒细胞表面,使机体致敏。当再次接触青霉素时,即可通过与致敏靶细胞表面的 IgE 抗体交联而触发过敏反应,重者可发生过敏性休克甚至死亡。青霉素制剂在弱碱性溶液中易形成青霉烯酸,因此青霉素应在临用前配制,放置后不可使用。临床上发现少数人初次注射青霉素时也可发生过敏性休克,这可能与其曾使用过被青霉素污染的注射器等医疗器械,或吸入空气中青霉菌孢子而使机体处于致敏状态有关。

2. 血清过敏性休克

临床上应用动物免疫血清,如破伤风抗毒素、白喉抗毒素治疗或紧急预防时可能发生过敏性休克。因为这些个体曾注射过相同的制剂而被致敏。

(二) 呼吸道过敏反应

1. 支气管哮喘

支气管哮喘好发于儿童和青壮年,有典型的家族史,多为吸入或食入变应原后发生的支气管平滑肌痉挛。患者常出现胸闷、哮喘、呼吸困难等症状。

2. 变应性鼻炎

变应性鼻炎主要因吸入花粉致敏所致,具有明显的季节性和地区性特点。患者表现为分泌物增加、流涕、喷嚏等。

(三) 消化道过敏反应

少数人进食鱼、虾、蛋、牛奶及服用某些药物后,可引起恶心、呕吐、腹泻、腹痛等症状。易患食物过敏症者其胃肠道分泌型 IgA 含量明显减少,并多伴有蛋白水解酶缺乏,可能与消化道超敏反应有关。

(四) 皮肤过敏反应

摄入或接触某些变应原或肠道内寄生虫感染等可引起皮肤过敏反应,表现为皮肤出现风团、红斑或全身性荨麻疹等症状,可在 15~20 min 或数小时后消退。

四、防治原则

(一) 变应原的皮肤试验

将 0.1 ml 含 10~50 U 的青霉素注入前臂内侧皮内,20 min 后观察结果。若注射局部出现红晕、水肿超过 1 cm 或无红肿但注射处有痒感,或全身有不适反应者均为阳性反应。

(二) 脱敏疗法

1. 异种免疫血清脱敏疗法

在应用抗毒素时,若皮肤试验呈阳性反应,可采用小剂量多次注射法进行脱敏治疗。其机制可能是小量过敏原进入机体与致敏靶细胞上 IgE 结合后，释放的生物活性介质较少，不足以引起明显临床症状，且能即时被体内某些物质灭活。经过短时间内少量多次反复注射，可使体内靶细胞表面 IgE 大部分甚至全部被消耗。当再次注入大剂量过敏原时，即不会发生超敏反应，从而达到暂时脱敏的目的。

2. 特异性变应原脱敏疗法

对那些能够检出而难以避免接触的过敏原（如植物花粉或尘螨等），经皮肤试验检出确定后，可采用少量多次反复皮下注射的方法，达到减敏的目的。其机制可能与诱导机体产生特异性封闭 IgG 抗体有关。此类抗体能与再次进入的过敏原结合，阻止过敏原与肥大细胞或嗜碱粒细胞表面相应 IgE 结合，从而阻断 I 型超敏反应的发生。

（三）药物防治

1. 抑制生物活性介质释放的药物

色苷酸二钠可稳定细胞膜，防止肥大细胞等脱颗粒，从而减少或阻止活性介质的释放。肾上腺素和麻黄碱等能激活腺苷酸环化酶，提高细胞内 cAMP 浓度，从而抑制组胺等活性介质的释放。

2. 活性介质拮抗药

苯海拉明、扑尔敏和异丙嗪等抗组胺药可与组胺竞争效应器官细胞膜上的组胺受体，抑制组胺活性。

3. 改善靶器官反应性的药物

肾上腺素不仅可解除支气管平滑肌痉挛，还可使外周毛细血管收缩升高血压。葡萄糖酸钙、维生素 C 等能降低毛细血管的通透性和减轻皮肤、黏膜的炎症反应。

第二节　II 型超敏反应

由 IgG 或 IgM 与靶细胞表面相应抗原结合后，在补体、巨噬细胞、自然杀伤细胞参与作用下，引起靶细胞损伤，故称细胞溶解型或细胞毒型超敏反应。

一、发生机制

（一）靶细胞及其表面抗原

1. 同种异型抗原

同种异型抗原即组织细胞表面固有抗原，如红细胞 ABO 血型抗原和 Rh 抗原、HLA 抗原、血小板抗原、肺肾基底膜抗原等。

2. 修饰的自身抗原

由于微生物感染、药物或多种理化因素的作用，导致自身细胞或组织结构发生改变，以致免疫系统将它们视为异物而产生应答。

3. 共同抗原

某些病原微生物与自身组织抗原有交叉反应性（异嗜性抗原），如某些链球菌细胞壁成分与人肾小球基底膜间有交叉抗原。

4. 外来抗原或半抗原吸附于细胞表面

如某些化学制剂、药物、病原微生物抗原或半抗原，吸附于血清蛋白或血细胞表面而成为完全抗原。

(二) 抗体、补体和效应细胞的作用

抗体与细胞膜表面相应抗原结合后,可通过 3 条途径损伤靶细胞(图 8-2)。

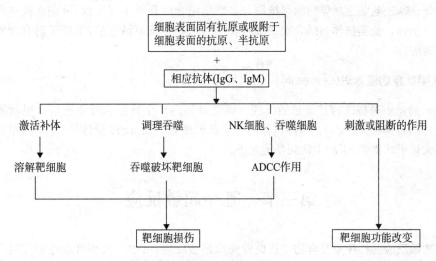

图 8-2 Ⅱ型超敏反应发生机制

1. 补体介导的细胞溶解

抗体与靶细胞表面抗原结合后,激活补体,形成膜攻击单位,直接导致靶细胞溶解。

2. 巨噬细胞的吞噬作用

抗体 Fab 段与靶细胞表面特异性抗原结合,抗体 Fc 端与吞噬细胞表面 Fc 受体结合,从而促进吞噬细胞吞噬靶细胞(调理作用)。

3. ADCC 效应

抗体 Fab 段与靶细胞表面相应抗原结合,抗体 Fc 段与 NK 细胞表面 Fc 受体结合,介导对靶细胞的 ADCC 效应。

二、临床常见疾病

(一) 输血反应

一般发生于 ABO 血型不符的输血。若将 A 型血输给 B 型血患者,供者红细胞表面抗原与受者血清中相应抗体结合,可激活补体而引起溶血反应。

(二) 新生儿溶血症

多发生于 Rh⁻ 孕妇所产 Rh⁺ 胎儿。第一胎分娩后,胎儿 Rh⁺ 红细胞进入母体,可刺激母体产生抗 Rh 抗体(属 IgG)。当该孕妇所怀第二胎仍为 Rh⁺ 时,母体抗 Rh⁺ 抗体可通过胎盘进入胎儿体内,与胎儿 Rh⁺ 红细胞结合,激活补体,导致新生儿红细胞溶解。为防止新生儿溶血症发生,可在初产妇分娩后 72 h 内注射抗 Rh⁺ 抗体,以阻断 Rh⁺ 红细胞对母体的致敏。新生儿溶血症也可发生于 ABO 血型不符的母胎间,但溶血症状较轻。

(三) 自身免疫性溶血性贫血

由于病毒、支原体等感染或长期服用某种药物(如甲基多巴),使自身红细胞膜表面抗原发生

改变,刺激机体产生抗自身红细胞的 IgG 类抗体。自身抗体与红细胞结合,导致红细胞溶解。

(四) 药物过敏性血细胞减少症

青霉素、磺胺、氨基比林等药物半抗原与血细胞结合而获得免疫原性,可刺激机体产生药物特异性 IgG 抗体。此类抗体与结合于血细胞表面的药物半抗原结合后,可使吸附有药物半抗原的血细胞溶解。

(五) 甲状腺功能亢进(Graves 病)

Graves 病是一种特殊的Ⅱ型超敏反应。该患者体内产生抗甲状腺细胞表面甲状腺刺激素(TSH)受体的自身抗体(IgG)。该种抗体能与甲状腺细胞表面 TSH 受体结合,刺激甲状腺细胞合成分泌大量甲状腺素,引起甲状腺功能亢进。

第三节　Ⅲ型超敏反应

Ⅲ型超敏反应又称免疫复合物型或血管炎型超敏反应,由中等大小可溶性免疫复合物形成并沉积于局部或全身毛细血管基底膜,通过激活补体和在血小板、嗜碱粒细胞及嗜中粒细胞参与下,引起以充血水肿、局部坏死和中性粒细胞浸润为主要特征的炎症反应和组织损伤。

一、发生机制

(一) 免疫复合物的形成

当可溶性抗原长期存留在体内时,可不断形成可溶性免疫复合物。如类风湿关节炎患者的变性免疫球蛋白、肿瘤抗原等内源性抗原;又如细菌、病毒、寄生虫、药物等外源性抗原成分,长期袭击机体产生抗体,所形成的循环免疫复合物易沉积到特定的组织和器官而发病。

(二) 免疫复合物的沉积

免疫复合物可激活补体产生过敏毒素,使肥大细胞、嗜碱粒细胞释放组胺等血管活性物质引起毛细血管通透性增加,内皮细胞间隙加大。这有助于免疫复合物沉积、嵌入血管内皮细胞的间隙中。

(三) 免疫复合物沉积后引起的组织损伤

1. 补体的作用

沉积的 IC 可激活补体系统,产生膜攻击复合物和过敏毒素。膜攻击复合物可导致局部组织损伤;过敏毒素可刺激肥大细胞和嗜碱粒细胞释放组胺、血小板活化因子等生物活性介质,使局部血管通透性增高,导致渗出性炎症反应,并促进中性粒细胞在复合物沉积部位聚集。

2. 中性粒细胞的作用

聚集的中性粒细胞在吞噬沉积的 IC 过程中,释放溶酶体酶、蛋白水解酶、胶原酶,造成血管基底膜和邻近组织损伤。

3. 血小板的作用

在局部凝集、激活的血小板,可释放血管活性胺类,加剧局部渗出性反应,并激活凝血过程,形成微血栓,引起局部缺血、出血及坏死(图8-3)。

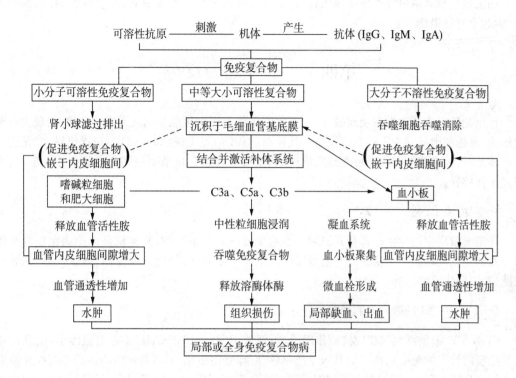

图8-3 Ⅲ型超敏反应发生机制

二、临床常见疾病

(一)局部免疫复合物病

可见于胰岛素依赖型糖尿病患者,其局部反复注射胰岛素后可刺激机体产生相应IgG类抗体,在注射局部出现红肿、出血和坏死等局部炎症反应。

(二)全身免疫复合物病

1. 血清病

初次大量注射异种动物免疫血清后,经过7~14 d,某些个体可出现局部红肿、皮疹、关节肿痛、淋巴结肿大、发热及蛋白尿等症状,称为血清病。此为体内产生的抗异种动物血清抗体,与残余的动物血清结合成IC,引起全身免疫复合物病。

2. 链球菌感染后肾小球肾炎(免疫复合物型肾小球肾炎)

一般多发生在链球菌感染后2~3周,少数患者可发生急性肾小球肾炎。此病乃链球菌的胞壁抗原与相应抗体形成IC,沉积于肾小球基底膜所致。

3. 类风湿关节炎

病原体或其代谢产物能使体内IgG分子发生变性,从而刺激机体产生抗变性IgG的自身抗体。此类自身抗体以IgM为主,称为类风湿因子(RF)。患者自身变性IgG与类风湿因子结合形成IC,并反复沉积于小关节滑膜,即可引起类风湿关节炎。

4. 系统性红斑狼疮

细胞核物质刺激机体产生抗核抗体,形成 IC,沉积于周身毛细血管、关节滑膜、心脏瓣膜等处,引起全身性损伤。

第四节　Ⅳ型超敏反应

Ⅳ型超敏反应又称迟发型超敏反应,乃效应 T 细胞再次接触相同抗原后所介导,表现为以单核细胞、淋巴细胞浸润为主的病理损伤。其特点:①反应发生慢(24～72 h),消退也慢;②无抗体和补体参与;③炎症细胞因子可参与致病;④病变特征是单个核细胞浸润为主的炎症反应;⑤无明显个体差异。

一、发生机制

Ⅳ型超敏反应的发生过程及其机制与细胞免疫应答基本一致,其本质是以细胞免疫为基础而导致的免疫病理损伤。诱发此型超敏反应的抗原主要有病毒、胞内寄生菌、细胞抗原(如肿瘤抗原)和某些化学物质等。

(一) CD4[+] Th1 细胞介导的炎症反应

CD4[+] Th1 细胞再次与相应抗原作用后,可释放 IFN-γ、TNF-β、IL-2 等细胞因子,引起以单核细胞浸润为主的免疫损伤。如 IFN-γ 使单核/巨噬细胞活化,通过释放溶酶体酶等炎性介质引起组织损伤;TNF-β 对靶细胞及其周围组织细胞具有直接细胞毒作用,并引起组织损伤,同时可促进局部血管内皮细胞表达黏附分子,有利于血流单核细胞和白细胞进入抗原存在部位,从而扩大炎症反应。

(二) CD8[+] Tc 细胞介导的细胞毒作用

CD8[+] 效应 Tc 细胞与靶细胞表面相应抗原结合后,可脱颗粒释放穿孔素和颗粒酶等介质。穿孔素插入靶细胞膜内,经多聚化作用形成与补体攻膜复合物构型类似的多聚穿孔素"孔道",导致靶细胞溶解破坏。颗粒酶可从上述"孔道"进入胞内,使靶细胞 DNA 断裂,发生凋亡。同时,活化的 CD8[+] 效应 Tc 细胞高表达 FasL,可与靶细胞表面的"死亡受体"Fas 分子结合,导致靶细胞凋亡(图 8-4)。

二、临床常见的Ⅳ型超敏反应

(一) 传染性超敏反应

某些胞内寄生微生物可作为过敏原,在感染过程中引起以细胞免疫为基础的Ⅳ型超敏反应。病原体感染机体使 T 细胞致敏,体内长期存留的病原体可持续与致敏 T 细胞接触,促使其释放淋巴因子,引起一系列反应以清除病原体抗原,若该反应过强即可导致组织损伤。如肺结核患者的肺部空洞、干酪样坏死等。

(二) 接触性皮炎

接触性皮炎是机体再次接触相同致敏原所引发的以皮肤损伤为主要特征的迟发型超敏反应。致敏原多为药物、染料、油漆、碘、磺胺药、某种农药和塑料等。这些物质长期接触皮肤,可与

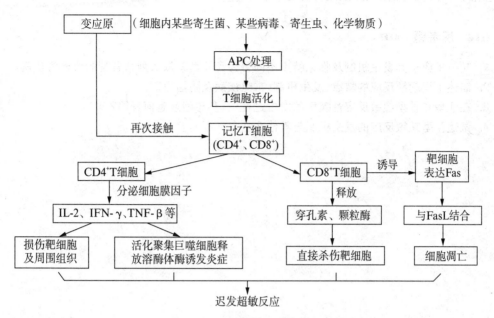

图 8-4 Ⅳ型超敏反应发生机制

表皮细胞角质蛋白结合成完全抗原,使 T 细胞致敏。以后,同一致敏原经各种途径进入机体,即可诱发Ⅳ型超敏反应,典型的临床表现为局部红肿、硬结、水疱,严重者可发生剥脱性皮炎。

第五节　四种类型超敏反应比较

超敏反应性疾病的发生机制相当复杂,临床表现各不相同(表8-1)。因此,在临床上遇到具体病例时,应结合具体情况进行分析判断。

表 8-1　4 型超敏反应要点比较

型别	参加成分	发病机制	临床常见病
Ⅰ型(速发型)	IgE	IgE黏附于肥大细胞或嗜碱粒细胞表面 Fc 受体上,变应原与细胞表面 IgE 结合,靶细胞脱颗粒,释放生物活性介质,作用于效应器官	药物过敏性休克、血清过敏性休克、支气管哮喘、花粉症、变应性鼻炎、荨麻疹、食物过敏症等
Ⅱ型(细胞毒型)	IgG、IgM、补体、巨噬细胞、NK 细胞	在补体、巨噬细胞、NK 细胞等协同作用下溶解靶细胞;抗体使细胞功能活化,表现为分泌增加或细胞增殖等	输血反应、新生儿溶血症、免疫性血细胞减少症、抗膜性肾小球肾炎等;甲状腺功能亢进
Ⅲ型(免疫复合物型)	IgG、IgM、IgA、补体、中性粒细胞	中等大小的免疫复合物沉积于血管壁基底膜激活补体,吸引中性粒细胞,释放溶酶体酶,引起炎症反应	血清病、免疫复合物型肾小球性肾炎、系统性红斑狼疮等
Ⅳ型(迟发型)	T 细胞	致敏 T 细胞再次与抗原相遇,直接杀伤靶细胞或产生各种淋巴因子,引起炎症	传染性变态反应、接触性皮炎

思考题

1. 超敏反应按其发生机制及临床特点不同分为哪4型？依次列举各型的代表性疾病。
2. 简述Ⅰ型超敏反应的特点、发生机制、常见疾病及防治原则。
3. 在Ⅱ型和Ⅲ型超敏反应性疾病的发生过程中，参与因素有何异同？
4. 试述Ⅳ型超敏反应的发生机制与其他3型有何不同。

第九章

免疫缺陷病与自身免疫性疾病、移植免疫与肿瘤免疫

第一节 免疫缺陷病

机体免疫系统中由于基因缺陷、先天发育不全或后天遭受损害而造成的免疫功能障碍所引起的临床综合征称免疫缺陷病(IDD)。按其发病原因一般可分为原发性免疫缺陷病(PIDD)和继发性免疫缺陷病(SIDD)两大类。

IDD 基本特征:①反复发作不易控制的感染。感染的性质和严重程度主要取决于免疫缺陷的类型,如吞噬细胞、补体缺陷时,患者易发生细菌性感染,以化脓性细菌感染为主;而细胞免疫缺陷者则发生病毒、真菌、胞内菌和原虫的感染。②易发生恶性肿瘤。恶性肿瘤的发病率比同龄正常人群高 $100\sim300$ 倍,尤以 T 细胞为甚。③易伴自身免疫病。IDD 伴发自身免疫病者可高达 14%,以 SLE、类风湿关节炎多见,而正常人群自身免疫病的发病率仅为 $0.001\%\sim0.01\%$。

一、原发性免疫缺陷病

原发性免疫缺陷是由于免疫遗传缺陷或先天发育异常所致,多发生于婴幼儿。可将 PIDD 分为 B 细胞免疫缺陷(约占 50%)、T 细胞免疫缺陷(约占 18%)、联合免疫缺陷(约占 20%)、吞噬细胞功能缺陷(约占 10%)、补体缺陷(约占 2%,表 9-1)。

表 9-1 原发性免疫缺陷病的种类

分 类	比例(%)	代表性疾病
B 细胞免疫缺陷	50	性联无丙球血症、选择性免疫球蛋白亚类缺陷病、性联高 IgM 综合征
T 细胞免疫缺陷	18	先天性胸腺发育不全(DiGeoge 综合征)、慢性皮肤黏膜念珠菌病、T 细胞缺陷伴嘌呤核苷酸化酶缺陷、T 细胞缺陷伴膜糖蛋白缺陷、T 细胞缺陷伴 MHC-Ⅰ类或Ⅱ类分子缺陷等

（续表）

分类	比例(%)	代表性疾病
联合免疫缺陷	20	重症联合免疫缺陷病、腺苷酸脱氢酶缺陷、Wiskott-Aldrich 综合征
吞噬细胞功能缺陷	10	慢性肉芽肿病、白细胞黏附缺陷症、髓过氧化物酶缺陷病
补体缺陷	2	补体单一成分缺陷、C1 抑制物缺陷、补体受体缺陷

二、继发性免疫缺陷病

(一) 常见病因

继发性免疫缺陷是指发生在其他疾病基础上或某些理化因素所致的免疫功能障碍。常见的引起继发性免疫缺陷的因素包括如下几种。

(1) 营养不良　蛋白质、脂肪、维生素和微量元素摄入不足可影响免疫细胞的成熟，降低机体对微生物的免疫应答。

(2) 感染　多种病毒，除人类免疫缺陷病毒，还有麻疹病毒、巨细胞病毒、风疹病毒和 EB 病毒，结核杆菌或麻风杆菌、原虫或蠕虫感染均可导致免疫缺陷。

(3) 免疫抑制剂的使用　目前抗肿瘤药物和免疫抑制剂的广泛使用，已成为医源性免疫缺陷的重要原因。此外，手术、创伤、烧伤和脾切除等均可引起继发性免疫缺陷。

(二) 治疗原则

(1) 骨髓移植　同种异体骨髓移植实质上是干细胞移植，代替受损的免疫系统以达到免疫重建，用于治疗致死性免疫缺陷病，如 SCID、DiGeorge 综合征和慢性肉芽肿病等。

(2) 基因治疗　用反转录病毒载体将正常腺苷酸脱氨酶（ADA）基因转染患儿淋巴细胞后，再回输体内，患儿体内 ADA 水平可达正常值的 25%，免疫功能趋向正常。

(3) 输入 Ig 或免疫细胞　一般用静脉注射从大量人群中获得的免疫球蛋白治疗体液免疫缺陷，如 XLA、性联高 IgM 综合征和普通变化型免疫缺陷病。

(4) 抗感染　感染是免疫缺陷病患者死亡的主要原因，用抗生素控制或长期预防感染是临床处理大多数免疫缺陷病的重要手段之一。

第二节　自身免疫性疾病

机体免疫系统在正常情况下，具有区分"自我"和"非我"的能力，对外来抗原物质产生特异免疫应答，而对自身抗原物质不产生免疫应答或只产生极微弱的免疫应答，称自身耐受。因机体免疫系统对自身成分发生免疫应答而导致的疾病状态称为自身免疫性疾病（AID）。

一、自身免疫性疾病的基本特征

一定限度内的自身免疫过程是属于生理性的，但是引起过度的自身免疫反应就会导致自身免疫性疾病，其基本特征：①患者外周血中可以检出高效价的自身抗体和（或）针对自身抗原的致敏淋巴细胞；②可通过动物实验复制出自身免疫病的动物模型，将患病动物或患者的血清或致敏淋巴细胞转移给正常动物,可引起后者发病;③大多数自身免疫病常呈现反复发作和慢性迁延的临床过程,其病情与自身免疫反应的强度在一定程度上呈平行关系;④患者以女性多见,发病率随年龄而增高,常呈现遗传倾向性;⑤疾病有重叠现象,即一个患者可同时患一种以上的自身免疫病。

二、自身免疫性疾病的分类

(一)器官特异性自身免疫病与非器官特异性自身免疫病

器官特异性自身免疫病,是指自身抗原为某一特定成分,产生特定抗体,病变也严格局限在该器官。例如桥本甲状腺炎、重症肌无力、多发性硬化症、胰岛素依赖型糖尿病等。非器官特异性自身免疫病是指自身抗原为细胞核成分或线粒体等,病变可遍及全身。例如系统性红斑狼疮、类风湿关节炎、硬皮病等。

(二)原发自身免疫病与继发性自身免疫病

某些自身免疫病由特定的外因所致,称为继发性自身免疫病,如慢性活动性肝炎、交感性眼炎等,这类疾病往往属器官特异性自身免疫病,一般预后较好。但是,大多数自身免疫病的发生无明显外因,称为原发性自身免疫病,可以是器官特异性、非器官特异性。如桥本甲状腺炎、特发性血小板减少性紫癜、重症肌无力、胰岛素依赖型糖尿病、类风湿关节炎、系统性红斑狼疮等。

三、自身免疫性疾病的发病机制

(一)抗原方面

1. 自身抗原性质的改变

物理因素、化学因素或生物因素都可以改变自身组织和细胞的抗原性质,以致引起自身免疫应答。由于自身抗原的改变,使机体的免疫系统将其视为"异己"物质而予以排斥。

2. 交叉抗原

许多病原微生物具有与人体内的某些特定组织相同或相似的决定簇,如A群乙型溶血性链球菌细胞壁与人心肌抗原有交叉反应的抗原决定簇,人反复发生链球菌感染可引发风湿性心肌损害。

3. 隐蔽抗原的释放

隐蔽抗原是指体内某些与免疫系统在解剖位置上处于一种隔绝部位的抗原。精子、眼晶状体等均属这类抗原。机体对于这类抗原并未能形成自身耐受性,在感染、外伤和手术的情况下,这些抗原可引起自身免疫性疾病。

(二)免疫应答和免疫调节功能的异常

1. 胸腺功能异常

某些自身免疫性疾病患者常可发现胸腺病变,胸腺内慢病毒感染可能是导致胸腺异常的原因。手术切除胸腺对重症肌无力有良好疗效。

2. 多克隆T、B细胞活化

许多病原微生物的成分属多克隆激活剂或超抗原,可激活大量淋巴细胞克隆,产生自身抗体或自身反应性T细胞。

3. 免疫缺陷

由于免疫缺陷影响免疫调节,故免疫缺陷病患者易伴发自身免疫性疾病,如选择性 IgA 缺陷者血清中有多种自身抗体并造成相应损伤。

（三）遗传与内分泌因素的作用

人类的自身免疫性疾病常有家族遗传倾向性,如胰岛素依赖性糖尿病等都有家族遗传倾向性。20 世纪 70 年代起,发现多种自身免疫性疾病的发生率与一些 HLA 的检出率呈现阳性相关。此外,体内外研究均证实性激素以及其他类固醇激素显示出较强的免疫调节效应,这在自身免疫性疾病的发病中可能起重要作用。

四、自身免疫性疾病的治疗原则

1. 预防和控制感染

多种病原体的感染可以诱发自身免疫病,所以采用疫苗和抗生素控制病原体的感染可以降低自身免疫性疾病的发病率。

2. 抑制炎症反应

应用皮质激素、水杨酸制剂及补体拮抗剂等可抑制炎症反应从而减轻自身免疫病症状。

3. 替代疗法

对自身免疫病导致的重要生理性物质减少的自身免疫病患者,可进行替代疗法。如对重症自身免疫性贫血患者进行输血疗法。

4. 切除胸腺和置换血浆

重症肌无力的患者通常伴有胸腺的病理改变,部分患者经胸腺切除术后可改善症状。系统性红斑狼疮和类风湿关节炎等患者可进行血浆置换,以清除血浆中的自身抗体和免疫复合物,从而缓解病情。

5. 使用免疫抑制剂

环孢菌素 A 和 FK506 这两种药物均可抑制 IL-2 的表达,进而抑制 T 细胞的分化增殖,故环孢菌素 A 和 FK506 对多种自身免疫性疾病的治疗有明显的疗效。

第三节 移植免疫与肿瘤免疫

一、移植免疫

用正常细胞、组织或器官替换损伤或失去功能的组织、器官的方法称为移植。移植的组织或器官称移植物,提供移植物的个体称供者,接受移植物的个体称受者。移植过程中,受者的免疫系统与供者的移植物相互作用而发生的免疫应答称为移植免疫,由此常引起移植排斥反应。

（一）移植排斥反应的机制和类型

（1）移植排斥反应的机制 T 细胞介导的移植排斥反应:Ⅳ型超敏反应对移植物的排斥起着重要作用。移植物中供体的淋巴细胞、树突状细胞等具有丰富的 HLA-Ⅰ、Ⅱ抗原,是主要的致敏原,它们被受体的 CD8$^+$Tc 细胞和 CD4$^+$Th 细胞识别,产生Ⅳ型超敏反应。

（2）B 细胞介导的移植排斥反应 抗体参与排斥反应的形式有:①过敏排斥反应,多发生于过去曾多次妊娠、接受输血、人工透析或感染过某些与供者 HLA 有共同抗原的细菌或病毒的患者,在移植前他们的体液中已有 HLA 抗体。器官移植后可立即发生排斥反应(超急性排斥);②原先并无致敏的个体,在 T 细胞介导的同时,可有抗 HLA 抗体形成,此抗体对激发晚期急性排斥反应起重要作用。此外,补体、ADCC、IC 等都参与移植物损害。

(二)移植排斥反应的类型

1. 宿主抗移植物反应(HVGR)

超急性排斥反应:在移植器官与宿主血管接通后 24 h 内发生的排斥反应,称超急性排斥反应。可在数分钟至数小时内使移植器官功能停止。

(1)急性排斥反应　一般于移植后数天到几个月内发生,进行性发展,使移植器官功能突然恶化。

(2)慢性排斥反应　一般在移植后数月或数年内缓慢发生,最终导致移植物缺血,纤维化而萎缩。目前尚未有理想的方法治疗慢性排斥反应,这是器官移植的最大障碍之一。

2. 移植物抗宿主反应

移植物抗宿主反应(GVHR)是由移植物中的特异性淋巴细胞识别受者抗原而发生的免疫反应,不仅使移植失败,还可使受者发生移植物抗宿主病(GVHD),导致多器官功能衰竭。常见于接受骨髓移植的患者,另外也见于含大量淋巴组织的实质性器官移植受者,如小肠移植。

(三)移植排斥反应的防治原则

选择合适供者、抑制受者免疫应答并诱导对移植物产生免疫耐受以及免疫学指标动态监测是减轻或延缓移植排斥反应,提高移植成功率的基本原则。

1. 供者、受者间组织配型及交叉配合试验,严格选择供者

ABO 血型、Rh 血型相同;HLA-Ⅰ、Ⅱ类抗原匹配数越多,移植后存活时间越长。HLA 各位点基因配合的重要性依次为 HLA-DR、HLA-B、HLA-A、HLA-DQ、HLA-DP 和 HLA-C;淋巴细胞毒交叉配合试验小于 10%。

2. 移植物和受者预处理,清除抗原或免疫效应物质

骨髓移植时,清除供者骨髓中的 T 细胞、实质性脏器移植时清除移植物中的白细胞;受者移植前血浆置换,除去血液内特异性抗体;或用抗淋巴细胞球蛋白、抗 CD3 单抗等使受者体内淋巴细胞数量降低,免疫应答能力减弱。

3. 建立移植免疫耐受,延长移植物存活时间

诱导同种异型基因嵌合体;输入某些黏附分子与 Ig 组成的融合蛋白,与 CD28 竞争性地结合 B7 分子,阻断 T 细胞活化第二信号,诱导 T 细胞失能;应用供者抗原在移植前主动诱导受者产生免疫耐受,例如胸腺内注入供者异基因抗原进行预处理,这是诱导免疫耐受的关键;诱生或过继调节性 T 细胞诱导免疫耐受:CD4⁺CD25⁺Tr 细胞和 Th3 等调节性 T 细胞,具有负性调节免疫应答的功能;T 细胞疫苗诱导移植免疫耐受:在体外利用供者抗原刺激,激活受者特异性 T 细胞克隆并扩增,制备成疫苗给受者接种,诱导其产生对移植物的免疫耐受。

4. 免疫抑制疗法

全身淋巴组织照射:用 X 线反复照射淋巴结、脾脏及胸腺,可清除 T 细胞,易于诱导免疫耐受。

(1)生物制剂　抗 CD3、CD4、CD8 单抗、抗淋巴细胞球蛋白、抗胸腺细胞球蛋白、抗 IL-2R 单抗等,可清除 T 细胞或胸腺细胞。

(2)免疫抑制剂　糖皮质激素、硫唑嘌呤、环孢素 A、FK-506、雷帕霉素等是目前疗效最好的药物,尤其是环孢素 A、FK-506 主要是抑制 IL-2 等细胞因子的释放。

5. 移植后免疫学监测

淋巴细胞亚群百分比和功能测定;抗体、补体、细胞因子、可溶性 HLA 分子测定。

二、肿瘤免疫

肿瘤免疫是研究肿瘤发生、发展与机体免疫的关系,以及应用免疫学原理和手段对肿瘤进行诊断、治疗和预防的一门学科。肿瘤免疫的研究建立在肿瘤细胞是否具有肿瘤抗原的基础上。通过检测肿瘤抗原或利用这种抗原成分诱导机体产生抗肿瘤应答,可以达到诊断和治疗的目的。

(一) 瘤抗原

1. 根据肿瘤抗原特异性分类

可分为 TSA 和 TAA。

2. 根据肿瘤发生情况分类

分为以下几种:

(1) 理化因素诱发的肿瘤抗原 化学致癌剂(如甲基胆蒽、氨基偶氮染料等)或物理辐射(如紫外线、X-射线等)等可致某些基因发生突变或使潜伏的致癌病毒激活,由此诱发肿瘤并表达新抗原。此类肿瘤抗原的特点是免疫原性弱、特异性强、高度异质性。

(2) 病毒诱发的肿瘤抗原 此类抗原由病毒基因编码,因此也称为病毒肿瘤相关抗原。主要是 DNA 病毒和 RNA 病毒,尤其是逆转录病毒。例如,EB 病毒与 B 细胞淋巴瘤和鼻咽癌的发生有关、人乳头状瘤病毒某些型别与宫颈癌的发生有关、乙肝病毒和丙肝病毒与原发性肝癌有关。

(3) 自发性肿瘤抗原 指一些无明确诱因的肿瘤,人类大部分肿瘤属于此类。可能与环境因素或自发突变有关,例如 ras 原癌基因活化为癌基因和 p53 抑癌基因失活是癌症中最常见的基因突变。表达的抗原可以是 TSA 或 TAA。

(4) 胚胎抗原 正常情况下,此类抗原仅表达在发育中的胚胎组织,出生后在成熟组织中几乎不表达。即在某些细胞特定的分化阶段表达(如幼稚阶段),而成熟细胞不表达,故一旦细胞恶性变(重回幼稚阶段)就会再次表达此类抗原,故又称之为分化抗原,如 AFP。

(二) 机体对肿瘤的免疫应答

机体对肿瘤是否应答以及应答的强度如何,不仅取决于肿瘤的免疫原性,还受宿主免疫状态和其他因素的影响。抗肿瘤免疫包括非特异性免疫和特异性免疫,各种免疫效应机制共同产生抗肿瘤作用。

NK 细胞、吞噬细胞和 T 细胞等固有免疫细胞都是非特异性免疫的成员,并且抗体、补体能协助他们发挥调理作用、一些细胞因子能增强他们抗肿瘤的活性。特异性免疫包括细胞免疫和体液免疫,尤以细胞免疫为主。$CD8^+Tc$ 的细胞毒作用是抗肿瘤免疫的主要效应细胞,$CD4^+Th$ 细胞通过分泌各种细胞因子如 IL-2、IFN-以及辅助诱导和激活 $CD8^+Tc$。

(三) 肿瘤的免疫逃逸

虽然机体有严密的免疫监视机制,但恶变细胞经常发生免疫逃逸而继续发展甚至扩散。目前认为肿瘤免疫逃逸的可能机制:

（1）肿瘤抗原的免疫原性弱　不足以诱发机体产生抗肿瘤免疫；或者在起初应答时使肿瘤细胞表面抗原的表达减少或丢失，从而不再引起应答，这种现象称为抗原调变。

（2）肿瘤细胞 MHC－Ⅰ类分子表达低下　导致 CD8$^+$Tc 无法识别和杀伤肿瘤细胞。

（3）肿瘤细胞缺乏 B7 等共刺激分子　不能为 T 细胞活化提供足够的第二信号，则无法有效诱导抗肿瘤免疫。

（4）肿瘤细胞表面"抗原覆盖"或被封闭　前者如肿瘤细胞高度表达唾液黏多糖覆盖肿瘤抗原；后者是血清中存在的封闭抗体封闭了肿瘤抗原决定簇或可溶性肿瘤抗原封闭了效应细胞的抗原识别受体。此外，肿瘤细胞诱发免疫耐受、肿瘤细胞自身抵抗凋亡等多种因素也是造成肿瘤免疫逃逸的原因。

（四）肿瘤的免疫诊断

迄今尚未获得纯化的 TSA，因而检测 TAA 是目前最常用的肿瘤免疫诊断方法。检测 AFP 对原发性肝癌、CEA 对直肠结肠癌、CA19－9 对胰腺癌、PSA 对前列腺癌、CA15－3 对乳腺癌等已用于临床诊断。

▶◀ 思考题 ▶◀

1. 试述免疫缺陷病的分类。
2. 继发性免疫缺陷的常见原因有哪些？
3. 免疫缺陷病的治疗原则有哪些？
4. 自身免疫性疾病的基本特点有哪些？
5. 自身免疫性疾病的治疗原则有哪些？
6. 移植免疫的防治原则有哪些？
7. 请叙述肿瘤抗原的分类和临床意义。

免疫学应用

掌握 人工免疫、人工主动免疫、人工被动免疫的概念。

熟悉 人工主动免疫、人工被动免疫主要制剂的种类;各类免疫治疗的主要制剂及其主要方案。

了解 计划免疫的应用;抗原或抗体检测的基本原理、特点及其常用的检测方法。

免疫学已广泛应用于临床医学的各个领域,包括传染病与非传染病的诊断、预防、治疗,以及用免疫学理论来阐述某些疾病的发病机制和发展规律。

第一节 预 防

机体受病原体感染后可产生特异抗体和(或)效应淋巴细胞,从而获得对该病原体的免疫力。根据这一原理,采用人工免疫使机体获得特异性免疫力,以达到预防疾病的方法称免疫预防。免疫预防有人工主动免疫和人工被动免疫(表 10-1)。

表 10-1 人工主动免疫与人工被动免疫的比较

项 目	人工主动免疫	人工被动免疫
输入物质	抗原	抗体、细胞因子
免疫力出现时间	慢(2~3 周)	快(注入后即生效)
免疫力维持时间	数月至数年	2~3 周
主要用途	预防	治疗或紧急预防

一、人工主动免疫

人工主动免疫是用人工接种的方法给机体输入疫苗等抗原性生物制品,刺激机体产生特异性免疫应答而获得免疫力的方法,也称预防接种,主要用于传染病的特异性预防。国际上将细菌性制剂、病毒性制剂以及类毒素统称为疫苗。

（一）传统疫苗

1.灭活疫苗

灭活疫苗又称死疫苗,是选用免疫原性强的病原体,经人工大量培养后,用理化方法灭活制成。死疫苗主要诱导特异抗体的产生,为维持血清抗体水平,常需多次接种,且注射局部和全身的反应较重。常用的有伤寒、霍乱、百日咳、流脑、乙脑、狂犬病及钩端螺旋体病等疫苗。

2.减毒活疫苗

用减毒或无毒力的活病原微生物制成。如用牛型结核杆菌在人工培养基上多次传代后制成的卡介苗。常用的有卡介苗、麻疹、风疹、脊髓灰质炎等疫苗(表 10-2)。

表 10-2　灭活疫苗与减毒活疫苗的比较

项　目	灭活疫苗	减毒活疫苗
制剂特点	灭活,强毒株	活,无毒或弱毒株
接种量及次数	量较大,2～3 次	量较小,1 次
保存及有效期	易保存,有效期约 1 年	不易保存,4℃冰箱内数周
免疫效果	较差,维持数月至 2 年	较好,维持 3～5 年甚至更长

3.类毒素

细菌外毒素经 0.3%～0.4%甲醛处理后,失去毒性而保留其免疫原性即为类毒素。常用的类毒素有破伤风类毒素、白喉类毒素等。

（二）新型疫苗

1.亚单位疫苗

从病原体中提取的能刺激机体产生保护性免疫力的有效免疫原成分所制成的疫苗。此类疫苗可提高免疫效果,又可减少因病原体中与免疫保护无关的成分所引起的不良反应。

2.结合疫苗

将细菌荚膜多糖的水解物化学连接于白喉类毒素制成的疫苗,如肺炎球菌疫苗、b 型流感杆菌疫苗。

3.合成肽疫苗

根据有效免疫原的氨基酸序列,设计、合成的免疫原性多肽交联载体疫苗,如疟疾疫苗。

4.基因工程疫苗

用基因工程技术将天然的或人工合成的编码病原体免疫原的基因借助载体转移并插入至另一生物体基因组中,使之表达产生所需抗原制成的疫苗。

5.DNA 疫苗

以编码病原体有效免疫原的基因与细菌质粒构建的重组体直接免疫机体后,转染宿主细胞,通过宿主细胞的转录系统表达蛋白抗原,诱导宿主产生免疫应答,从而达到预防和治疗疾病的目的。

6.重组疫苗

利用基因工程的方法将病原体某个抗原成分的基因在体外进行扩增后,再使其进入人体,产生病原体蛋白,诱导宿主产生细胞免疫应答。

二、人工被动免疫

人工被动免疫是指给机体输入含有特异性抗体的免疫血清或细胞因子，主要用于治疗或紧急预防。

1. 抗毒素

用细菌外毒素或类毒素免疫动物制备的免疫血清，具有中和外毒素毒性的作用。

2. 人免疫球蛋白制剂

人免疫球蛋白制剂主要有球蛋白（来自大量混合血浆和胎盘血、含高效价特异性抗体的恢复期患者血浆、接种疫苗的免疫者血浆）、细胞因子制剂和单抗制剂等。

三、预防接种

（一）预防接种注意事项

预防接种时要严格按照制品的使用说明进行，应注意制品是否因变质、过期或保存不当而失效。预防接种后有时会发生不同程度的局部或全身反应，一般症状较轻，1～2 d后即恢复正常。个别反应剧烈，应特别注意。

（二）预防接种禁忌证

为避免异常反应或使原有疾病恶化，下列情况不宜进行免疫接种：高热、急性传染病、严重心血管或肝、肾疾病、活动性肺结核等患者；免疫缺陷病或在免疫抑制治疗中的患者；孕妇；女性月经期。

（三）计划免疫

计划免疫是根据某些特定传染病的疫情监测和人群免疫状况分析，按照规定的免疫程序有计划地进行人群预防接种，以提高人群免疫水平，达到控制以至最终消灭相应传染病的目的。

（四）计划免疫程序

计划免疫程序包括儿童基础免疫及从事特殊职业、特殊地区人群的免疫程序。儿童基础免疫程序包括每一个儿童需要接种的疫苗、初次免疫月龄、接种次数、间隔时间等（表10-3）。

表10-3　儿童计划免疫程序

年　龄	疫苗名称	年　龄	疫苗名称
出生时	卡介苗、乙肝疫苗1	6足月	乙肝疫苗3
1足月	乙肝疫苗2	8足月	麻疹疫苗
2足月	三价脊髓灰质炎疫苗1	1.5～2岁	白百破4
3足月	三价脊髓灰质炎疫苗2、白百破1	4岁	三价脊髓灰质炎疫苗4
4足月	三价脊髓灰质炎疫苗3、白百破2	7岁	麻疹疫苗、白喉破伤风二联疫苗
5足月	百日破3	12岁	卡介苗

　注　疫苗后的数字代表接种的序数；白百破疫苗、脊髓灰质炎疫苗3次免疫接种的最短间隔时间为28 d；卡介苗接种1次、三价脊髓灰质炎疫苗3次、白百破疫苗3次和麻疹疫苗1次为基础免疫，以后为加强免疫，疫苗可以在不同部位同时接种。

第二节 治 疗

针对机体低下或亢进的免疫状态,人为地增强或抑制机体的免疫功能以达到治疗疾病的方法称免疫治疗。

一、采用抗体进行的免疫治疗

(一)免疫血清

1. 抗毒素血清

将外毒素给马进行多次免疫后取得的免疫血清,主要用于治疗和紧急预防外毒素所致的疾病。常用的有白喉抗毒素、破伤风抗毒素等。

2. 胎盘(丙种)球蛋白

胎盘球蛋白是从健康产妇胎盘中提取的,丙种球蛋白是从正常人血清中提取的。主要用于预防麻疹、传染性肝炎等。

3. 抗病毒免疫血清

由病毒免疫产生的血清,如抗麻疹免疫血清、抗狂犬病免疫血清、抗乙型脑炎免疫血清等。主要用于病毒性疾病的紧急预防和治疗。

4. 抗淋巴细胞丙种球蛋白

用 T 淋巴细胞免疫动物制成免疫血清后提纯而成的免疫球蛋白,有抑制 T 淋巴细胞的作用,主要用于治疗某些自身免疫性疾病或器官移植时治疗排斥反应。

(二)单克隆抗体

单克隆抗体(mAb)由于其性质纯、效价高、特异性强,主要用于检测各种抗原分子和微量物质,或连结抗肿瘤药物、放射性核素用于肿瘤的定位治疗和诊断。

(三)基因工程抗体

利用 DNA 重组技术或蛋白质工程技术,在基因水平上对 Ig 进行重组或修饰后,导入受体细胞表达产生的抗体。主要包括嵌合抗体、人源化抗体、完全人源抗体、单链抗体、双价抗体、双特异性抗体。

二、采用细胞因子及其拮抗剂进行免疫治疗

细胞因子具有广泛的生物学活性,将细胞因子作为药物,可预防和治疗多种免疫性疾病。利用基因工程技术生产的重组细胞因子作为生物应答调节剂治疗肿瘤、感染、造血障碍等已获得良好疗效,有些细胞因子已成为某些疾病不可缺少的治疗手段。如干扰素 β 可明显减缓多发性硬化症病情的发展,降低恶化率。

三、过继免疫

过继免疫治疗是将对疾病有免疫力的供者的免疫应答产物转移给其他个体,或自体细胞经体外处理后回输自身,以发挥治疗疾病的作用。如骨髓干细胞移植是取患者自身或健康人的骨髓回输给患者,让骨髓中的干细胞进入患者体内定居、分化、增殖,使患者恢复造血能力和免疫力,用于治疗免疫缺陷病、再生障碍性贫血及白血病等。

四、免疫增强剂

免疫增强剂是增强、促进和调节机体免疫功能的生物制剂或非生物制剂，主要用于恶性肿瘤、免疫缺陷病和传染病的辅助治疗。常用的免疫增强剂如转移因子、免疫核糖核酸、卡介苗、短小棒状杆菌、左旋咪唑、香菇多糖、灵芝多糖等。

五、免疫抑制剂

免疫抑制剂是一类抑制机体免疫功能的生物制剂或非生物制剂，主要用于抗移植排斥反应、超敏反应性疾病、自身免疫性疾病及感染性炎症。常用的免疫抑制剂如环孢素 A、氮芥、环磷酰胺、糖皮质激素、雷公藤多苷、川芎、当归等。免疫抑制剂大多有毒副作用，可引起骨髓抑制和肝、肾毒性。长期使用或使用不当也可导致机体免疫功能下降，引发严重感染，并可增加肿瘤发生率。

第三节 诊 断

一、抗原或抗体的检测

抗原的抗原决定簇与抗体的抗原结合部位之间的结构具有互补性，两者相互结合，在适宜条件下，出现可见反应。

（一）抗原或抗体的检测方法

1. 凝集反应

颗粒性抗原（红细胞、细菌、乳胶颗粒等）与抗体特异性结合，形成肉眼可见的凝集块（图 10-1）。

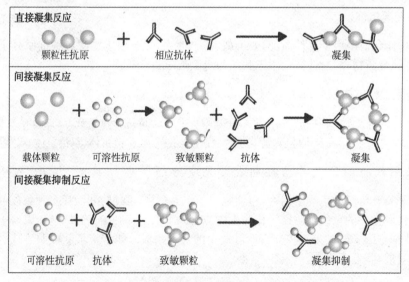

图 10-1 凝集反应

（1）直接凝集 将细菌或红细胞与相应的抗体直接反应，出现细菌凝集或红细胞凝集现象。又分为玻片法和试管法。

（2）间接凝集 用人工方法将可溶性抗原（或抗体）吸附或偶联在与免疫无关的载体颗粒表面，形成致敏载体，再与相应抗体（或抗原）反应，在适当电解质存在下，出现致敏载体颗粒凝集的现象。

（3）间接凝集抑制反应 先将待测可溶性抗原与相应抗体作用,然后加入致敏载体,出现凝集现象,说明标本中不存在与致敏载体相同的抗原。如果标本中存在与致敏载体相同的抗原,则能与相应抗体结合,当再加入致敏载体时就不会出现凝集现象,即称为间接凝集抑制反应。

（4）协同凝集试验 特异性 IgG 抗体结合葡萄球菌 SPA,然后加入待测标本,若标本中含有相应的可溶性抗原,则抗原抗体结合,使葡萄球菌聚集,出现凝集现象。

2．沉淀反应

可溶性抗原与相应抗体结合,形成不溶性免疫复合物,出现不透明的沉淀物。多在半固体琼脂凝胶上进行,形成白色的沉淀。

（1）单向琼脂扩散试验 将一定量已知抗体混于琼脂凝胶中制琼脂板,在适当位置打孔后将抗原加入孔中扩散。抗原在扩散过程中与凝胶中的抗体相遇,形成以抗原孔为中心的沉淀环,环的直径与抗原含量成正比相关。本法常用于测定血清 IgG、IgM、IgA 和 C3 等的含量(图 10-2)。

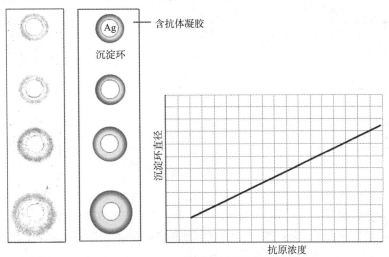

图 10-2 单向琼脂扩散试验

（2）双向琼脂扩散试验 将抗原与抗体分别加入琼脂凝胶的小孔中,二者自由向周围扩散并相遇,在比例合适处形成沉淀线。如果反应体系中含 2 种以上的抗原抗体系统,则小孔间可出现 2 条以上的沉淀线。本法常用于抗原或抗体的定性、组成和 2 种抗原相关性分析的检测(图 10-3)。

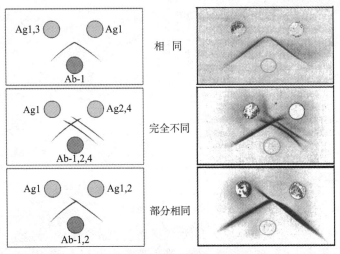

图 10-3 双向琼脂扩散试验

（3）免疫电泳 先将待测血清标本作琼脂凝胶电泳,血清中各蛋白组分被分成不同的区带,然后与电泳方向平行挖一小槽,加入相应的抗血清,把分成区带的蛋白抗原成分作双向免疫扩散,在各区带相应的位置形成沉淀弧。该法常用于血清蛋白种类分析,以观察 Ig 的异常增多或缺失(图 10-4)。

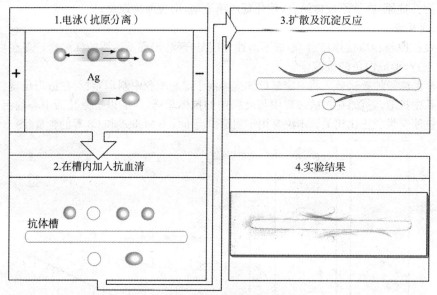

图 10-4 免疫电泳

（4）火箭电泳 把单向免疫扩散同电泳结合在一起的方法。抗原在含有定量抗体的琼脂中泳动,两者比例适宜时,在较短时间内生成锥形的沉淀峰。在一定浓度范围内,沉淀峰的高度与抗原含量成正比。此法的特点是需时较短,故可用于快速检测沉淀标本中抗原的含量(图 10-5)。

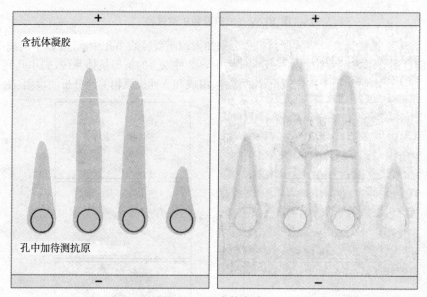

图 10-5 火箭电泳

（5）免疫比浊法 在一定的抗体浓度下,加入递增量的抗原样品,经过一段时间,如样品中有可溶性抗原,即可形成一些小的免疫复合物。在促聚剂作用下,自液相析出,使反应液出现浊度,用浊度计测量反应液的浊度。免疫复合物形成越多,浊度越高。绘制标准曲线,根据反应液的浊度推算样品中的抗原含量。

（6）环状沉淀实验　在内径为 2~3 mm 的小管底部首先加入已知抗体,然后沿管壁缓慢加入适当稀释的待测抗原,当可溶性抗原与相应特异性抗体结合后,在两液面交界处出现白色沉淀环为阳性。

3. 免疫标记技术

用荧光素、放射性核素或酶等示踪物质标记抗体(或抗原)进行抗原-抗体反应。可以对微量物质进行定量、定性或定位检测。

（1）免疫荧光法　用荧光素(常用的有异硫氰酸荧光素,FITC)与抗体连接成荧光抗体,再与待测标本的抗原反应,置荧光显微镜下观察,抗原抗体复合物散发出荧光,借此对标本中的抗原作鉴定和定位(图 10-6)。

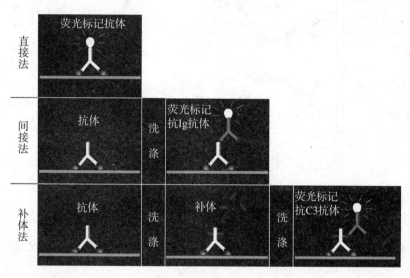

图 10-6　免疫荧光法

（2）酶联免疫测定(EIA)　用酶(常用的有辣根过氧化物酶,HRP;碱性磷酸酶,AP)标记的抗体进行的抗原抗体反应。

1）酶联免疫吸附试验(ELISA):是 EIA 中应用最广泛的测定方法。ELISA 是将已知的抗原或抗体吸附在固相载体(聚苯乙烯微量反应板)表面,使抗原抗体反应在固相表面进行。用洗涤法将液相中游离成分洗除。主要有双抗体夹心法、间接法 BAS-ELISA 等(图 10-7)。

2）免疫组化技术:用标志物标记的抗体与组织或细胞的抗原反应,结合形态学检查,对抗原作定性、定量、定位检测的技术。

3）放射免疫测定法(RIA):用放射性核素标记抗原进行的免疫学检测技术。它将放射性核素显示的高灵敏性和抗原抗体反应的特异性结合,常用于标记的放射性核素有 ^{125}I 和 ^{131}I。

4）免疫印迹法:将凝胶电泳与固相免疫测定结合,先把电泳分区的蛋白质转移到固相载体,再用酶免疫、放射免疫等技术测定。该法能分离分子大小不同的蛋白质并确定其相对分子质量。

5）化学发光免疫分析法(CLIA):将具有高灵敏度的化学发光测定技术与高特异性的免疫反应相结合,用于各种抗原、半抗原、抗体、激素、酶、脂肪酸、维生素和药物等的检测分析技术。

6）免疫金标技术:利用了金颗粒具有高电子密度的特性,在金标蛋白结合处,显微镜下可见黑褐色颗粒,当这些标志物在相应的配体处大量聚集时,肉眼可见红色斑点,因而用于定性或半定量的快速免疫检测方法中。

7）免疫 PCR：利用抗原抗体反应的特异性和 PCR 扩增反应的极高灵敏性而建立的一种微量抗原检测技术。

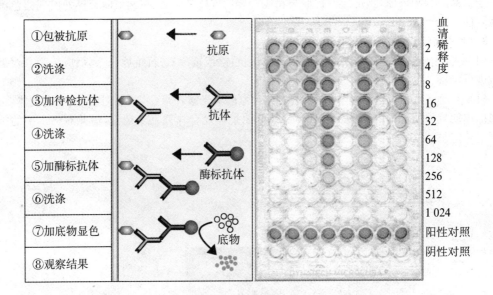

图 10－7　酶联免疫吸附试验

（二）抗原或抗体检测的临床意义

1．利用已知抗原检测未知抗体

（1）检测病原微生物的相应抗体以辅助诊断疾病　如伤寒病、流行性乙型脑炎、AIDS 病等。

（2）检测自身抗体，诊断自身免疫病　如 SLE、类风湿关节炎等。

2．利用已知抗体检测未知抗原

（1）鉴定病原菌　用于疾病的诊断、微生物的分类、鉴定及疫苗的研究。

（2）检测肿瘤相关抗原　如检测甲胎蛋白以诊断肝癌。

（3）检测血型抗原、HLA 抗原　用于血型鉴定，亲子鉴定等。

（4）检测药物半抗原　确认运动员是否服用兴奋剂。

二、淋巴细胞的功能检测

检测各群体淋巴细胞的数量与功能是观察机体免疫状态的重要手段。外周血是患者主要的检测标本，但仅代表再循环的淋巴细胞。

（一）T 细胞的测定

1．T 细胞亚群的检测

（1）免疫荧光法　用荧光色素标记淋巴细胞特异性表面标志的单克隆抗体，通过直接或间接免疫荧光法鉴定淋巴细胞或亚群。

（2）流式细胞术（FCM）　利用流式细胞仪对处在快速、直线、流动状态中的单细胞或生物颗粒进行多参数、快速定量分析,同时对特定群体加以分选的现代细胞分析技术。

（3）免疫磁珠法　基于细胞表面抗原能与连接有磁珠的特异性单抗相结合,在外加磁场中,通过抗体与磁珠相连的细胞被吸附而滞留在磁场中,无该种表面抗原的细胞不在磁场中停留,从而使细胞得以分离。

（4）E花环实验　体外检测人和动物细胞免疫功能的一种方法。由于人和动物的T淋巴细胞表面有红细胞受体,因此红细胞可以黏附到T淋巴细胞的周围而形成玫瑰花样的细胞团(图10-8)。

2. T细胞功能的检测

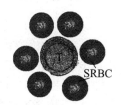

图 10-8　E花环实验

（1）T细胞增殖试验(淋转)　人T细胞表面有PHA或ConA受体,T细胞在体外受PHA或ConA的刺激后能转化淋巴母细胞,以此测定T细胞的功能。淋巴细胞增殖功能的测定可采用形态学观察法、^{3}H-TdR渗入法、MTT法等。

（2）细胞毒试验(LMC)　Tc细胞是细胞免疫应答的主要效应细胞之一,对靶细胞有直接杀伤作用。测定其杀伤活性,作为了解机体细胞免疫功能和探索疾病机制的重要方法之一。常用的方法有^{51}Cr释放法、凋亡细胞检查法等。

（二）B细胞的检测

1. B细胞增殖试验

B细胞受丝裂原刺激后,分裂增殖,孵育一定时间后,检测抗体形成细胞数目。小鼠B细胞可用细菌脂多糖为刺激物,人B细胞多用含有金黄色葡萄球菌A蛋白的金黄色葡萄球菌作为刺激物。

2. 抗体形成细胞测定

常用溶血空斑试验,将绵羊红细胞免疫家兔或小鼠,取家兔淋巴结或小鼠脾细胞制成悬液,并与绵羊红细胞混合后加入琼脂凝胶中共育,加入补体。在补体参与下,绵羊红细胞被溶解,形成空斑,计算空斑数,可反映产生的特异性抗体形成细胞的数量。

（三）吞噬细胞功能的检测

1. 趋化功能测定

中性粒细胞在趋化因子作用下可定向运动,通过观察中性粒细胞的运动情况判定其功能。

2. 吞噬功能测定

将中性粒细胞与可吞噬而又易于计数颗粒物质混合后孵育一定时间,颗粒被中性粒细胞吞噬。吞噬率和吞噬指数可反映吞噬功能。

（四）细胞因子的检测

1. 免疫学测定法

制备细胞因子单克隆抗体或特异性抗血清,利用抗原抗体特异性反应的特性,采用免疫学技术定量检测人细胞因子。

2. 生物活性测定法

可根据细胞因子的生物学活性,选用相应的实验系统,包括细胞增殖法、直接杀伤法、保护细胞免受病毒致病变法等。

3. 分子生物检测法

制备细胞因子的 cDNA 探针或根据已知的核苷酸序列人工合成寡聚核苷酸探针，用 PCR、原位杂交、斑点杂交等方法检测特定细胞因子的基因表达。

三、免疫学诊断的临床应用

1. 感染性疾病的诊断

各种病原体感染后，机体能检测出特异抗体或抗原，因此抗原抗体反应能尽早为微生物感染作出初步诊断，并可以对感染的严重程度和疗效预后作出判断。

2. 免疫性疾病的诊断

抗体、补体含量的测定以及免疫细胞的鉴定、计数、功能试验有助于免疫缺陷病或自身免疫性疾病的诊断。

3. 肿瘤的诊断

肿瘤抗原与免疫细胞的监测可用于患者的治疗方案制定和疗效评价，如接受化疗或放疗的肿瘤患者。

4. 免疫状态的监测

感染性疾病的免疫学监测有助于疾病的转归与预后判定，如监测乙型肝炎病毒抗原与抗体的消长有助于乙型肝炎的预后判定。

▶▶▶◀ 思考题 ▶◀◀◀

1. 比较人工自动免疫、人工被动免疫的区别。
2. 试述抗原或抗体检测的应用。
3. 说出人工自动免疫和人工被动免疫常用的生物制品。
4. 试述疫苗的基本要求与应用。
5. 举例说明免疫治疗剂的种类和用途。

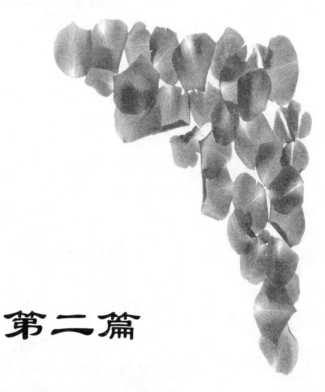

第二篇

医学微生物学

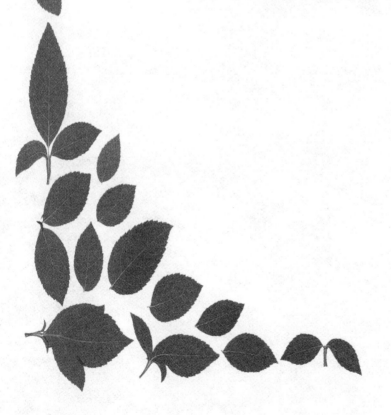

第十一章

概　论

■■■● 学习目标 ●■■■

掌握　微生物的分类;病原微生物的概念。

熟悉　微生物的特性。

了解　医学微生物学的任务。

一、特点

微生物(microorganism)是存在于自然界的一群形体微小、结构简单、肉眼直接看不见,必须借助光学显微镜或电子显微镜放大数百倍、数千倍,甚至数万倍才能观察到的微小生物。它们具有体形微小、结构简单、繁殖迅速、种类繁多、容易变异及适应环境能力强等特点。

二、种类（按结构和组成分类）

自然界存在的微生物至少有 10 万种以上,按其有无细胞结构、分化程度、化学组成等差异分成三大类。

1. 非细胞型微生物

非细胞型微生物是最小的一类微生物。无典型的细胞结构,无产生能量的酶系统,只能在活细胞内生长增殖,能通过滤菌器,病毒属于此类微生物。

2. 原核细胞型微生物

仅有原始核质,呈裸露的环状 DNA 团块结构,无核膜、核仁,无完整的细胞器,只有核糖体,包括细菌、衣原体、支原体、立克次体、螺旋体和放线菌。

3. 真核细胞型微生物

细胞核分化程度高,有核膜和核仁,细胞器完整,包括真菌。

三、与人类的关系

自然界中普遍存在的微生物绝大多数对人类是无害的,也有些对人和动、植物是有益的和必需的。自然界的物质循环依靠微生物的代谢活动而进行,如果没有微生物的存在,物质循环就不能进行,人类将无法生存。在工业方面,微生物在食品、纺织、化工、制革、石油、冶金等部门的应用日趋广泛。在农业方面,我国已广泛应用微生物制造菌肥、植物生长激素等,还可用微生物来杀灭植物害虫。在医药工业方面,许多抗生素是微生物的代谢产物,利用微生物可制造维生素、辅酶等多种药物。随着分子生物学的不断发展，微生物在基因工程领域的作用日益受到重视，不仅可提供必不可少的多种工具酶和载体系统，更可有目的地创建新菌种，为人类造福。部分微生物可引起人类或动物疾病，我们称这些具有致病性的微生物为病原微生物。

四、医学微生物学

微生物学是生物学的一个分支，医学微生物学是微生物学的一个分支，它主要研究与人类疾病有关的病原微生物的生物学性状、致病性、免疫性、特异性诊断及防治方法等，是基础医学的一门重要学科。

第十二章

细菌的生物学特性

学习目标

掌握 细菌的大小、形态;细菌的结构及其医学意义;消毒、灭菌、无菌和无菌操作的概念;物理消毒灭菌法的应用范围及注意事项。

熟悉 细菌生长繁殖所需的条件、方式、速度;细菌的代谢产物及其医学意义;防止细菌耐药性变异的措施。

了解 细菌的人工培养;化学消毒剂的种类和用途;常见的细菌变异现象及医学意义。

第一节 形态与结构

细菌(bacterium)是一种具有细胞壁的单细胞微生物,属于原核生物。各种细菌在一定环境条件下,有相对恒定的形态与结构。细菌的结构与其在宿主体内外繁殖、致病、免疫等特性有关。因此,了解细菌的一般形态与结构,除有助于将来学习各种细菌的形态结构特点外,并对进一步学习细菌的致病性和免疫等方面,都有一定意义。

一、大小与形态

(一)大小

细菌个体很小,一般要用光学显微镜放大几百倍到 1 000 倍左右才能看到。通常以微米(μm)作为测量其大小的单位,1 μm=1/1 000 mm。不同种类的细菌,大小很不一致;同一种细菌在生长繁殖的不同阶段,其大小也有差别。多数球菌直径为 1 μm,杆菌长为 2～3 μm,宽为0.3～0.5 μm。

(二)形态

细菌的基本形态有球形、杆形、螺旋形,根据形态特征将细菌分为 3 大类,即球菌、杆菌和螺形菌(图 12-1)。

83

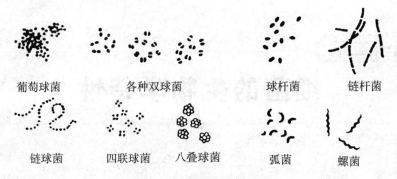

| 葡萄球菌 | 各种双球菌 | 球杆菌 | 链杆菌 |

| 链球菌 | 四联球菌 | 八叠球菌 | 弧菌 | 螺菌 |

图 12-1　细菌的基本形态

1. 球菌

细菌呈球菌或近似球形。由于细菌分裂时平面不同，分裂后菌体之间可形成不同的排列形式，根据其排列形式可分为如下几种。

（1）双球菌　细菌在一个平面上分裂，分裂后两个菌体成对排列。常见的致病菌如肺炎球菌、脑膜炎球菌、淋球菌均为双球菌。

（2）链球菌　细菌在一个平面上分裂，分裂后多个菌体联在一起，排列成链状。如溶血性链球菌。

（3）葡萄球菌　细菌在多个无规律的平面上分裂，分裂后成堆排列呈葡萄状。如金黄色葡萄球菌等。

此外，还有些球菌在2个或3个相互垂直的平面上分裂，分裂后4个细菌或8个细菌排列在一起呈正方形称为四联球菌或八叠球菌。

2. 杆菌

单个细菌细长呈杆状，细菌种类繁多。其大小、长短、粗细差异较大，有的菌体稍弯曲（如结核杆菌），有的菌体两端钝圆，有的菌体两端切平（如炭疽杆菌），有的菌体较短称球杆菌，有的菌体两端膨大呈棒状。

3. 螺形菌

根据菌体弯曲特点分为两类。

（1）弧菌　菌体只有一个弯曲，呈弧形或点状，如霍乱弧菌、副溶血弧菌。

（2）螺菌　菌体有2个以上弯曲的细菌称螺菌，如鼠咬热螺菌。

细菌的形态受培养基种类、pH值、温度等多种因素的影响，大多细菌一般培养18～24 h形态较为典型。当细菌生长环境中有药物、溶菌酶、抗体、补体等物质影响时，其形态可不典型。在鉴别细菌和诊断疾病时应注意。

二、结构

随着电子显微镜和超薄技术的应用，对细菌的超微结构和功能已比较清楚。所有细菌都具备的结构称为基本结构，包括细胞壁、细胞膜、细胞质、核质。有些细菌除了基本结构外，还具有如鞭毛、菌毛、芽孢、荚膜等，称为特殊结构。这些特殊结构往往与细菌的致病性和抗原性有关。

（一）基本结构

1. 细胞壁

细胞壁是细菌最外层坚韧具有弹性的膜。其主要功能是维持细菌外形，承受胞内外渗透压的改变,并起屏障作用。细胞壁上具有许多小孔,可允许水分子与生长环境中的营养物质自由通过,适合新陈代谢过程中频繁的物质交换。细胞壁上具有多种抗原决定簇,决定细菌的抗原性。细菌细胞壁的化学组成较复杂,而且革兰阳性菌和革兰阴性菌也不完全相同。

(1) 肽聚糖 又称为黏肽。肽聚糖是原核生物细胞的特有成分,革兰阳性菌细胞壁的主要结构。革兰阳性菌的肽聚糖由聚糖骨架、四肽侧链和五肽交联桥三部分组成(图12-2)。N-乙酰葡萄糖胺和N-乙酰胞壁酸交替排列经 β-1,4 糖苷键连接成为聚糖骨架,四肽侧链联结于相邻聚糖骨架上的N-乙酰胞壁酸分子间,五肽交联桥连接2条相邻聚糖骨架的四肽侧链,形成具有高机械强度的肽聚糖网状结构。革兰阴性菌细胞壁肽聚糖没有五肽交联桥,故只形成单层平面网络的二维结构(图12-2)。凡能破坏肽聚糖结构或抑制其合成的物质,均能损伤细胞壁结构。如溶菌酶能切断N-乙酰葡萄糖胺和N-乙酰胞壁酸之间的 β-1,4 糖苷键的分子连接,破坏聚糖骨架,引起细菌裂解。青霉素能干扰甘氨酸交联桥与四肽侧链上的 D-丙氨酸之间的连接,使细菌不能结合成完整的细胞壁,亦可导致细菌死亡。革兰阴性菌细胞壁中肽聚糖含量少,又有外膜的保护作用,故对溶菌酶和青霉素不敏感。人和动物的细胞无细胞壁,故溶菌酶和青霉素对人体细胞无毒性。某些革兰阳性细菌细胞壁表面还有一些特殊的表面蛋白。如A群链球菌的M蛋白和金黄色葡萄球菌的A蛋白(SPA)等与致病性和抗原性有关。

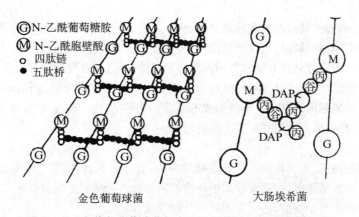

图12-2 金黄色葡萄球菌与大肠埃希菌的细胞壁肽聚糖结构

(2) 磷壁酸 是革兰阳性菌细胞壁的特有成分,磷壁酸分为壁磷壁酸和膜磷壁酸两种。磷壁酸的免疫原性很强,是革兰阳性菌细胞壁的表面抗原成分。某些细菌(如A群链球菌)的磷壁酸具有黏附宿主细胞的功能,与细菌的致病性有关。

(3) 外膜 是革兰阴性菌细胞壁的特有成分,位于细胞壁肽聚糖层的外侧,由脂多糖、脂质双层、脂蛋白三部分组成。脂多糖(LPS)由类脂A、核心多糖和特异性多糖组成,其中类脂A是LPS的毒性部分,LPS能牢固地结合在细菌细胞表面,当菌体裂解时才释放,对人和动物具有强烈毒性作用,称为细菌的内毒素。

由于革兰阳性菌和革兰阴性菌的细胞壁结构不同(图12-3),使得两类细菌在染色性、致病性及对抗生素的敏感性等方面都存在很大差异。

有些细菌由于受到理化或生物因素的作用,细菌细胞壁的肽聚糖结构被破坏或合成被抑制,在普通环境中不能存活,但在高渗环境下可存活,而成为细胞壁缺陷的细菌,因其最早在Lister研究院发现,故取其第一个字母"L"命名。L型细菌虽形态多样,染色不易着色或着色不均,无论其原菌为革兰阳性菌或革兰阴性菌,形成L型后大多染成革兰阴性。去除诱发因素后,有些L型菌可回复为原菌,有些则不能回复。L型细菌仍有一定的致病能力,在临床上引起尿路感染、骨髓炎、心内膜炎等。但常规细菌学检查结果常呈阴性。因此,当临床上遇有症状明显而标本培养为阴性者,应考虑 L 型细菌感染的可能性。

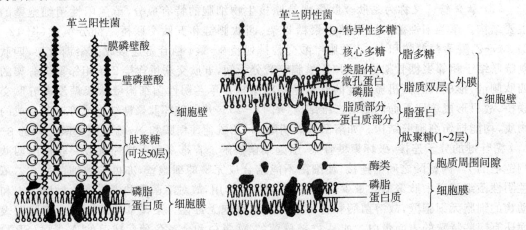

图 12-3　细菌细胞壁结构模式图

2. 细胞膜

位于细胞壁的内侧,紧包在细胞质的外面,为半透膜。细菌细胞膜的结构与真核细胞膜基本相同,是质地柔韧并富有弹性的液性膜状结构,多种蛋白质及少量多糖镶嵌于平行排列的脂质双层中间。这些蛋白质多数是具有特殊作用的酶类和载体,能进行各种运输并发挥酶的作用,其主要功能有:①选择性地摄取营养物质,排出代谢产物。②参与细胞呼吸过程,与能量的产生、储存和利用有关。细胞膜内陷、折叠、卷曲形成的囊状结构称为中介体,它有效地扩大了细菌细胞膜的面积,增加了呼吸酶的含量并提供大量的能量。

3. 细胞质

细胞质又称细胞浆,为细胞膜内的胶性物质,基本成分为水、蛋白质、核酸、脂类和无机盐类等。其各种成分的含量随菌种、菌龄和周围环境不同各异。细胞质是细菌新陈代谢的重要场所。胞质中除含有多种酶类和核酸,还可见到以下几种颗粒:

(1)**核糖体**　是游离于细胞质中的微小颗粒,其中 30% 是蛋白质,70% 是 RNA。核糖体数量很多,每个菌体内可有万余个,mRNA 可将单个核糖体串成多聚核蛋白,成为合成蛋白质的场所。细菌的核糖体常是抗生素选择性作用部位。如链霉素能与核糖体上的 30S 小亚基结合,红霉素能与 50S 大亚基结合,干扰蛋白质合成,从而杀死细菌。真核细胞的核糖体为 80S,因此作用于细菌核糖体的药物对人体细胞并无影响。

(2)**质粒**　是核质之外的双股环状 DNA,可携带遗传信息,控制细菌某些特定的遗传性状。质粒能在胞质内自我复制,传给下一代,质粒并非细菌生长繁殖所必需,可自然丢失。医学上重要的质粒有决定细菌性菌毛的 F 质粒(致育性质粒)、决定细菌耐药性的 R 质粒(耐药性质粒),以及决定细菌致病作用的 Vi 质粒(毒力质粒)等。

(3)**胞质颗粒**　多为暂时贮存的营养物质,较为常见的有异染颗粒,可作为鉴别细菌的依据,如白喉杆菌的异染颗粒。

4. 核质

核质是裸露的双股 DNA 盘绕、卷曲而成的松散网状结构,是细菌的遗传物质,与细菌的生长、繁殖、遗传和变异密切相关。

(二) 细菌的特殊结构

1. 荚膜

某些细菌在生长繁殖过程中合成并分泌到细胞壁外一层较厚的黏稠性物质。大多数荚膜由多糖组成。荚膜一般染色法不易着色,在光学显微镜下呈透明圈。细菌的荚膜有保护细菌抵抗吞噬和消化的作用,并能防止干燥、溶菌酶、补体和抗体对细菌的作用,增强细菌的侵袭力,因此荚膜与细菌的致病性有关。有些细菌一旦失去荚膜,致病性随之消失。荚膜还具有抗原性,可用于鉴别细菌和进行细菌分型。

2. 鞭毛

鞭毛是由细胞膜伸出的蛋白质丝状物。比菌体长很多倍。细菌鞭毛的数目和位置因菌种不同而异,分单鞭毛菌、丛鞭毛菌、周鞭毛菌等。鞭毛一般染色法不易着色,必须经特殊鞭毛染色才能看见。

鞭毛是细菌的运动器官,有些细菌的鞭毛与致病性有关系,如霍乱弧菌、空肠弯曲菌等的鞭毛与细菌的黏附性有关,借鞭毛细菌可穿透小肠黏膜表面黏液层,黏附于黏膜上皮细胞表面,产生毒性物质导致疾病。鞭毛的化学成分是蛋白质,具有抗原性,可用以鉴别细菌和进行细菌分型。

3. 菌毛

许多革兰阴性菌和少数革兰阳性菌菌体表面生长出比鞭毛更短、直、纤细的蛋白质丝状物,称为菌毛。菌毛在普通光学显微镜下看不见,必须用电子显微镜才能看见。根据形态、结构和功能,菌毛可分为普通菌毛和性菌毛两类。普通菌毛数目多,遍布于菌体表面,主要能黏附于多种易感细胞表面,如人与动物的红细胞和消化道、呼吸道、泌尿生殖道的黏膜上皮细胞上,在局部定植,侵入黏膜,导致感染,因此普通菌毛与细菌的致病性有密切的关系。少数革兰阴性菌具有性菌毛,性菌毛比普通菌毛粗而长,为中空管状,一个细菌一般有 1~4 根。有性菌毛的菌株有致育性,称为雄性菌株(F^+),无性菌毛的菌株称为雌性菌株(F^-)。F^+菌能通过性菌毛将遗传物质传递给 F^- 菌,引起雌性菌株某些遗传性状的改变,如细菌的毒力质粒和耐药性质粒均可通过此形式转移。菌毛与细菌的运动无关。

4. 芽孢

芽孢是某些细菌在一定的环境条件下,细胞质脱水浓缩形成圆形或卵圆形的小体,称为芽孢。芽孢是细菌的休眠状态,1 个细菌只能形成 1 个芽孢,1 个芽孢也只能发育成 1 个菌体。芽孢的大小、位置、形态亦因菌种而异。芽孢直接或经染色后可在光学显微镜下观察到。

芽孢具有很强的抵抗力,在自然界环境中可存活几年甚至几十年,对热、干燥、辐射及化学消毒剂均有较强的抵抗力。在 100℃水中能耐受 2 h 以上,在 70％乙醇中能存活 20 年之久,干燥对芽孢无任何影响。芽孢抵抗力强可能与其特殊结构有关。芽孢有致密的多层包膜,其通透性极低,使一些化学药品不易渗入。并且芽孢内含水量少蛋白不易凝固,在核心含有大量具有很强耐热的吡啶二羧酸。因此,在消毒灭菌时以杀死芽孢为目标。芽孢本身并不能引起疾病,但条件适宜发芽转化成繁殖体时,则可大量繁殖引起疾病。

第二节 生长繁殖及代谢

细菌和其他生物一样,也有独立的生命活动。必须从周围环境中摄取营养物质,进行能量转换,合成菌体自身成分,同时排出废物,从而完成其营养代谢、生长繁殖等生理活动。研究细菌生理活动的规律,不仅从理论上有助于阐明细菌的致病机制,而且在医疗实践中也具有重要意义。

一、生长繁殖规律

（一）化学组成

细菌的化学组成与其他生物细胞相似，含有碳、氢、氧、氮、硫、钠、钾、钙、镁、磷等元素。主要化合物包括水、无机盐、蛋白质、糖类、脂类、核酸等。细菌体内还有一些细菌特有的化学物质，如肽聚糖、磷壁酸、二氨基庚二酸、吡啶二羧酸等。

（二）生长繁殖

1. 生长繁殖的条件

（1）营养物质　水、碳源、氮源、无机盐、生长因子等。

（2）酸碱度　多数病原菌最适 pH 值为中性或弱碱性(pH 值 7.2～7.6)，个别细菌如霍乱弧菌在碱性(pH 值 8.5～9.0)培养基中生长良好，而结核分枝杆菌生长最适的 pH 值为 6.5～6.8。

（3）温度　病原菌为嗜温菌，最适生长温度为 37℃。有些病原菌如金黄色葡萄球菌在 4～5℃冰箱内，可缓慢生长，释放肠毒素，故食用冰箱过夜冷存食物有可能致食物中毒。

（4）气体　与细菌生长有关的气体有 O_2、CO_2 等。根据各种细菌对氧气的需求不同，可将细菌分为如下 4 类：

1）专性需氧菌：此类细菌具备完善的呼吸酶系统，需要分子氧作为受氢体以完成需氧呼吸，在无游离氧的环境下不能生长。如结核杆菌、霍乱弧菌。

2）微需氧菌：此类细菌在低氧压下(5%～6%)生长最好，氧压增高对其有抑制作用。如空肠弯曲菌、幽门螺杆菌。

3）兼性厌氧菌：在有氧和无氧环境中均能生长，但以有氧时生长较好，大多数病原菌属于此类。

4）专性厌氧菌：此类菌缺乏完善的呼吸酶系统，只能在无氧环境中生长，在有游离氧存在时，细菌不能生长甚至死亡，如破伤风梭菌、脆弱类杆菌。

2. 繁殖的规律

（1）细菌个体的繁殖　细菌以简单的二分裂方式无性繁殖。在适宜的人工培养条件下，多数细菌繁殖速度很快，通常每 20～30 min 即可分裂一次，称为一代。但也有少数繁殖速度慢的细菌，如结核杆菌，繁殖一代一般要 18～20 h。

（2）细菌的群体繁殖　细菌的繁殖速度很快，按 20 min 分裂一次推算，1 个细菌 10 h 后可繁殖为 10 亿以上，24 h 后，细菌繁殖的数量可庞大到难以计数的程度。但实际上，由于环境中营养物的耗竭，毒性产物的集聚，细菌不可能无限制生长。如果将一定的细菌接种于培养基中培养，间隔一定时间取样检测细菌数量，将结果用坐标图表示，即可得出细菌的生长曲线(图12-4)。

细菌的生长曲线可分为以下 4 期：

1）迟缓期：是细菌进入新环境的适应阶段，一般在 1～4 h。

2）对数期：细菌生长繁殖迅速，细菌数以几何级数增长呈直线上升，达到顶峰状态。此期细菌形态、大小、染色性典型，对抗生素敏感。研究细菌最好选用此期的细菌（一般在培养 8～18 h）。

3）稳定期：细菌的代谢产物如外毒素、抗生素及芽孢多在此期产生。

4）衰亡期：细菌繁殖减慢或停止，死菌数超过活菌数。

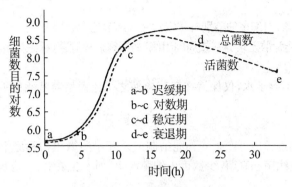

图 12－4 细菌的生长曲线图

二、代谢产物

细菌的新陈代谢分为分解代谢和合成代谢两个方面。分解代谢是将复杂的营养物质分解为简单的化合物，为合成菌体成分提供原料的同时还可提供能量以供代谢所需。合成代谢是将简单的化合物合成复杂的菌体成分或其他物质，保证细菌的生长繁殖。细菌在分解和合成代谢中能产生多种代谢产物，在细菌的鉴定及生化检查中很有实际意义。

（一）分解代谢产物

细菌的分解代谢产物因各种细菌具备的酶不完全相同而有所差异。各代谢产物可通过生化试验的方法检测，通常称为细菌的生化反应。

（1）糖分解产物　绝大多数细菌都能利用糖类生成丙酮酸，进一步因细菌具有的酶及环境不同，生成的中间及终末代谢产物各异，有的产酸或产气，有的生成醇类。在实验室中常用糖发酵实验，作为各类肠道杆菌鉴别依据之一。

（2）蛋白质分解产物　不同细菌分解蛋白质和氨基酸的能力不同，借此可鉴定细菌。靛基质试验是指某些细菌如大肠埃希菌、变形杆菌、霍乱弧菌等含有色氨酸酶，能分解培养基中的色氨酸生成靛基质。硫化氢试验是指某些细菌如变形杆菌、乙型副伤寒杆菌等，能分解胱氨酸、甲硫氨酸等含硫氨基酸生成硫化氢。尿素分解试验是变形杆菌具有尿素酶，可分解尿素产生氨等。

（二）合成代谢产物

细菌在合成代谢过程中，除合成菌体自身成分外，还能合成一些其他产物，其中与医学有关的主要产物包括如下几种：

1. 热原质

许多革兰阴性菌及一些革兰阳性菌合成的一种多糖，将极微量注入人体可引起发热反应。革兰阴性菌的热原质即菌体中的脂多糖，革兰阳性菌则是一种致热多糖。热原质耐高温，用250℃干烤30 min或180℃干烤2 h能将其破坏。因此，在制备和使用注射药剂过程中，应严格遵守无菌操作，防止细菌污染。

2. 毒素和侵袭性酶

毒素是细菌合成的对机体组织细胞有损害的毒性物质。细菌可产生内、外毒素。某些细菌可产生具有侵袭性的酶（详见细菌致病性）。

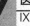

3. 色素

有些细菌能产生色素,对细菌的鉴别有一定意义。细菌色素有两类:

(1)水溶性色素 能弥散至培养基或周围组织,如铜绿假单胞菌(绿脓杆菌)产生的绿色色素使培养基或脓汁呈绿色。

(2)脂溶性色素 不溶于水,仅保持在菌落内使之呈色而培养基颜色不变,如金黄色葡萄球菌色素。

4. 抗生素

某些微生物在代谢过程中可产生一种能抑制或杀死某些微生物和癌细胞的物质,称为抗生素。抗生素多来源于放线菌和真菌,少数可由细菌产生,如多黏菌素、杆菌肽等。

5. 细菌素

某些细菌能产生对有亲缘关系的细菌具有抑制作用的蛋白质物质,如大肠菌素等。由于细菌素抗菌谱很窄,无治疗意义;但根据其特异性,可用于细菌分型与流行病学调查。

6. 维生素

细菌能合成某些维生素,除供自身所需外,也能分泌至菌体外。如人体肠道内大肠埃希菌合成人体需要的 B 族维生素和维生素 K 等。

三、人工培养

细菌可用人工方法在体外培养,获得纯种菌。细菌的人工培养对研究各种细菌的生物学特性及在诊断和防治疾病上具有重要意义。

(一)培养基

培养基是一种用人工的方法将适合于细菌需要的各种营养物质在无菌条件下配制而成的营养基质,可供细菌在其中生长繁殖。培养基按其性质和用途不同,可分为以下几类:

(1)基础培养基 含有细菌所需的基本营养成分,一般细菌可在其中生长。最常用的基础培养基是肉汤培养基。

(2)营养培养基 在基础培养基中添加一些其他营养物质所配制的培养基称营养培养基。根据细菌的营养要求不同可加入血液、血清、葡萄糖、酵母浸膏、生长因子等。

(3)鉴别培养基 利用细菌对糖、蛋白质的分解能力及代谢产物不同,在培养基中加入特定的底物和指示剂,用以鉴别细菌。如中国蓝培养基、麦康凯培养基等肠道菌鉴别培养基,还有糖发酵管、硫化氢培养基等。

(4)选择培养基 培养基中加入某种化学物质,能抑制某类细菌生长,而促使另一类细菌生长。例如,SS琼脂,含有胆盐、枸橼酸钠、煌绿,可抑制革兰阳性球菌及大肠埃希菌生长;同时,胆盐对沙门菌、志贺菌属具有刺激生长的作用,所以常用于肠道致病菌的分离与选择培养。

(5)厌氧培养基 专性厌氧菌须在无氧环境中才能生长。进行厌氧培养一是将细菌接种在普通培养基,放在无氧环境中培养,如厌氧袋、厌氧罐等。另一种方法是在培养基中加入还原性物质或还原剂以降低培养基氧化还原电势。接种细菌后在培养基表面覆盖凡士林或用石蜡封闭,以隔绝空气,使培养基本形成无氧环境,是厌氧培养基,常用的有疱肉培养基。

(二)在培养基中的生长现象

培养基按其物理性状又可分为液体、固体、半固体三大类。

1. 细菌在液体培养基中的生长现象

表现3种状态:

(1)均匀混浊生长 菌液呈混浊状态,见于大多数细菌。

(2)沉淀生长 少数成链状的细菌于菌液管底形成沉淀,上面菌液较清。

(3)菌膜生长 多为专性需氧菌,如枯草杆菌、结核杆菌在液体表面生长,形成菌膜。

2. 细菌在固体培养基上的生长现象

用划线分离法将细菌接种于固体培养基表面,经一定时间培养后,由一个细菌生长繁殖形成肉眼可见的菌团,称为菌落。不同种类细菌在固体培养基上形成的菌落大小、形状、色泽、透明度、光滑或粗糙、湿润或干燥、边缘整齐与否及在血平板上溶血等各有差异,这些特点有助于鉴定细菌。在固体培养基上,菌落生长过分密集、长成一片,称菌苔。

3. 细菌在半固体培养基上的生长现象

有鞭毛的细菌可沿穿刺线生长并向四周游动弥散,使培养基呈混浊状,穿刺线模糊不清。如细菌无鞭毛不能运动,则只沿穿刺线生长,四周培养基仍然透明澄清。故半固体培养基可用来检查细菌的动力。

(三)人工培养细菌的意义

(1)细菌生物学特性的研究 包括细菌形态、代谢活动、抗原结构、致病性、遗传与变异等研究都必须培养足够数量的细菌才能进行。

(2)传染病的诊断与治疗 细菌性传染病病原学的诊断,需分离和鉴定病原菌或制备标准菌株,检测患者血清中抗体滴度。对病原菌进行药物敏感性试验有助于药物的选择。

(3)生物制品的制备 生物制品很多来源于细菌及其代谢产物。供预防应用的菌苗、类毒素、免疫血清,供诊断的菌液、诊断血清必须由纯培养的细菌制得。

(4)基因工程中的应用 由于细菌繁殖快,容易培养,所以常用细菌作为接受基因的工程菌。例如,将人或动物细胞中编码产生胰岛素的基因重组到质粒上,植入大肠埃希菌,再将大肠埃希菌培养,即可很容易地从细菌培养液中获得大量胰岛素。用基因工程制备干扰素、乙型肝炎疫苗等也都已获成功。

第三节 外界因素对细菌的影响

细菌为单细胞生物,极易受外界条件的影响。在适宜环境中,可促进细菌生长繁殖;若环境条件发生变化,可使其代谢发生障碍,生长受到抑制,甚至死亡。根据这一现象,可以采用多种物理、化学或生物学方法来抑制或杀死环境中的病原微生物,切断传播途径,从而控制或消灭传染病。在微生物学实验和外科手术中为防止微生物的污染或感染,也需要杀灭物品或器械上的微生物。

一、消毒与灭菌相关术语

(1)消毒 是指杀死物体上的病原微生物,但不一定能杀死芽孢和非病原微生物的方法。用以消毒的药品称为消毒剂。一般消毒剂在常用的浓度下,只对细菌的繁殖体有效,如提高浓度或延长作用时间,也可杀灭细菌的芽孢。

(2)灭菌 是指杀灭物体上所有的微生物,包括病原性和非病原性微生物、细菌繁殖体和芽孢的方法。灭菌比消毒的要求高,用于必须无任何微生物存在的物品,如给患者输入的液体、手术用的器械、细菌培养基等。

（3）无菌 指不含活的微生物存在。防止细菌进入人体或其他物品的操作技术称为无菌操作或无菌技术。进行微生物实验、外科手术及医疗操作等过程，均需要严格的无菌操作。

（4）防腐 是指防止或抑制微生物生长繁殖的方法，细菌一般不死亡。许多化学药品在高浓度时为消毒剂，低浓度时为防腐剂。

二、物理消毒灭菌法

（一）热力消毒灭菌法

高温可以使细菌蛋白质变性，对细菌有明显的致死作用。细菌对高温的抵抗力，可因细菌的种类、生长期和有无芽孢而异。大部分无芽孢的细菌在56～60℃中经30～60 min死亡，100℃时迅速死亡。有芽孢的细菌对高温有抵抗力，如炭疽杆菌芽孢可耐煮沸10 min，破伤风杆菌芽孢则需煮沸3 h才死亡。

热力消毒灭菌法分干热消毒灭菌法和湿热消毒灭菌法两类。

1. 湿热消毒灭菌法

（1）煮沸消毒法 1个大气压下，煮沸的水温为100℃，一般细菌繁殖体，煮沸5 min即被杀死。因此，常用于消毒食具、刀剪、注射器等。细菌芽孢常需煮沸1～2 h，才被杀灭。水中加入2%碳酸氢钠，可提高沸点达105℃，既可提高杀菌效果，又可以防止器械生锈。

（2）流通蒸气消毒法 是利用1个大气压下100℃的水蒸气进行消毒。细菌繁殖体经15～30 min可被杀灭，但芽孢不能被杀灭，我国的蒸笼具有相同的原理。

（3）间歇蒸汽灭菌法 采用流通蒸汽间歇加热的方式可以达到灭菌的目的。将需灭菌物置于阿诺灭菌器中，经15～30 min，每日1次，连续3 d。当第一次加热细菌繁殖体被杀灭，但芽孢尚有存留。加热后置37℃孵箱中过夜，使芽孢发育成繁殖体，次日再加热以杀死新发育的繁殖体。一般如此3次后，可达到灭菌的效果。此法适用于一些不耐高热的营养丰富的培养基及含糖、牛奶等培养基。

（4）高压蒸汽灭菌法 是一种最常用、最有效的灭菌方法。通常在1.05 kg/cm² 的蒸汽压力下，温度达121.3℃，维持15～30 min后可杀灭一切微生物（包括细菌芽孢）。凡是耐高温又不怕潮湿的物品，如敷料、手术衣、生理盐水和培养基，均可用此法灭菌。用高压锅进行灭菌时，应注意物品放置不宜过于紧密挤压，并要将锅内空气排净，方能达到所需的温度。为了保证灭菌效果，还应定期检查灭菌器的性能。

（5）巴氏消毒法 是用较低温度杀灭液体中的病原菌或特定微生物，而不影响消毒物品的营养成分及香味的消毒方法。加热温度为61.1～62.8℃经30 min，或71.7℃经15～30 s，常用于牛奶、酒类的消毒。

2. 干热消毒灭菌法

干热的杀菌作用是通过脱水干燥和大分子变性。一般细菌繁殖体在干燥状态下，80～100℃经1 h可被杀死；芽孢则需160～170℃经2 h才死亡。

（1）焚烧 直接点燃或在焚烧炉内焚烧，是一种彻底的灭菌方法，但仅适用于废弃物品或尸体等。

（2）烧灼 直接用火焰灭菌，适用于微生物学实验室的接种环、试管口等的灭菌。

（3）干烤 利用干烤箱灭菌。一般加热至160～170℃经2 h。适用于高温下不变质、不损坏、不蒸发的物品，如玻璃器皿、瓷器、油类制剂、粉剂药品等的灭菌。

(二)电磁波辐射杀菌法

1. 日光与紫外线

日晒是有效的杀菌方法。患者的衣服、被褥、书报等用直接日光曝晒数小时,可杀死大部分微生物。日光中杀菌的成分主要是紫外线。紫外线的波长在 200～300 nm 时,具有杀菌作用,其中以 265～266 nm 杀菌力最强,易被细菌 DNA 吸收。细菌 DNA 吸收紫外线后,其生物学活性发生改变,同时蛋白质分解变性,导致细菌死亡。紫外线穿透力弱,玻璃、尘埃、纸张、水蒸气均能阻挡紫外线,故仅适用于手术室、婴儿室、烧伤病房、传染病房和无菌室的空气消毒,亦可用于不耐热物品的表面消毒。杀菌波长的紫外线对人体皮肤、眼睛均有损伤作用,使用时要注意防护。进行空气消毒时,灯管应置于 3 m 高度,照射需 1～2 h。

2. 电离辐射

电离辐射包括 X 射线和 γ 射线等。这些射线可使原子或分子放出电子变成离子,这些离子有很强的还原与氧化作用,能直接杀伤细菌。电离辐射主要用于不耐热的塑料、橡胶用品、中草药和食品的消毒与灭菌。

(三)滤过除菌法

滤过除菌法是用物理阻留的方法将液体或空气中的细菌除去,以达到无菌的目的。所用的器具是滤菌器。滤菌器的除菌能力取决于滤板或滤膜的孔径。常用的有蔡氏滤器,孔径为 $0.22～0.45\ \mu m$,能除掉细菌,但不能除去病毒、衣原体、支原体及 L 型细菌。此法主要用于不耐高温的血清、抗生素、药液等物质的除菌。现代医院的手术室、烧伤病房以及无菌制剂室,已逐步采用高效滤菌器以除去空气中直径小至 $0.3\ \mu m$ 的微粒,有效率达 99.97%。

三、化学消毒法

化学消毒法是用化学药品进行消毒的方法。由于这类化学药品对细菌及人体都有毒性,所以只能用于人体体表(皮肤及黏膜伤口)、医疗器械、排泄物及周围环境的消毒。

(一)常用消毒剂的杀菌机制

不同化学消毒剂的杀菌机制不同,主要有以下几类:①菌体蛋白质变性或凝固,例如酚类(高浓度)、醇类、重金属盐类(高浓度)、酸碱类、醛类;②干扰细菌的酶系统和代谢,如某些氧化剂、重金属盐类(低浓度)与细菌的 SH 基结合使有关酶失去活性;③破坏细菌的细胞壁、细胞膜,能降低细菌细胞的表面张力并增加其通透性,致使细菌破裂,如酚类(低浓度)、表面活性剂、脂溶剂等。

(二)常用消毒剂的种类及用途

具体内容见表 12-1。

表 12-1 常用消毒剂的种类及用途

类 别	名 称	浓 度	用 途	备 注
重金属盐	升汞	0.05%～0.1%	非金属器皿浸泡消毒	
	红汞	2%	皮肤、黏膜、小创面消毒	
	硫柳汞	0.01%	生物物品防腐	

（续表）

类　别	名　称	浓度	用　途	备　注
氧化剂	高锰酸钾	0.1%	皮肤、尿道、水果、蔬菜消毒	
	过氧化氢	3%	皮肤、黏膜、创口消毒	
	过氧乙酸	0.2%～0.5%	塑料、玻璃、人造纤维消毒	
卤素及其化合物	氯	0.2%～0.5%	饮水、游泳池消毒	
	漂白粉	10%～20%乳状液 置24 h取上清液	地面、厕所、排泄物消毒 0.5%～1%澄清液可喷雾作空气和物品表面消毒	
	氯胺	0.2%～0.5%	喷雾消毒空气和物品表面	
	碘酒	2.5%	皮肤消毒	不可与红汞同用
醇	乙醇	75%	皮肤、体温计消毒	
醛	甲醛	10%	浸泡，物品表面消毒蒸气消毒（10%甲醛加等量水，蒸发，密闭房间6～24 h）	
	戊二醛	以 0.3%NaHCO₃ 调pH 值为 7.5～8.5 配成2%水溶液	消毒不能用热力灭菌的物品如精密仪器	
酚	石炭酸	3%～5%	地面、家具、器皿表面消毒和排泄物消毒	
	来苏儿	3%～5%	同上、也常用于手及皮肤消毒	
季胺盐类（表面活性剂）	新洁尔灭	0.1%	手术器械消毒、手术前洗手	
	苯扎溴铵	0.01%～0.05%	黏膜及深部伤口消毒	
	杜灭芬	0.05%～0.1%	皮肤创伤冲液、金属器械棉织品、塑料、橡胶类消毒	
烷	环氧乙烷	50 mg/L	医疗器械、生物制品、衣服、羊毛皮革、人造丝、尼龙、橡皮消毒	易燃易爆
酸	醋酸	3～5 ml 加等量水	加热蒸发消毒流感病毒污染的房间	
	乳酸	10～20 ml	加热蒸发，消毒 100 m³ 房间	
碱	生石灰	加水 1∶（4～8）配成糊状	消毒排泄物、地面	
涂料	龙胆紫	2%～4%	表浅创伤消毒	

（三）影响消毒剂作用的因素

1. 消毒剂的性质、浓度和作用时间

各种消毒剂的理化性质不同，对微生物的作用大小也有异。例如表面活性剂对革兰阳性菌的杀灭效果比对革兰阴性菌好，甲紫对葡萄球菌作用较强。同一种消毒剂的浓度不同，其消毒效果也不同。绝大多数消毒剂在高浓度时杀菌作用大，当浓度降低至一定程度时只有抑菌作用。

醇类则例外,70%乙醇消毒效果最好。消毒剂在一定浓度下,对细菌的作用时间愈长,消毒效果也愈强。

2. 微生物的种类与数量

各种细菌的化学组成及结构不同,同种细菌因培养环境和培养时间的不同,致使消毒剂对其的吸附、溶解、渗透的过程不一,消毒效果也不同。例如,结核杆菌对酸、碱比其他细菌有较强的抵抗力;细菌芽孢比繁殖体对消毒剂的抵抗力强;幼龄菌比老龄菌对消毒剂敏感。微生物的数量越多,所需消毒的时间也越长。

3. 环境因素

环境中的温度、酸碱度、有机物等都可影响消毒灭菌效果。杀菌过程是一种化学反应,化学反应的速度随温度升高而增快,故温度高消毒效果好。细菌在适宜的 pH 环境中抵抗力较强,在 pH 值偏高或偏低的不适宜环境中,更易被消毒剂杀死。一般情况下细菌常与某些有机物(如血清、血细胞、脓汁等)混在一起,这些有机物对细菌有保护作用,并与消毒剂的活性基团结合,从而影响其杀菌效果。因此,临床上用消毒剂消毒皮肤与器械时,必须洗净后再消毒。对于痰、呕吐物、粪便的消毒,宜选择受有机物影响较小的含氯石灰(漂白粉)、生石灰及酚类化合物为宜。亦可使用高浓度的消毒剂或适当延长消毒时间。

第四节 耐药性变异

细菌与所有其他生物一样,具有遗传变异现象。遗传使各种微生物的子代与亲代的生物学性状保持相对稳定,使细菌的种属特性得以保存;子代与亲代之间的生物学性状又会出现不同程度的差异,则称为变异。细菌的变异分为遗传性变异和非遗传性变异。非遗传性变异多为一种生理适应现象,如细菌形态、结构的变异,环境适宜,这种变异则消失,不会传给子代。遗传性变异多为基因突变、基因转移与重组的结果,如某些细菌的耐药性变异和毒力变异,此种变异可传给子代。本节主要介绍与临床实践密切相关的细菌耐药性变异机制及防治措施。

一、细菌的耐药性变异

对某种抗菌药物敏感的细菌,可以逐渐对该药物产生耐受性,称为耐药性变异。例如自从青霉素广泛使用以来,金黄色葡萄球菌对青霉素的耐药菌株已高达97%以上。引起肠道感染的细菌中,更发现有同时对多重抗生素耐药的菌株,且耐药菌株逐年增多。临床上常见的耐药菌株除金黄色葡萄球菌外,还有淋球菌、结核杆菌、痢疾杆菌、铜绿假单胞菌、大肠埃希菌、变形杆菌等。

二、细菌耐药性的机制

1. 细菌产生灭活抗菌药物的水解酶或钝化酶

这是细菌耐药性的重要机制。重要的钝化酶包括如下几种:①β-内酰胺酶:对β-内酰胺类抗生素如青霉素、头孢菌素耐药的菌株产生此酶能水解β-内酰胺类抗生素的β-内酰胺环而使之失活。β-内酰胺酶可根据其基因不同分为由染色体介导的和由质粒介导的β内酰胺酶两类。②氨基糖苷类钝化酶:已知的有乙酰转移酶、腺苷转移酶和磷酸转移酶,是细菌对氨基糖苷类抗生素获得耐药性的主要机制,编码这3类酶的基因均在细菌的质粒上。如灭活氯霉素的细菌可产生氯霉素乙酰基转移酶,能将乙酰基转移到氯霉素的-OH基上,使失去抗菌活性。

2. 细菌改变细胞壁或细胞膜通透性，阻碍抗生素到达作用靶位

革兰阴性菌的外膜上有微孔蛋白通道，有利于抗菌药物进入菌体内到达靶位，当细菌产生耐药突变后，发现细菌外膜上孔蛋白通道被阻塞。氨基糖苷类抗生素不易穿透革兰阳性菌如肠球菌的细胞壁，需要较大剂量才能发生抗菌作用；但与阻碍细胞壁合成的青霉素类、头孢菌素类等合用即有协同作用，因药物易于进入细胞内，所需剂量也大为减少。现还发现有些耐药菌具有抗生素的泵出系统，使菌体内的药物量减少。

3. 细菌改变抗菌药物作用的靶位酶，使之不易为抗菌药物所作用

如细菌可改变其体内的二氢叶酸合成酶，使该酶与磺胺药的亲和力下降100倍，敏感菌转为耐药。某些肺炎链球菌、淋球菌能改变青霉素结合蛋白（PBP）的结构，使与β-内酰胺类抗生素的结合力降低而导致耐药。

4. 细菌增加对抗菌药物拮抗物的产量等途径

如金黄色葡萄球菌耐磺胺药菌株的对氨苯甲酸（PABA）的产量高于敏感菌20倍。此外细菌代谢途径的改变、营养缺陷等都可使细菌增加耐药性。总之，细菌耐药机制十分复杂，部分细菌的耐药常是几种耐药机制综合形成的结果。

三、细菌耐药性的防治

1. 建立细菌耐药性监测网

对常见致病菌进行耐药性监测，供临床选用抗菌药物参考。

2. 医务人员严格掌握用药适应证

用抗菌药物前应尽可能进行病原学检查与药敏试验，以作为调整用药参考。

3. 掌握适当剂量和疗程，避免剂量过大与不足

剂量过大造成浪费和毒性反应，不足时易致病情迁延与耐药性产生。疗程宜短。

4. 可用窄谱的则不用广谱抗菌药物

一种抗菌药物可控制的感染则不任意采用联合用药。但细菌容易产生耐药性的抗菌药物（如大环内酯类、利福平等）应用时应联合用药。

▷▷▷◀ 思考题 ▷◀◀◀

1. 试述微生物的分类。

2. 试述细菌的大小与形态及基本结构。

3. 革兰阳性菌与革兰阴性菌细胞壁的结构有何不同？

4. 细菌的特殊结构有哪些，各有何医学意义？

5. 细菌生长繁殖需要哪些条件？

6. 细菌的合成代谢产物主要有哪些，哪些与致病有关？

7. 常用的物理消毒灭菌法有哪些，哪种效果最好？

8. 举例说明化学消毒剂的选择原则。

9. 解释下列名词：质粒、L型细菌、热原质、消毒、灭菌、无菌技术、防腐、耐药性。

第十三章

细菌的感染和免疫

▌▌▌● 学习目标 ●▌▌▌

> **掌握** 正常菌群、条件致病菌、机会性感染及医院内感染的概念;细菌
> 毒力的构成;细菌内外毒素的特性;全身感染的类型。
> **熟悉** 正常菌群的意义;医院内感染的来源及控制措施。
> **了解** 细菌性感染的检查方法。

在一定条件下,细菌侵入机体与宿主防御功能相互作用引起不同程度的病理过程称感染或传染。细菌能否侵入机体引起感染取决于细菌的致病性和机体的免疫防御能力两方面的因素。

第一节 正常菌群与机会致病菌

一、人体正常菌群及意义

在自然界中广泛地存在各种微生物。人类生活在自然界中,与自然环境的关系十分密切,因此在人的体表及与外界相通的腔道中,如口腔、鼻咽腔、肠道、泌尿生殖道及外耳道都存在有不同种类和数量的微生物。当人体免疫功能正常时,这些微生物对机体无害,有时对人还有利,因此将正常人体的体表及与外周相通的腔道中的不同种类和数量对人体无害而有益的微生物称为正常微生物群,因以细菌为主,故通称为正常菌群(表13-1)。

表13-1 人体各部位的正常菌群

部位	主 要 菌 种
皮肤	葡萄球菌、类白喉棒状杆菌、铜绿假单胞菌、非致病性分枝杆菌
口腔	葡萄球菌、甲型和丙型链球菌、肺炎链球菌、非致病性分枝杆菌、卡他布兰汉菌、乳杆菌、类白喉棒状杆菌、放线菌、螺旋体、白假丝酵母菌
鼻咽腔	葡萄球菌、甲型和丙型链球菌、肺炎链球菌、非致病性奈瑟菌、卡他布兰汉菌、类杆菌、流感嗜血杆菌、铜绿假单胞菌
外耳道	葡萄球菌、类白喉棒状杆菌、铜绿假单胞菌、非致病性奈瑟菌

（续表）

部　位	主　要　菌　种
眼结膜	葡萄球菌、干燥棒状杆菌、非致病性奈瑟菌胃一般无菌
肠道	双歧杆菌、大肠埃希菌、产气肠菌、变形杆菌、铜绿假单胞菌、葡萄球菌、肠球菌、类杆菌、产气荚膜梭菌、破伤风梭菌、真杆菌、乳杆菌、白假丝酵母菌
尿道	葡萄球菌、类白喉棒状杆菌、非致病性分枝杆菌
阴道	乳杆菌、大肠埃希菌、阴道棒状杆菌、表皮葡萄球菌

正常情况下，人体和正常菌群之间，以及菌群中各种细菌之间相互依赖、相互制约，保持一定平衡状态。因此，正常菌群对构成生态平衡起着重要作用，其生理学意义如下：

1. 生物屏障作用

病原菌侵入宿主，首先需突破机体的皮肤、黏膜屏障作用。正常菌群通过营养竞争、代谢产物等方式拮抗病原菌使之不能定居。如大肠埃希菌可以产生大肠菌素，具有抑制痢疾杆菌和某些致病菌生长的作用；口腔唾液链球菌可以产生过氧化氢，抑制脑膜炎球菌的生长。

2. 营养作用

正常菌群参与机体的物质代谢、营养转化和合成。如正常菌群中的大肠埃希菌、乳链球菌能合成B族维生素以及维生素C、维生素K等，如长时间腹泻则患者可发生该类维生素缺乏，应及时补充。

3. 免疫作用

正常菌群可以刺激机体的免疫系统发育和成熟，并且可以刺激宿主免疫系统发生免疫应答，对有交叉抗原组分的某些病原菌具有抑制和杀灭的作用。

此外，正常菌群有利于机体的生长、发育和长寿，正常菌群的种类随年龄不同也有所变化，如健康乳儿肠道中双歧杆菌约占肠道菌群的98%，成年后菌量减少且菌种也不同，当进入老年后，产生H_2S等增多，肠道腐败过程较快，产生有害的代谢产物也多，这些物质一旦被吸收，则成为加速机体老化的原因。正常菌群还有一定的抗癌作用。

二、机会致病菌

在某些情况下，正常菌群与宿主之间的生态平衡被破坏，此时正常菌群也可使机体致病，这类正常条件下不致病，而在特殊情况下引起致病的细菌，称为机会致病菌。一般在以下几种特定条件下正常菌群可以引起致病：

（1）正常菌群寄居部位改变　如大肠埃希菌进入泌尿道或由于手术通过伤口进入血液、腹腔等。

（2）机体免疫功能下降　大面积烧伤患者、过度疲劳、受凉、长期消耗性疾病以及应用大剂量的糖皮质激素、抗肿瘤药物、放射治疗等造成的全身性免疫功能降低，从而使正常菌群引起自身感染导致严重后果。

（3）菌群失调　宿主正常菌群和外界环境在正常情况下是处于相对平衡状态之中，由于某些原因而使某一部位正常菌群中各菌种之间比例发生较大幅度的变化而超出正常范围，称菌群失调。由此而产生的一系列临床症状称菌群失调症。菌群失调症常见于长期使用广谱抗生素治疗的某些患者，肠道中对抗生素敏感的大肠埃希菌、类杆菌等被大量杀死，而对抗生素不敏感或耐药菌株,如金黄色葡萄球菌、白色念珠菌大量繁殖为优势菌,从而引起假膜性肠炎、白色念珠菌病,由于这些病是在抗生素治疗原有感染的疾病中而诱发的第二次感染,故临床又称二重感染。

三、医院内感染

医院内感染指包括医院内各类人群所获得的感染,但主要是指患者在住院期间出现的及出院后不久发生的感染,但不包括患者在入院前已开始的或入院时已处于潜伏期的感染。其原因主要是由于医院内管理制度不健全,消毒灭菌不彻底、环境不清洁和严重污染所致,尤其慢性消耗性疾病的患者更容易被感染。

(一)医院内感染的来源

1. 内源性医院内感染

内源性医院内感染亦称自身感染,是指患者在医院内由于某种原因使自身寄居的正常菌群成为机会致病菌大量繁殖而导致的疾病。

2. 外源性医院内感染

外源性医院内感染亦称交叉感染,是指患者遭受医院内非自身存在的微生物侵袭而发生的感染,可由患者之间及患者与医护人员之间通过咳嗽、交谈、接触等方式而直接感染或通过生活用品间接感染;亦可通过污染的医护用品或诊疗设备以及外环境如通过微生物气溶胶获得感染,即所谓环境感染。外源性医院内感染的微生物主要来自其他患者或携带者,其次来自周围环境。

(二)医院内感染的主要微生物

医院内感染的微生物主要为细菌和真菌,其次为病毒和衣原体。既可由致病微生物引起,也可由机会致病性微生物所致,但以后者为主。医院内感染的微生物适应性强,对常用的抗生素多呈耐药,治疗较困难。

(三)医院内感染的控制

医院内感染研究的最终目的是通过监测与控制,降低医院内感染的发病率,主要措施包括如下几种:

1)建立监控机构,由专职人员负责制定控制医院内感染的内容和制度,定期监测分析,同时对医护人员进行医院内感染知识培训。

2)严格消毒灭菌,消毒灭菌是阻断微生物传播的有效方法,也是预防医院内感染发生的重要措施,在临床工作中必须严格无菌操作。

3)采取适当的隔离制度。

4)合理使用抗生素。

第二节 细菌的致病性

细菌对宿主能引起疾病的能力称为致病性。细菌的致病性是针对特定的宿主而言,有的细菌仅对人类具有致病性,有的仅对动物,有的则对人类和动物均有致病性。不同种病原微生物对机体引起病理过程各异,例如伤寒杆菌引起人类伤寒,结核杆菌则引起结核病,这是由细菌的种属特性所决定的。同种细菌不同型或株,其致病能力也各有不同。通常把这些病原菌致病力的强弱程度称之为毒力。毒力常用半数致死量（LD_{50}）或半数感染量（ID_{50}）表示，即在一定时间内，通过一定感染途径，能使一定体重的某种动物半数死亡或感染所需要的最小细菌数或毒素量。

病原菌的致病作用与其本身的毒力、侵入机体的数量和侵入途径及机体的免疫状态有着密切关系。

一、毒力

（一）侵袭力

病原微生物突破机体的防御功能，并在体内定居、繁殖和扩散的能力，称侵袭力。

1. 菌体表面结构

（1）黏附因子　病原菌侵入机体引起感染首先需黏附于宿主呼吸道、消化道、泌尿生殖道黏膜上皮细胞，以抵御由于黏液的冲刷、上皮细胞纤毛的摆动以及肠蠕动的清除作用，进一步在局部繁殖，蓄积毒素或侵入组织细胞，引起局部或全身感染。具有黏附作用的细菌结构称为黏附因子。一般革兰阴性菌多为菌毛，如产毒性大肠埃希菌、志贺菌、淋球菌等。革兰阳性菌为菌体表面毛发样的突出物，如A族链球菌的膜磷壁酸。

（2）荚膜和微荚膜　有荚膜的肺炎球菌、炭疽杆菌等具有抵抗吞噬和体液中杀菌物质的作用，当失去荚膜后能迅速被吞噬和消除。A族链球菌的M蛋白，伤寒杆菌的Vi抗原以及大肠埃希菌的K抗原均具有类似功能，通称为微荚膜。

2. 侵袭性酶类

细菌在代谢过程中常产生对宿主细胞有破坏作用的酶。这些侵袭性酶类可以协助病原菌抗吞噬或扩散。如致病性葡萄球菌产生的抗吞噬酶有血浆凝固酶；协助细菌扩散的有A族链球菌产生的透明质酸酶、链激酶、链道酶等。

（二）毒素

毒素是细菌合成的对机体组织细胞有损害的毒性物质。一种细菌可同时释放多种毒素，但某种疾病一般以一种或几种毒素为主。细菌毒素按其来源、性质和作用等不同，分为外毒素和内毒素两类。

1. 外毒素

（1）来源　主要由革兰阳性菌在生长繁殖过程中分泌到菌体外的毒性物质。部分革兰阴性菌也可产生。如革兰阳性菌中的白喉杆菌、破伤风梭菌、肉毒梭菌、产气荚膜梭菌、A族链球菌、金黄色葡萄球菌；某些革兰阴性菌如霍乱弧菌、鼠疫杆菌、铜绿假单胞菌等。

（2）化学成分与抗原性　外毒素化学成分是蛋白质，不耐热，易被热、酸、碱、蛋白酶分解破坏。外毒素抗原性强，经0.3%～0.4%甲醛处理后可脱毒成类毒素，可用于免疫接种产生抗毒素。

（3）毒性及致病特点　外毒素毒性极强，极微量外毒素即可使易感动物死亡。例如1 mg纯化的肉毒梭菌毒素结晶可杀死2亿只小白鼠，其毒性比氰化钾强1万倍。各种外毒素对不同组织器官有高度选择性，只能与特定的组织细胞受体相结合，引起特有的临床症状。

根据外毒素对细胞的亲和性及作用方式不同，可将其分为神经毒素、细胞毒素和肠毒素3大类。

2. 内毒素

（1）来源　内毒素是革兰阴性菌细胞壁的结构，只有当细菌死亡裂解后，才能释放出来的脂多糖。

（2）化学成分与抗原性　内毒素的化学成分为脂多糖（LPS），位于细胞壁外膜的最外层。类脂A是内毒素的主要毒性成分。内毒素耐热，加热100℃ 1 h不被破坏，必须经160℃ 2～4 h才被灭活。内毒素不能用甲醛脱毒成为类毒素。但具有免疫原性,可刺激机体产生特异性抗体。

（3）毒性及致病特点 内毒素毒性作用相对较弱,引起的致病作用很复杂,各种内毒素引起的病理变化及临床症状基本相似,如发热及白细胞反应等。

1）发热反应:极微量内毒素,即可引起人体发热反应。内毒素作用于粒细胞及单核细胞,可使它们释放出内源性致热原(IL-1、TNF-α),作用于下丘脑刺激体温调节中枢引起发热反应。

2）白细胞反应:内毒素能使大量白细胞黏附于毛细血管壁,引起血循环中白细胞暂时减少。由于脂多糖可诱发中性粒细胞释放因子刺激骨髓,使骨髓中粒细胞大量入血,故数小时后血液中血细胞又增多,12～24 h达到高峰,但伤寒沙门菌毒素例外。

3）中毒性休克:内毒素休克是革兰阴性菌菌血症常见的并发症,以末梢循环衰竭和低血压为特征。原因主要是由于内毒素作用于白细胞、血小板和补体系统,引起内源性血管活性物质如组胺、5-羟色胺、激肽等的释放,使毛细血管扩张、通透性增加、静脉回流减少,心脏充盈量及输出量降低,血压下降,最终导致休克死亡。

4）弥散性血管内凝血(DIC):内毒素可直接激活凝血系统,也可通过损伤血管内皮细胞间接激活凝血系统,导致该系统发生连锁反应形成微血栓,引起弥散性血管内凝血。由于血管内凝血(过程广泛),大量消耗凝血因子和血小板,造成凝血因子和血小板减少。内毒素还能直接激活和促进纤溶酶系统,引起纤维蛋白溶解,使血管内凝血又被溶解,因而可有出血现象发生,表现为皮肤黏膜出血点或广泛内脏出血、渗血,严重者可导致死亡。

3. 细菌外毒素与内毒素的区别 具体见表13-2。

表13-2 细菌外毒素与内毒素的区别

区别要点	外毒素	内毒素
来源	革兰阳性菌及部分革兰阴性菌	革兰阴性菌
存在部位	从活菌分泌出,少数菌崩解后释出	细胞壁成分,菌裂解后释出
化学成分	蛋白质	脂多糖
稳定性	60～80℃,30 min被破坏	160℃,2～4 h才被破坏
毒性作用	强,对组织器官有选择性毒害效应,引起特殊临床表现	较弱,各菌的毒性效应大致相同,引起发热、白细胞增多、微循环障碍、休克、DIC等
抗原性	强,刺激机体产生抗毒素,甲醛液处理脱毒形成类毒素	弱,刺激机体产生的中和抗体作用弱,甲醛液处理不形成类毒素

二、侵入数量

病原菌侵入机体引起感染,除具有一定毒力外,还需要足够的数量,且机体的因素也不可忽视,正常机体对外来细菌的入侵具有一定的天然免疫力。一般是细菌毒力愈强,引起感染所需的菌量愈小;反之则需菌量大。例如毒力强大的鼠疫杆菌,在无特异性免疫的机体中,只需几个细菌侵入就可发生感染;而毒力较弱的沙门菌,则需要摄入数亿个细菌才能引起急性胃肠炎。

三、侵入途径

有了一定毒力和足够数量的病原菌,还要经过适当的途径,才能到达特定的器官和细胞引起致病。各种细菌侵入的途径不同，如破伤风梭菌及芽孢只有通过缺氧的深部创伤进入组织才能引起破伤风。若经消化道则不能致病。痢疾杆菌必须经口进入肠道定位繁殖，才可引起痢疾，若经创伤则不能引起痢疾。而结核杆菌可经多途径进入机体引起感染，如呼吸道、消化道及破溃的皮肤黏膜。各种病原菌都有特定的侵入部位，这与病原菌生长繁殖需要一定的微环境有关。

第三节　感染的来源与类型

一、来源

1. 外源性感染

感染来源于宿主的体外称外源性感染。主要为患者、带菌者或带菌的动物。

2. 内源性感染

内源性感染病原菌主要来自体内正常菌群，当机体大量使用广谱抗生素导致菌群失调或长期应用免疫抑制剂类药物，使机体免疫功能减低时，正常菌群就成为机会致病菌，引起感染性疾病的发生。

二、传播方式与途径

1. 呼吸道感染

病原菌通过患者或带菌者的唾液、痰液等分泌物散布到周围环境和空气中，经呼吸道感染他人。此外也可通过吸入病原菌污染的尘埃引起感染。

2. 消化道感染

病原菌从消化道进入，经患者或带菌者的粪便排泄，经口摄入消化道引起感染。手和苍蝇等昆虫是重要的传播媒介。

3. 创伤感染

经皮肤黏膜细小裂痕或创伤侵入机体而引起的感染。如皮肤化脓性感染、破伤风、气性坏疽等。

4. 接触感染

病原菌通过人与人，人与动物密切接触而引起感染。淋球菌、麻风杆菌等可通过直接接触，或通过用具间接感染。

5. 多途径感染

有些病原菌可通过呼吸道、消化道、创伤等多种途径侵入机体引起感染，如结核杆菌。

三、类型

感染的发生、发展和结局，是机体与病原菌之间在一定条件下相互作用的复杂过程。根据两者之间的力量对比和斗争的发展结果，临床感染类型可分隐性感染、显性感染和带菌状态3种类型。随着双方力量对比以及环境条件的改变，这3种类型可处于相互转化的动态变化之中。

（一）隐性感染

机体的免疫力较强，侵入的病原菌毒力较弱、数量不多，感染后对机体损害轻微，不出现或仅出现不明显的临床症状者，为隐性感染。隐性感染后机体在病原菌的刺激下，可获得特异性免疫,可抵御同种细菌的再次感染。在传染病流行中,一般以隐性感染为主。

(二)显性感染

在机体免疫力较弱,或侵入病原菌毒力较强、数量较多的情况下,机体的组织细胞受到明显损害,生理功能发生障碍,并出现一系列临床症状,称显性感染。

1. 根据病情缓急不同分类

(1)急性感染　发病急,病程较短,一般只有数日到数周。病愈后病原菌即从体内消失。例如流脑、霍乱等疾病。

(2)慢性感染　发病慢,病程长,常持续数日至数年。多见于细胞内寄生菌引起的感染,如结核杆菌、麻风杆菌等。

2. 根据感染的部位不同分类

(1)局部感染　病原菌侵入机体,仅局限在机体某一部位生长繁殖,引起的局限性病变。如化脓性球菌引起的疖、痈等。

(2)全身感染　感染发生后病原菌或毒素向全身扩散,引起的全身症状,临床有以下几种情况。

1)菌血症:病原菌由原发部位一时或间断性进入血液,并不在血液中繁殖。如伤寒早期的菌血症。

2)毒血症:病原菌只在局部生长繁殖并不入血,而产生的毒素入血,到达易感组织和细胞,引起独特的临床中毒症状。如白喉、破伤风等。

3)败血症:病原菌侵入血流并在其中大量繁殖,产生毒性代谢产物,引起严重的全身中毒症状。如高热、白细胞增多、皮肤出现出血点、肝脾肿大等。

4)脓毒血症:化脓性细菌侵入血流并在其中大量繁殖,还可通过血液扩散,常导致多发性肝脓肿、皮下或肾脓肿。

(三)带菌状态

机体在隐性感染或显性感染之后,病原菌并未立即被消灭,而在体内继续存留一定时期,与机体处于相对平衡状态,称为带菌状态。该宿主称为带菌者。一般将机体带有病原菌的健康人,称为健康带菌者。患传染病后,在短期内仍保留有病原菌者,称为恢复期带菌者。带菌者是重要的传染源。

感染过程的发生、发展与结局,除与上述病原菌、机体等各种因素有关外,也与环境因素(社会制度、生活方式、卫生状况等)及自然因素有密切关系。

第四节　机体的抗菌免疫

引起人类疾病的细菌种类繁多,各种病原菌对机体的致病机制不同,机体抗感染免疫的机制也有不同特点。

(一)抗胞外菌免疫

人类的多数致病菌为胞外菌。胞外菌主要依靠侵袭力和其产生的毒素致病。因此,抗胞外菌感染主要是杀灭细菌和清除毒素。对于胞外菌的抗感染免疫,主要机制:①吞噬细胞的吞噬作用；②补体的溶菌杀菌作用；③抗体的抑制细菌黏附作用和调理吞噬作用；④抗体的中和毒素作用。T细胞在某些胞外菌的抗感染免疫中也起一定的作用。

（二）抗胞内菌免疫

抗胞内菌免疫是以T细胞为中心的细胞免疫作用为主。CTL可直接杀伤和破坏胞内菌感染的靶细胞。Th1细胞可分泌IL-2、IFN-γ、TNF-β等多种细胞因子，引起迟发型超敏反应，增强巨噬细胞对胞内菌的杀灭能力。活化的巨噬细胞可有效地杀灭吞入的胞内菌。

第五节　细菌感染的检查方法

不同的病原菌可引起多种不同的感染和传染病。除根据临床症状、体征外，采取合适的临床标本进行细菌学和血清学检验，对于确诊感染和传染病是非常重要的。

细菌性感染的实验室诊断分为细菌学检查及血清学诊断。

一、标本的采集与送检

1）采集标本时应做到无菌操作，尽量避免杂菌的污染。

2）根据不同病程以及病原菌在体内分布和排出部位不同，采集不同的标本。如伤寒患者在病程的1～2周内采集血液，2周以后取粪便。同时尽可能取病变明显部位的标本，例如细菌性痢疾患者应取粪便的脓血部分，结核患者取干酪样的痰液。

3）为了保证分离培养的病原菌获得典型和阳性结果，应在使用抗生素之前采集标本，取病变标本的局部，不应使用消毒剂处理，必要时可用无菌生理盐水冲洗，拭干后取材。

4）标本必须新鲜，采集后应尽快送检，除不耐寒的脑膜炎球菌外，一般可冷藏保存，粪便标本保存在甘油盐水缓冲液中，防止病原菌死亡。

5）记录准确，标本容器要贴好标签，并在相应检验单上详细填写标本种类、检验目的和临床诊断，以供检验者参考。

二、病原菌检验程序

病原菌检验程序主要程序为直接涂片镜检、分离培养、生化反应、血清学试验等。有的尚需做动物实验、药物敏感试验。近年来发展的细菌学快速检验技术有免疫标记技术、气相色谱技术、聚合酶链反应等技术。

1. 直接涂片染色镜检

对一些在形态和染色性上具有特征的病原菌，直接涂片染色后镜检，根据其特点可有助于临床诊断。如脑脊液标本涂片，镜下发现中性粒细胞胞质中有肾形成双排列的革兰阴性球菌，可确诊为脑膜炎球菌感染；痰涂片中查到抗酸杆菌，可判定为结核杆菌；咽喉假膜涂片中有异染颗粒的棒状杆菌，可判定为白喉杆菌。

2. 分离培养

所有的标本均应作分离培养，分离培养和鉴定是确诊细菌感染性疾病的可靠方法。通过分离培养可以获得纯培养物，以便进一步鉴定。无污染部位采取的血液、脑脊液等标本，可直接接种到普通培养基中，有污染或有正常菌群存在部位所取的标本，应接种到选择或鉴别培养基中。一般分离培养阳性率要比直接镜检高，但需时间较久。

3. 生化反应

细菌的新陈代谢活动需要酶的催化,而不同种病原菌具有不同酶系统,因此代谢产物也各异。利用生化反应检测其代谢产物,用以鉴别病原菌。例如肠道杆菌的形态及染色特性基本相同,因此对肠道致病菌的鉴定,生化反应是不可缺少的检验内容。

4. 血清学鉴定

根据血清学反应的特异性,采用含有已知特异性抗体的诊断血清,与分离培养出的纯种细菌进行血清学试验,可确定病原菌的种或型。常用的方法为玻片凝聚法,数分钟内可出结果。近年来由于免疫学诊断的不断发展,又为病原学检测提供更为敏感、快速方法。如免疫荧光、协同凝集试验、对流免疫电泳、放射免疫、酶免疫以及胶体金标记等技术,可以从标本中直接检测病原菌的特异性抗原。

5. 动物实验

利用动物实验方法,可测定某些细菌的毒力,以便确定其致病性。动物实验须注意选择敏感动物。此外,通过动物还可分离病原菌,即将混有杂菌或含量极少的标本接种于敏感动物体内,非病原菌被动物体杀灭死亡,病原菌可在动物体内生长、繁殖,造成动物发病或死亡。出现症状或死亡时应立即解剖,可获得较纯的致病菌。

6. 药物敏感试验

药物敏感试验对指导临床选择用药,有效地控制感染有重要意义。测定细菌对药物敏感度的方法有纸片法和试管法等,以滤纸片法最为简便。根据抑菌环的直径大小判断试验菌对药物的敏感度,试管法可判断最低抑菌浓度及最低杀菌浓度。

三、血清学诊断

当人体受病原菌感染后,细菌作为抗原物质可刺激机体的免疫系统,发生免疫应答,产生特异性抗体。抗体的量常随病程的进行而不断增多,表现为效价的升高。因此临床可用已知细菌作为抗原,检测患者体液中有无相应抗体存在,以及抗体效价的变化,作为该传染病的辅助诊断。这种试验一般采取患者血清进行,故又称血清学反应。

血清学诊断一般适用于抗原性较强的病原菌感染及病程较长的传染病的诊断。抗体的效价必须明显高于正常人的水平或随病程递增才有诊断价值。故多数血清学诊断试验需取患者急性期和恢复期双份血清标本,只有当后者的抗体效价比前者增高 4 倍或以上者才有意义。

血清学诊断的结果可受多种因素影响,所以在分析结果时应注意到患者在早期应用抗生素治疗,以及年老、体弱、免疫力低下的患者,抗体效价可无明显升高。故不要单纯根据血清学检验结果轻易下结论,还要结合临床症状进行综合分析。

▶▶▶◀ **思考题** ◀▶▶▶◀

1. 正常菌群、机会性感染、菌群失调、医院内感染的概念。
2. 细菌毒力的构成,细菌的侵袭力与菌体哪些结构或产物有关?举例说明。
3. 试比较细菌内、外毒素的特性。
4. 全身感染的常见类型。
5. 简述机体的非特异性抗菌免疫作用。

第十四章

呼吸道感染细菌

┃┃┃● 学习目标 ●┃┃┃

掌握 肺炎链球菌、脑膜炎奈瑟菌和结核分枝杆菌的生物学特性、致病性和免疫性;结核菌素试验概念、原理、结果分析及临床应用。

熟悉 呼吸道感染细菌的防治原则。

了解 其他呼吸道感染细菌的种类及所致疾病。

呼吸道感染细菌是一类通过呼吸道感染,引起呼吸道或呼吸道以外器官病变的细菌。主要包括肺炎链球菌、结核分枝杆菌、脑膜炎奈瑟菌、嗜肺军团菌、流感嗜血杆菌、肺炎克雷伯杆菌、百日咳鲍特菌、白喉棒状杆菌等。

第一节 肺炎链球菌

肺炎链球菌(streptococcus pneumoniae)又名肺炎双球菌,在自然界中分布广泛,常寄居于正常人体的上呼吸道,属正常菌群。机体对肺炎链球菌有强大的自然抵抗力,多数不致病。少数致病力较强,是细菌性大叶性肺炎、脑膜炎、支气管炎的主要致病菌。

一、生物学性状

(一)形态结构

革兰阳性菌呈豆荚状成双排列,菌体宽端相对,尖端相背。无鞭毛,无芽孢,光滑型(S)菌株有荚膜(彩图 14-1,参见书后所附彩图。后同)。

(二)培养与生化

兼性厌氧,营养要求较高,在血琼脂平板上菌落细小灰色,有光泽,菌落周围有草绿色溶血环。此菌可产生自溶酶,24 h 后菌落自溶呈脐状。胆汁可激活自溶酶,加速细菌溶解。故胆汁溶菌试验可与甲型溶血性链球菌鉴别。

(三)抵抗力

该菌对温度抵抗力较弱,56℃ 20 min 即被杀死;有荚膜的菌株,在阴暗干燥的痰中可生存

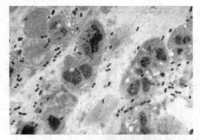

彩图 14-1 肺炎球菌荚膜

1~2个月,对一般消毒剂敏感。

(四)抗原结构

(1)荚膜多糖抗原 存在于荚膜中,根据此抗原,肺炎链球菌可分84个血清型,其中成人肺炎多数由1、2、3型引起,3型能产生大量荚膜物质,毒力强。儿童肺炎以14型多见。

(2)菌体抗原C多糖 存在于各型肺炎链球菌的细胞壁中,具有种特异性。C反应蛋白(CRP)虽然不是抗体,但可沉淀C多糖,在急性炎症时含量剧增。用C多糖来检测CRP,对急性炎症有诊断意义。

二、致病性和免疫性

此菌是条件致病菌,常见诱因有受凉、淋雨、疲劳、醉酒、精神刺激、呼吸道病毒感染史,或婴幼儿、营养不良、年老体弱等。

(一)致病物质

(1)荚膜 荚膜能抵抗吞噬细胞的吞噬作用,有利于细菌在宿主体内定居并繁殖,是肺炎链球菌的主要毒力因子。带荚膜的光滑(S)型菌株有毒力;失去荚膜的粗糙(R)型菌株毒力减低或消失。

(2)肺炎链球菌自溶后能释放溶血素O 溶解红细胞,并能引起发热、炎症及组织损伤。

(3)神经氨酸酶和透明质酸酶 与肺炎链球菌在鼻咽部和支气管黏膜的定植、繁殖及扩散有关。

(4)紫癜形成因子 将其注入兔皮内,可使兔皮肤出现紫斑、出血点及内脏出血。

(二)所致疾病

肺炎链球菌主要引起大叶性肺炎,其次为支气管炎。典型大叶性肺炎起病急骤,患者有寒战、高热、胸痛、咳嗽和铁锈色痰等。可继发胸膜炎、脓胸、中耳炎、乳突炎、鼻窦炎。少部分细菌可能侵入黏膜到达血液,引起菌血症、脑膜炎、化脓性关节炎和骨髓炎等。

(三)免疫性

感染后5~10 d,机体可产生针对荚膜抗原的特异性抗体,参与激活补体和免疫调理作用,建立较牢固的型特异性免疫。

三、防治原则

提高抵抗力,防止继发性肺炎;对18个月以上的儿童接种多价荚膜多糖菌苗,1年内保护率可达90%以上;抗菌药物疗程一般5~7 d,首选青霉素。重症患者还可选其他头孢菌素,如头孢噻吩、头孢唑啉;喹诺酮类药物,如氧氟沙星、环丙沙星。

病例分析

　　患者，男性，20 岁，学生。酗酒后遭雨淋，当晚突然起病，寒战、高热、呼吸困难、胸痛，继而咳嗽，咳铁锈色痰。入院后听诊示左肺下叶有大量湿性啰音；触诊语颤增强；血常规：WBC $17 \times 10^9 /L$；X 线检查示左肺下叶有大片致密阴影。入院给青霉素治疗，病情好转，各种症状逐渐消失；入院后第 7 天出院。

讨论：1. 该患者诊断什么疾病？为什么起病急、病情重、预后好？
　　　2. 患者为什么会出现咳铁锈色痰？

参考：1. 大叶性肺炎。肺炎双球菌引起的急性肺泡内弥漫性纤维蛋白渗出性炎症，细菌繁殖快；不破坏肺泡壁结构，患者多为青壮年。
　　　2. 肺泡内巨噬细胞吞噬渗出的红细胞，崩解后含铁血黄素混入痰中，使痰液呈铁锈色。

第二节　脑膜炎奈瑟菌

　　脑膜炎奈瑟菌（N. meningitidis，俗称脑膜炎双球菌）是流行性脑脊髓膜炎（简称流脑）的病原体。

一、生物学性状

（一）形态与染色

　　革兰阴性双肾形菌，直径为 $0.6 \sim 0.8 \ \mu m$。无芽孢、无鞭毛。新菌株有荚膜和菌毛，在患者脑脊液标本中常位于中性粒细胞内（彩图 14-2）。

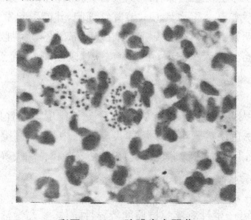

彩图 14-2　脑膜炎奈瑟菌

（二）培养

　　营养要求很高，首选巧克力培养基，专性需氧。初次分离时需 5%～10% CO_2 气体，温度 35～37℃，pH 值为 7.4～7.6。培养 24 h 形成圆形、无色透明、光滑似露滴状、直径为 1.0～1.5 mm 菌落。因产生自溶酶，有自溶倾向。

(三) 分类

根据荚膜多糖群特异性抗原不同,将脑膜炎奈瑟菌分为 13 个血清群,其中对人致病的主要为 A、B、C、Y 及 W-135 群。我国流行的主要是 A 群。

(四) 抵抗力

该菌对寒冷、光、热力和干燥等十分敏感。室温放置 3 h 或 60℃5 min 即死亡,于体外易自溶,故采集标本后必须立即送检。对常用消毒剂敏感,如在 75% 乙醇、1% 石碳酸、0.1% 新洁尔灭中细菌迅速死亡。对青霉素、磺胺、红霉素敏感。

二、致病性与免疫性

(一) 致病物质

致病物质包括荚膜、菌毛及内毒素。荚膜有抗吞噬和保护菌体免受杀菌物质的损伤作用;菌毛黏附在黏膜上皮细胞表面,利于细菌的定植和侵入;内毒素是主要的致病物质,引起发热、微循环障碍,严重者可发生内毒素休克、血栓及 DIC 等。

(二) 所致疾病

引起流行性脑脊髓膜炎(简称流脑)。传染源是患者和带菌者,该菌主要寄居于人类鼻咽部,正常人群携带率为 5%~10%,流行期间可达 70%~80%。感染者以 5 岁以下儿童为主,6 个月到 2 岁的婴儿发病率最高。通过呼吸道飞沫或接触被污染的物品而感染。细菌侵入机体后,首先在鼻咽腔繁殖,潜伏期 1~4 d,若机体抵抗力强,引起隐性感染。若机体抵抗力弱,则引起菌血症或败血症,表现为高热、出血性皮疹,经及时治疗,患者能康复。若细菌侵入中枢神经系统,则引起化脓性脑脊髓膜炎,出现剧烈头痛、发热、颈项强直、喷射状呕吐。严重病例出现中毒性休克或 DIC 等。

(三) 免疫性

患者或隐性感染后可获得牢固的体液免疫能力。分泌型 IgA 可阻止细菌对呼吸道黏膜上皮细胞的侵袭,血中 IgG、IgM 抗体在补体参与下能杀菌溶菌。母体抗脑膜炎奈瑟菌 IgG 抗体能通过胎盘,故 6 个月的婴儿极少患流脑。

三、防治原则

1) 隔离患者,加强带菌者检查。
2) 接种脑膜炎奈瑟菌荚膜多糖疫苗进行特异性预防。
3) 治疗首选磺胺、青霉素。

第三节　结核分枝杆菌

结核分枝杆菌(M. tuberculosis)是结核病的病原菌。本菌可侵犯全身各组织器官,但以肺部感染最多见。近年来,由于艾滋病流行以及结核分枝杆菌耐药菌株的出现,结核病的发病率又有升高趋势,是亟待解决的公共卫生问题。

一、生物学性状

（一）形态与染色

菌体细长微弯，$(1.0\sim4.0)\mu m\times(0.3\sim0.6)\mu m$。常聚集成束状或分枝状排列（彩图14-3）。有荚膜，抗酸染色阳性呈红色，故又称抗酸杆菌。

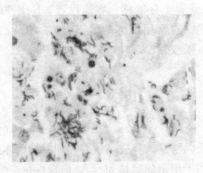

彩图14-3　结核杆菌

（二）培养特性

营养要求高，专性需氧，最适pH值为6.5～6.9，最适温度35～37℃，常用罗氏培养基培养。该菌生长缓慢，分裂一代需18～20 h，需2～4周才见菌落生成。典型菌落为粗糙型，乳白色，表面干燥呈颗粒状或菜花样。

（三）变异性

结核分枝杆菌可发生形态、菌落、毒力和耐药性变异。卡介苗（BCG）就是牛型结核杆菌毒力减弱，保留免疫原性的变异株，广泛用于结核病的防治。

（四）抵抗力

该菌对干燥、酸碱和染料有较强抵抗力。如在干燥痰中可存活6～8个月，在空气中，传染性保持8～10 d；在6% H_2SO_4 或4% NaOH中30 min仍有活力。对1：3 000孔雀绿或1：75 000结晶紫有抵抗力，在培养基中加入上述染料可抑制杂菌生长。对湿热、紫外线、乙醇和抗结核药物敏感，如60℃ 30 min、紫外线照射2～5 h或75%乙醇数分钟被杀死。

二、致病性与免疫性

（一）致病物质

结核分枝杆菌无内、外毒素，也不产生侵袭性酶，其致病作用与荚膜、脂质及蛋白质等菌体成分关系密切，特别是脂质。

1. 荚膜

荚膜主要成分是多糖，有抗吞噬及保护菌体的作用。

2. 脂质

脂质占细胞壁干重60%，主要成分有磷脂、索状因子、蜡质D、硫酸脑苷脂和分枝菌酸。磷脂可使结核杆菌在吞噬细胞内长期存活,促进结核结节的形成;索状因子可抑制白细胞游走,引起肉芽肿;蜡质 D 能引起迟发型超敏反应;硫酸脑苷脂使结核分枝杆菌易于胞内寄生;分枝菌酸是脂质的主要成分,与抗酸染色有关。

3. 蛋白质

免疫原性强,与蜡质 D 结合,使机体产生Ⅳ型超敏反应,促进结核结节形成。

(二) 所致疾病

传染源主要是排菌的结核病患者。多途径引起多种组织器官结核病。

1. 肺内感染

结核分枝杆菌通过飞沫或尘埃进入呼吸道引起肺结核,在临床是最常见的类型。由于机体免疫状态不同,分为原发感染和继发感染。

(1) 原发感染 儿童多见,初次感染的机体缺乏特异性免疫力,原发灶内的结核杆菌可经淋巴管扩散至肺门淋巴结,引起淋巴管炎和肺门淋巴结肿大,称原发综合征。

(2) 继发感染 成人多见,病菌可以是外来的(外源性感染)或潜伏在病灶内的(内源性感染)。由于机体已有特异性细胞免疫,因此继发感染的特点是局部病症较重,形成结核结节和干酪样坏死,病变不易扩散。多数情况下病原菌很快被吞噬杀死后,病灶钙化愈合。如果干酪样结节破溃,排入邻近支气管,则可形成空洞并释放出大量结核杆菌至痰中。

2. 肺外感染

部分患者经血行播散引起脑膜、腹膜、膀胱、肾脏、骨骼、关节及生殖器结核等;痰中菌落入消化道可引起肠结核;经破损的皮肤感染可致皮肤结核。

(三) 免疫性

人体对结核分枝杆菌有相当强的免疫力,以细胞免疫为主,而且是有菌免疫或称传染性免疫,即机体的抗结核免疫产生于结核分枝杆菌的感染过程中。当结核分枝杆菌或其组分在体内存在时,机体对结核分枝杆菌有免疫力,当菌体或其组分从体内消失后,机体的抗结核免疫力也随之消失。机体在抗结核免疫过程中,效应 Th1 细胞释放多种细胞因子,如 IFN-γ、IL-2、IL-6、TNF-α 等,活化巨噬细胞,增强其对结核分枝杆菌的吞噬消化、抑制繁殖、阻止扩散的能力,有效杀死和消化吞入的结核杆菌,同时也会导致组织损伤。所以抗结核分枝杆菌的细胞免疫与迟发型超敏反应伴行。

三、诊断方法

(一) 涂片镜检

取标本直接厚膜涂片或浓缩集菌后涂片,做抗酸染色。若镜检找到抗酸阳性菌,可能是结核分枝杆菌,需进一步分离培养鉴定。

(二) 血清学试验

用 ELISA 法测定待检标本(脑脊液、血液或胸腹水)中的抗体,明显增高者有助于活动性结核病的诊断。

（三）结核菌素试验

通过局部注射结核菌素，来测定机体对结核分枝杆菌是否有免疫力的皮肤试验。

（1）原理 抗结核分枝杆菌的细胞免疫与迟发型超敏反应伴行。将一定量的结核菌素注入皮内，若机体感染过结核分枝杆菌，则72 h内，在注射部位出现Ⅳ型超敏反应性炎症，判为阳性；未感染过结核分枝杆菌的机体为阴性。

（2）方法 取PPD试剂0.1 ml（含5 U结核菌素），注于前臂掌侧皮内，72 h后观察。

（3）结果分析 ①阴性，注射部位红肿硬结直径＜5 mm，表明机体对结核分枝杆菌无Ⅳ型超敏反应和特异性细胞免疫。这些人群应接种卡介苗。但应除外：使用免疫抑制剂、感染初期、老年人或严重结核病。②阳性，红肿硬结为5～15 mm，表明机体已感染过结核分枝杆菌或卡介苗接种成功，对结核分枝杆菌有Ⅳ型超敏反应和特异性免疫力。③强阳性，红肿硬结直径＞15 mm或局部发生水疱与坏死，表明有活动性结核病，应进一步检查。

（4）应用 ①选择卡介苗接种对象及免疫效果的测定；②作为婴幼儿辅助诊断结核病；③测定机体细胞免疫功能状况；④在未接种卡介苗人群中作结核杆菌感染的流行病学调查。

四、防治原则

接种卡介苗（BCG）是预防最有效的措施。接种对象是新生儿和结核菌素试验阴性的儿童。在接种6～8周后结核菌素试验转为阳性者表示已获得免疫力，获得的免疫力可维持3～5年。阴性者需再次接种。常用药有利福平、异烟肼、对氨基水杨酸、乙胺丁醇、链霉素等。对患者要早期、联合、适量、规律和全程用药，联合应用不仅有协同作用，还能降低耐药性。

病例分析

患者，女性，19岁。就诊时主诉：近1个多月来咳嗽，痰中时有血丝，痰少，多为干咳，无胸痛，但有明显乏力，消瘦，食欲不振，盗汗，自觉午后微热、心悸。查体：T38℃，慢性病容。实验室检查：血WBC 12×10⁹/L，杆状核3%，分叶核61%，淋巴细胞33%，单核细胞3%，红细胞沉降率（血沉）70 mm/h。X线透视右肺尖有小块阴影，边缘模糊。取咳嗽行抗酸染色，镜下见到红色细长弯曲的杆菌。

讨论：1. 引起本病最可能的病菌是什么，还需做哪些微生物学检查以确定诊断？

2. 该菌是如何传播的，所致疾病怎样进行特异性预防？

第四节　白喉棒状杆菌

白喉棒状杆菌（C. diphtheriae）俗称白喉杆菌，属于棒状杆菌属，是引起人类白喉的病原体，因患者咽喉部常出现灰白色假膜而得名。白喉呈世界性分布，我国由于广泛推行白喉类毒素免疫接种，现仅在未接种人群中偶有散发。

一、生物学性状

革兰染色阳性，菌体细长微弯，末端膨大呈棒状，大小为(2～5)μm×(0.5～1.0)μm。常排列成 V、L、X 等字母形状。奈瑟染色,菌体黄褐色,异染颗粒为蓝色,有鉴定意义(彩图 14 - 4)。本菌对干燥、寒冷和日光抵抗力较其他无芽孢细菌强。在衣物、床单、儿童玩具等各种物品中生存数日至数周。加温 60℃ 10 min 或 100℃ 1 min 即可杀死。对一般消毒剂敏感。对青霉素及多种广谱抗生素敏感。

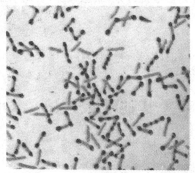

彩图 14 - 4　白喉棒状杆菌(奈瑟染色)

二、致病性与免疫性

(一)致病物质

1. 白喉外毒素

由携带 β-棒状杆菌噬菌体的白喉杆菌产生,具有强烈的细胞毒作用。由 A、B 两个亚单位构成,B 亚单位与易感细胞膜表面受体结合,使 A 亚单位进入细胞内。A 亚单位毒性作用是抑制细胞内蛋白质合成,破坏细胞生理功能,使组织细胞变性坏死。

2. 索状因子

菌体表面的一种毒性糖脂,能破坏哺乳动物细胞中的线粒体,影响细胞呼吸与磷酸化。

(二)所致疾病

细菌在鼻、咽、喉部黏膜上繁殖并分泌外毒素,引起局部炎症及全身中毒症状。

1. 局部炎症

细菌和外毒素可使局部黏膜上皮细胞产生炎性渗出与坏死,形成灰白色假膜。白喉患者在早期可因为假膜脱落,阻塞呼吸道而窒息死亡。

2. 毒血症

本菌不侵入深部组织或血流,其外毒素入血,形成毒血症。毒素与易感组织细胞结合,引起细胞变性坏死。临床上表现有心肌炎、软腭麻痹、声嘶、肾上腺功能障碍、血压下降和周围神经炎等症状。

(三)免疫性

在病后、隐性感染和预防接种后均可获得牢固的体液免疫。

三、防治原则

(一)人工主动免疫

按国家儿童免疫程序,婴幼儿出生后 3 个月开始注射白百破三联制剂(DPT),间隔不少于

28 d,连续接种 3 针,每次 0.5 ml;2 岁和 7 周岁各加强注射一次。

(二)人工被动免疫

患者或密切接触者,肌内注射白喉抗毒素,紧急预防,若用马血清,一定先做皮试。

(三)治疗

尽早注射足量白喉抗毒素中和外毒素,抗菌治疗使用青霉素或红霉素。

第五节　其他呼吸道感染的细菌

一、嗜肺军团菌

1976 年美国费城的一次退伍军人大会期间,暴发流行了一种原因不明的肺炎,当时称军团病,与会者 149 例发病,34 例死亡。其病原体于 1978 年被命名为嗜肺军团菌(Legionella)。该菌为革兰阴性短粗杆菌,有数根端鞭毛或侧鞭毛,有菌毛和微荚膜,无芽孢,专性需氧菌。喜湿,耐热,怕干燥,对化学消毒剂敏感。该菌普遍存在于各种天然水源及人工冷、热水管道系统中。流行于夏秋季节,经飞沫传播,或气溶胶被直接吸入下呼吸道引起以肺为主的全身感染。临床表现有流感型、肺炎型和肺外感染型。嗜肺军团菌为胞内寄生菌,细胞免疫在抗菌感染过程中起重要作用。治疗可首选大环内酯类抗生素,如红霉素等。

二、百日咳鲍特菌

百日咳鲍特菌(B. pertussis)为革兰阴性球杆菌,有荚膜和菌毛,无鞭毛和芽孢。专性需氧,营养要求较高,常用鲍-金培养基培养,生长缓慢,3 d 形成细小的光滑菌落。致病物质主要有菌毛、荚膜、内毒素及外毒素。5 岁以下儿童易感。以阵发性痉挛性咳嗽为特征。病后牢固免疫力,主要是黏膜免疫起主要作用,再感染少见。"白百破"三联疫苗进行人工自动免疫预防,效果较好。治疗首选红霉素、氨苄青霉素等。

三、流感嗜血杆菌

流感嗜血杆菌(H. influenzae)为革兰阴性短小杆菌。多数菌株有菌毛,有毒株可有荚膜。需氧或兼性厌氧,生长需 X 因子和 V 因子。在巧克力色平板上生长良好。与金黄色葡萄球菌在血琼脂平板上共同培养,可见卫星现象。致病物质主要是荚膜、菌毛及内毒素。引起原发或继发感染。原发感染以小儿多见,常见脑膜炎、鼻咽炎、咽喉炎、关节炎、心包炎等急性化脓性炎症,甚至败血症;继发感染多见于成年人,引起慢性支气管炎、肺炎、中耳炎、鼻窦炎、脑膜炎、急性化脓性结膜炎等。治疗用氨苄青霉素、头孢菌素、喹诺酮类等抗菌药物。

四、肺炎克雷伯杆菌

肺炎克雷伯杆菌(K. pneumoniae)革兰阴性杆菌,有荚膜和菌毛,常存在于人体上呼吸道和肠道,一般不致病,当机体免疫力降低时,能引起多种感染,如肺炎、肺脓肿、脑膜炎、败血症、肠道感染、尿路感染以及软组织感染等。临床上最好先进行药敏试验,再选择敏感抗生素治疗。

知识链接：淋病奈瑟菌

奈瑟菌属是一群革兰阴性双球菌，大多有荚膜和菌毛，无鞭毛和芽孢，专性需氧。其中对人致病的只有淋病奈瑟菌和脑膜炎奈瑟菌。淋病奈瑟菌抗原构造多样、复杂，具有菌毛抗原、蛋白抗原和脂多糖抗原，但其免疫原性均易发生变异。该菌对外界抵抗力弱，对湿热、干燥、寒冷及一般消毒剂均极敏感，对磺胺、青霉素、环丙沙星、大观霉素等多种抗生素敏感，但近年来报告耐药菌株日益增多。淋病奈瑟菌的致病机制尚未完全清楚，但与菌毛和毒力有密切关系。人是淋病奈瑟菌的唯一宿主，因为该菌对外界抵抗力弱，在自然界迅速死亡，只能在患者体内生存繁殖，感染后引起的淋病是人类重要的性传播疾病之一。本菌主要经性接触传播，引起泌尿生殖道感染。男性发生尿道炎；女性则发生阴道炎、宫颈炎或尿道炎。若未及时治疗，则可上行蔓延，男性发展为前列腺炎、附睾炎；女性发展为子宫内膜炎、输卵管炎、卵巢炎、甚至腹膜炎。慢性淋病，可导致不育。新生儿可由母体产道分泌物感染，引起新生儿淋病性眼结膜炎，因有脓液流出故也称脓漏眼。淋病是我国目前发病率较高的性传播疾病，目前尚无特异的预防方法。婴儿出生时用氯链合剂或1%硝酸银滴眼，可预防新生儿淋病性脓漏眼。治疗可选用青霉素、氨苄西林、四环素或红霉素等。

思考题

1. 简述结核菌素试验的概念、原理、方法、结果分析和临床应用。
2. 简述结核分枝杆菌的生物学特性、致病物质。
3. 白喉杆菌具有鉴别意义的特征是什么？简述白喉的防治措施。
4. 简述肺炎链球菌的致病物质及致病机制。
5. 总结脑膜炎奈瑟菌的致病物质及所致疾病。
6. 经呼吸道感染的细菌有哪些，主要引起什么疾病？

第十五章

消化道感染细菌

▶▶▶● 学习目标 ●◀◀◀

- **掌握** 志贺菌属、沙门菌属细菌的致病性;霍乱弧菌形态特征及致病性。
- **熟悉** 肠热症标本的采取。
- **了解** 肥达反应诊断意义;消化道感染细菌的防治原则。

消化道感染病原菌是指经粪-口途径传播的、能在胃肠中增殖引起胃肠感染或进入血流引起肠外病变的一大类病原菌。包括致病性大肠埃希菌、志贺菌属、沙门菌属、弧菌属、幽门螺杆菌及空肠弯曲菌等。

第一节 埃希菌属

埃希菌属(Escherichia)一般多不致病,为人和动物肠道中的常居菌,其中以大肠埃希菌最常见。在一定条件下可引起肠道外感染,某些血清型菌株的致病性强,引起腹泻,统称致病性大肠埃希菌。大肠埃希菌在环境卫生和食品卫生学中,常被用作粪便污染的卫生学检测指标。在分子生物学和基因工程研究中,是重要的实验材料。

一、生物学性状

(一) 形态与结构

革兰阴性杆菌,大小为$(0.4 \sim 0.7)$ μm$\times(1 \sim 3)$ μm。无芽孢,大多数菌株有周鞭毛,有动力。有普通菌毛与性菌毛,有些菌株有荚膜(彩图 15-1)。

(二) 培养与生化

营养要求不高,在普通培养基上 24 h 后形成中等大小的光滑型菌落,在鉴别性或选择性培养基上形成有颜色、直径为 $2 \sim 3$ mm 的光滑型菌落;生化反应活跃,大部分菌株发酵乳糖产酸产气,并发酵葡萄糖、麦芽糖等产酸产气。

(三) 抵抗力

该菌对热的抵抗力较其他肠道杆菌强,55℃经 60 min 或 60℃加热 15 min 仍有部分细菌存

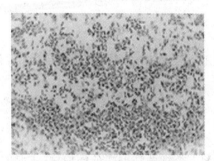

彩图 15-1 大肠埃希菌

活。在自然界的水中可存活数周至数月,在温度较低的粪便中存活更久。胆盐、煌绿等对大肠埃希菌有抑制作用。对磺胺类、链霉素、氯霉素等敏感,但易耐药。

(四) 抗原结构

较复杂,有菌体抗原(O)、鞭毛抗原(H)、表面抗原(K)3 种抗原,O 抗原为脂多糖,已有 171 种,其中 162 种与腹泻有关,是分群的基础。大肠埃希菌表示按 O：K：H 排列,如 O111：K58：H2。

二、致病性

大肠埃希菌在肠道一般是不致病的,如侵入肠外组织或器官则可引起肠外感染,以化脓性炎症最为常见,如尿道炎、膀胱炎、肾盂肾炎、腹膜炎、胆囊炎、阑尾炎、手术创口感染等。在婴儿、老年人或免疫功能低下者,大肠埃希菌可引起败血症。大肠埃希菌还可引起新生儿脑膜炎。

大肠埃希菌的某些血清型能引起人类腹泻。根据其血清型别、毒力和致病机制不同,分为如下几型:

(1) 肠产毒性大肠埃希菌(ETEC) 引起 5 岁以下婴幼儿和旅游者腹泻的重要病原菌,临床症状可以从轻度腹泻至严重霍乱样腹泻。一般 2～3 d 即愈。致病物质是不耐热肠毒素或耐热肠毒素,或两者同时致病。

(2) 肠致病性大肠埃希菌(EPEC) 是婴幼儿腹泻的主要病原菌,导致发热、呕吐、大量水泻,便中含黏液但无血液。有高度传染性,严重者可致死;较大儿童和成人感染少见。细菌侵入肠道后,主要在十二指肠、空肠和回肠上段大量繁殖。切片标本中可见细菌黏附于绒毛,导致刷状缘破坏、绒毛萎缩、上皮细胞排列紊乱和功能受损,造成严重腹泻。

(3) 肠出血性大肠埃希菌(EHEC) 引起出血性结肠炎和溶血性尿毒症综合征的病原体,主要的血清型为 O157：H7。污染食物是重要的传染源,如加热不充分的牛肉和其他肉类制品,牛肉在屠宰场因接触牛粪而受到污染,人与人之间通过粪-口途径传播。1996 年肠出血型大肠埃希菌 O157：H7 曾在日本暴发流行,感染者达万人,5 岁以下儿童感染多见,症状轻重不一,可为轻度水泻至伴剧烈腹痛的血便,约 10% 可并发急性肾衰竭,血小板减少,溶血性贫血,病死率高达 3%～5%。

(4) 肠侵袭性大肠埃希菌(ELEC) 本菌主要感染大龄儿童和成人,引起痢疾样腹泻,故又称痢疾样大肠埃希菌。该菌主要依赖侵袭力和内毒素致病。细菌侵入结肠黏膜上皮后大量繁殖,死亡的细菌释放内毒素,引起肠黏膜炎症和溃疡,导致腹泻,其病变酷似细菌性痢疾。

(5) 肠集聚型大肠埃希菌(EAEC) 引起婴儿的持续性腹泻,脱水,偶有血便,不侵袭细胞。

三、防治原则

改善环境卫生，加强食品卫生的检查与检测。该菌耐药性非常普遍。

第二节 志 贺 菌 属

志贺菌属（Shigella）是引起人类细菌性痢疾的病原菌，主要的肠道病原菌之一，通称痢疾杆菌。

一、生物学性状

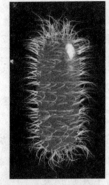

（一）形态与结构

革兰阴性小杆菌，大小为(0.5～0.7) μm×(2～3) μm，无芽孢，无荚膜，无鞭毛，多数有菌毛（彩图15-2）。有O抗原和K抗原，根据O抗原和生化反应不同将志贺菌分为痢疾志贺菌、福氏志贺菌、鲍氏志贺菌及宋内志贺菌4群。我国以福氏志贺菌多见，其次是宋内志贺菌，近年局部地区痢疾志贺菌有增多的趋势。

（二）培养特性与生化反应

为兼性厌氧菌，能在普通培养基上生长，形成中等大小，半透明的光滑型菌落。在SS选择性培养基上形成无色菌落；分解葡萄糖，产酸不产

彩图15-2 志贺菌

气，VP试验阴性，不分解尿素，不形成硫化氢。

（三）抵抗力

本菌对理化因素的抵抗力较其他肠道杆菌为弱，一般56～60℃经10 min或100℃ 1 min即被杀死，对酸和一般化学消毒剂敏感，1%石碳酸15～30 min死亡。在蔬菜、瓜果上可存活1～2周，在阴暗、潮湿、冷冻条件下能生长数周。由于磺胺及抗生素的广泛应用，志贺菌的多重耐药问题日趋严重。对氯霉素等多种抗生素敏感。

二、致病性与免疫性

（一）致病物质

1. 侵袭力

志贺菌属的菌毛能黏附于肠黏膜的上皮细胞表面，继而在侵袭蛋白作用下穿入上皮细胞内，一般在黏膜固有层繁殖形成感染灶。

2. 毒素

（1）内毒素 各型志贺细菌都具有强烈的内毒素，内毒素作用于肠壁，使其通透性增高，促进内毒素吸收，引起发热、神志障碍甚至中毒性休克等。内毒素能破坏黏膜，形成炎症、溃疡，出现典型的脓血黏液便；内毒素还作用于肠壁自主神经系统，使肠功能紊乱、肠蠕动失调和痉挛，尤其直肠括约肌痉挛最为明显，出现腹痛、里急后重等症状；另一方面可引起全身中毒症状（内毒素

血症),导致发热、意识障碍,甚至中毒性休克。

(2) 外毒素　由痢疾志贺菌 A 群 I 型和 II 型产生,该毒素具有 3 种生物活性:①神经毒性,作用于中枢神经系统;②细胞毒性,阻止小肠上皮细胞对糖和氨基酸的吸收;③肠毒性,具有类似大肠埃希菌、霍乱弧菌肠毒素的活性,可以解释疾病早期出现的水样腹泻。

(二) 所致疾病

细菌性痢疾是最常见的肠道传染病,夏秋两季患者最多,传染源主要为患者和带菌者,通过污染了志贺细菌的食物、饮水等经口感染。人类对志贺菌易感。

1. 急性细菌性痢疾

急性细菌性痢疾分为典型细菌性痢疾、非典型细菌性痢疾和中毒性细菌性痢疾 3 型。典型细菌性痢疾表现为腹痛、发热、大量水样便,1～2 d 后转为少量腹泻(有里急后重现象),便中含有多量的血、黏液和白细胞。痢疾志贺菌引起的菌痢特别严重,病死率较高,而其他志贺菌引起的感染则相对较轻,具有自限性并很少引起致死(老人和婴儿例外)。非典型细菌性痢疾因症状不典型,容易造成误诊和漏诊。中毒性细菌性痢疾多见于小儿,各型志贺细菌都可引发。发病急,常不出现腹痛、腹泻,呈现严重的全身中毒症状,若抢救不及时,往往造成死亡。

2. 慢性细菌性痢疾

急性菌痢治疗不彻底或机体抵抗力低、营养不良或伴有其他慢性病时,易转为慢性;病程多在 2 个月以上,迁延不愈。此型在流行病学中有重要意义。

3. 带菌者

带菌者包括恢复期带菌、慢性带菌和健康带菌 3 种类型,后者是主要的传染源,带菌者不能从事饮食业、炊事及保育工作。

(三) 免疫性

志贺菌属感染几乎只局限于肠道,一般不侵入血液,抗感染免疫主要是消化道黏膜表面的分泌型 IgA(sIgA),病后免疫期短,也不牢固。

三、防治原则

控制传染源,早期发现、早期隔离、彻底治疗患者;细菌污染食物、水、生活用品和手,亦可通过苍蝇污染食物而传播;因此加强食品卫生监督,水源管理。病后可获得一定的免疫力,但短暂而不稳定,且不同群、型之间无交叉免疫,故易复发和重复感染。磺胺、氯霉素、呋喃唑酮等均有疗效。

第三节　沙门菌属

沙门菌属(Salmonella)是一大群寄生于人类和动物肠道内生化反应和抗原构造相似的革兰阴性杆菌的统称。其血清型在 2 000 个以上,但对人致病的只是少数。根据其对宿主的致病性,可分为 3 类:①对人致病;②对人和动物均致病;③对动物致病。与人类关系密切的沙门菌有:伤寒沙门菌,甲、乙、丙型副伤寒沙门菌,鼠伤寒沙门菌,猪霍乱沙门菌,肠炎沙门菌等 10 余种。

一、生物学性状

（一）形态与结构

沙门菌属为革兰阴性杆菌，无芽孢，都有周鞭毛，能运动，无荚膜，多数有菌毛（彩图15-3）。

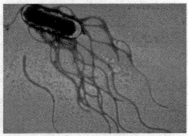

彩图15-3　伤寒杆菌

（二）培养特性与生化反应

沙门菌属为兼性厌氧菌，在普通琼脂平板上形成中等大小、半透明的S型菌落，在SS选择性培养基上形成无色菌落，不发酵乳糖和蔗糖不产生吲哚，不分解尿素，VP试验阴性，大多产生硫化氢，发酵葡萄糖、麦芽糖和甘露醇，除伤寒沙门菌产酸不产气外，其他沙门菌均产酸产气。

（三）抗原构造与分类

沙门菌属抗原构造复杂。有O、H及Vi抗原，O：H是用于分型的抗原。少数菌具有表面抗原。

（1）O抗原　为脂多糖，性质稳定。能耐100℃达数小时，不被乙醇或0.1%石炭酸破坏。决定O型抗原特异性的是脂多糖中的多糖侧链部分，以1、2、3等阿拉伯数字表示，O抗原有67种。O抗原刺激机体主要产生IgM抗体。

（2）H抗原　为蛋白质，对热不稳定，60℃经15 min或乙醇处理被破坏。H抗原刺激机体主要产生IgG抗体。

（3）Vi抗原　存在菌体表面，功能与大肠埃希菌的K抗原相似，一般认为与毒力有关，还可阻止O抗原与其相应抗体发生凝集。

（四）抵抗力

对热抵抗力不强，60℃ 1 h或65℃经15～20 min可被杀死。在水中能存活2～3周，粪便中可存活1～2个月，可在冰冻土壤中过冬；胆盐、煌绿等对该属细菌的抑制作用较对其他肠道杆菌为小，故可用其制备SS选择性培养基，利于分离粪便中的沙门菌。对一般化学消毒剂敏感，对氯霉素等多种抗生素敏感。

二、致病性与免疫性

（一）致病物质

1. 侵袭力

沙门菌侵入小肠黏膜上皮细胞，穿过上皮细胞层到达上皮下组织，细菌虽被细胞吞噬，但不被杀灭,并在其中继续生长繁殖,这可能与 Vi 抗原和 O 抗原的保护作用有关;菌毛的黏附作用也是细菌侵袭力的一个因素。

2. 内毒素

引起发热、白细胞减少,大剂量时可发生中毒性休克,内毒素可激活补体系统释放趋化因子,吸引粒细胞,导致肠道局部炎症反应。

3. 肠毒素

有些沙门杆菌,如鼠伤寒杆菌可产生肠毒素,性质类似肠产毒性大肠埃希菌的肠毒素。

(二) 所致疾病

1. 肠热症

肠热症是伤寒病和副伤寒病的总称,由伤寒沙门菌和甲、乙、丙型副伤寒沙门菌引起。典型伤寒病的病程较长,细菌到达小肠后,穿过肠黏膜上皮细胞侵入肠壁淋巴组织,经淋巴管至肠系膜淋巴结及其他淋巴组织并在其中繁殖,经胸导管进入血流,引起第一次菌血症。此时相当于病程的第 1 周,称前驱期;患者有发热、全身不适、乏力等。细菌随血流至骨髓、肝、脾、肾、胆囊、皮肤等并在其中繁殖,被脏器中吞噬细胞吞噬的细菌再次进入血流,引起第二次菌血症。此期症状明显,相当于病程的第 2~第 3 周,患者持续高热,相对缓脉,肝、脾肿大及全身中毒症状,部分病例皮肤出现玫瑰疹。存于胆囊中的细菌随胆汁排至肠道,一部分随粪便排出体外,部分菌可再次侵入肠壁淋巴组织,出现超敏反应,引起局部坏死和溃疡,严重者发生肠出血和肠穿孔,肾脏中的细菌可随尿排出。第 4 周进入恢复期,患者逐渐康复。典型伤寒的病程 3~4 周,病愈后部分患者可自粪便或尿液继续排菌 3 周至 3 个月,称恢复期带菌者;约有 3% 的伤寒患者成为慢性带菌者;副伤寒病与伤寒病症状相似,但一般较轻,病程较短,1~3 周即病愈。

2. 急性肠炎(食物中毒)

急性肠炎是最常见的沙门菌感染。多由鼠伤寒沙门菌、猪霍乱沙门菌、肠炎沙门菌等引起,系因食入未煮熟的病畜病禽的肉类、蛋类而发病,潜伏期短,一般 4~24 h,主要症状为发热、恶心、呕吐、腹痛、腹泻。细菌通常不侵入血流,病程较短,一般 2~4 d 内可完全恢复。

3. 败血症

败血症常由猪霍乱沙门菌、丙型副伤寒沙门菌、鼠伤寒沙门菌等引起。病菌进入肠道后,迅速侵入血流,导致组织器官感染,如脑膜炎、骨髓炎、胆囊炎等,出现高热、寒战、厌食、贫血等。在发热期,血培养阳性率高。

(三) 免疫性

伤寒或副伤寒病后有牢固的免疫性,很少再感染,主要依靠细胞免疫,杀死寄生在细胞内的细菌;在体液免疫方面,局部抗体较重要,尤其是 sIgA 具有特异性防止伤寒杆菌黏附于肠黏膜表面的能力,至于血循环中 IgM、IgG 抗体,对胞内寄生菌无免疫作用。

三、微生物学诊断

(一) 分离与鉴定

1. 标本

根据伤寒病的病程采取不同标本,通常第 1~2 周取血液,第 2~3 周取粪便或尿液,急性肠炎取患者吐泻物和剩余食物,败血症取血液作培养。

2. 分离培养与鉴定

血液应先接种胆汁肉汤增菌，粪便经离心沉渣可直接接种肠道杆菌选择性培养基。疑为沙门菌时，作生化反应和玻片凝集试验鉴定。

（二）血清学试验（肥达试验）

用已知的伤寒杆菌O、H抗原和甲、乙型副伤寒沙门菌的H抗原与待检血作定量凝集试验。根据抗体含量多少及其增长情况，辅助临床诊断肠热症。本试验在肠热症患者第1周末，即可出现阳性结果。判定结果时必须考虑下述情况。

1. 正常抗体水平

正常人因隐性感染或预防接种，血清中可含有一定量抗体，其效价随各地区情况而不同。一般说来，O凝集价≥1∶80、H凝集价≥1∶160、甲、乙型副伤寒沙门菌H凝集价≥1∶80时才有诊断价值。

2. 动态观察

判断肥达反应结果须结合临床症状、病期等。单次凝集效价增高，有时不能定论。如间隔数天重复采用，若效价随病程延长而逐渐上升4倍以上，有诊断意义。

3. O与H抗体的诊断意义

患肠热症后，O与H抗体在体内的消长情况不同。IgM型O抗体出现较早，持续时间仅半年左右，消失后不易受伤寒副伤寒沙门菌以外细菌的非特异性抗原刺激而重新出现。IgG型H抗体出现较晚，维持时间可长达数年，消失后易受非特异性抗原刺激而短暂地重新出现。因此：

（1）若H、O凝集效价均超过正常值　则感染伤寒、副伤寒的可能性大。

（2）H与O效价均低　则患肠热症的可能性甚小。

（3）若H效价高而O不高　可能系预防接种或非特异性回忆反应。

（4）若O效价高而H不高　可能是感染早期或其他沙门菌感染（肠炎沙门菌与伤寒沙门菌有共同O抗原）引起的疾病。

四、防治原则

控制传染源，及早隔离、治疗患者，体温正常后15 d或体温正常后每隔5 d作粪便培养1次，连续2次阴性则可解除隔离。密切接触者医学观察23 d，对饮食业从业者定期检查，发现带菌者调离饮食服务业工作，并予以治疗；切断传播途径是防止本病的关键，加强对粪便、水源、饮食卫生的管理，消灭苍蝇，养成良好的个人卫生习惯。注射伤寒、副伤寒甲、乙三联菌苗，可提高人体免疫力，降低发病率，但不良反应大，效果不佳。伤寒以氯霉素效果较好。

第四节　霍乱弧菌

霍乱弧菌（V. cholerae）是人类霍乱的病原体。霍乱是一种古老且流行广泛的烈性传染病之一，曾在世界上引起多次大流行。主要表现为剧烈呕吐、腹泻、失水，病死率甚高，属于国际检疫传染病。

霍乱弧菌包括两个生物型：古典生物型和EL-Tor生物型。这两种型别除个别生物学性状稍有不同外，在临床病理及流行病学特征上没有本质的差别。自1817年以来，全球共发生了7次世界性大流行，前6次病原菌是古典型霍乱弧菌，第7次病原菌是EL-Tor型霍乱弧菌所致。

一、生物学性状

(一) 形态与结构

革兰染色阴性,菌体短小,呈逗点状或弯形圆柱体,有一根长度达菌体 5 倍的极端鞭毛,运动活泼,有菌毛,无芽孢(彩图 15-4)。粪便直接涂片弧菌呈鱼群状排列,流星穿梭运动。

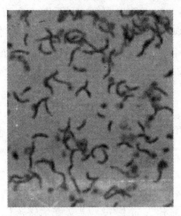

彩图 15-4 霍乱弧菌

(二) 培养特性

营养要求不高,兼性厌氧菌,耐碱而不耐酸,在 pH 值 8.8~9.0 的碱性蛋白胨水或平板中生长良好,因其他细菌在这一 pH 值时不易生长,故碱性蛋白胨水可作为选择性培养霍乱弧菌的培养基。

(三) 抗原结构

霍乱弧菌有耐热的菌体(O)抗原和不耐热的鞭毛(H)抗原,O 抗原有特异性,H 抗原为弧菌的共同抗原。根据菌体(O)抗原的不同,目前将霍乱弧菌分出 155 个血清群,其中 O1 群、O139 群引起霍乱,其余的血清群仅引起胃肠炎。

(四) 抵抗力

霍乱弧菌古典生物型对外环境抵抗力较弱,EL-Tor 生物型抵抗力较强,在河水、井水、海水中可存活 1~3 周,在鲜鱼、贝壳类食物上存活 1~2 周。霍乱弧菌对热、干燥、日光、消毒剂和酸均很敏感,在正常胃酸中仅生存 4 min,100℃ 1~2 min 可杀灭本菌,耐低温、耐碱,对庆大霉素耐药。

二、致病性与免疫性

(一) 致病物质

1. 鞭毛和菌毛

在一定条件下,霍乱弧菌进入小肠后,依靠鞭毛的运动,穿过黏膜表面的黏液层,借菌毛作用黏附于肠壁上皮细胞上,在肠黏膜表面迅速繁殖,经过短暂的潜伏期后便急骤发病。

2. 霍乱肠毒素

霍乱肠毒素为不耐热肠毒素,56℃经 30 min,即可破坏其活性。霍乱肠毒素有 A 和 B 两个亚单位。A亚单位具有肠毒素的生物活性，B亚单位具有与小肠黏膜上皮细胞受体结合，介导A亚单位进入细胞内，激活细胞内腺苷酸环化酶，使细胞内cAMP浓度升高。导致肠黏膜上皮细胞分泌功能亢进，使大量体液和电解质进入肠腔而发生剧烈吐泻。

（二）所致疾病

传染源为患者和带菌者，主要通过污染的水源或食物经口传染，人类在自然情况下是霍乱弧菌的唯一易感者。该菌不侵入肠上皮细胞和肠腺，也不侵入血流，仅在局部繁殖和产生霍乱肠毒素，此毒素作用于肠黏膜上皮细胞与肠腺使肠液过度分泌，患者在感染后2～3 d突然出现剧烈呕吐、腹泻，泻出物呈"米泔水样"并含大量弧菌，此为本病典型的特征。在疾病最严重时，每小时失水量可高达1 L，因大量失水、电解质紊乱，出现代谢性酸中毒，如不及时治疗，常因休克、肾衰而死亡。

（三）免疫性

病后机体可产生对同群菌的牢固免疫力，以体液免疫为主，患过霍乱的人可获得牢固的免疫力，再感染者少见。

三、防治原则

改善环境卫生，加强饮水消毒和食品卫生。建立健全腹泻门诊，对腹泻患者进行登记和采便培养是发现霍乱患者的重要方法，对患者及时进行隔离和治疗。提高人群的免疫力，口服O1群霍乱弧菌活疫苗经初步应用效果较好，O139群疫苗正在研究中。及时补充液体和电解质以及抗生素的使用是治疗霍乱的关键。

第五节　幽门螺杆菌

一、生物学性状

幽门螺杆菌（Helicobacter pylori，HP）是螺杆菌属的代表菌。革兰染色阴性，菌体大小为$(0.5～1)\mu m×3.5\ \mu m$，呈螺旋形或S形，一端或两端有2～6根鞭毛。微需氧，营养要求高，生化反应不活泼，不分解糖类。过氧化氢酶和氧化酶均为阳性。尿素酶丰富，可快速分解尿素释放氨，是鉴定本菌的重要依据。

二、致病性

幽门螺杆菌被认为与胃炎、胃溃疡及胃癌的发生有关，推测原因：①胃酸分泌功能低下的人是该菌的易感者；②寄生于较厚的黏液层中，使细菌免于胃酸的灭菌作用；③运动活跃，可在黏液层内迁至合适pH值处；④细菌的内毒素和其他毒素损伤黏膜细胞，导致胃炎和胃溃疡；⑤产生大量尿素酶，分解尿素产生氨，可以中和胃酸，同时生成的氨可以破坏黏膜细胞，促进溃疡形成。

幽门螺杆菌也被认为与胃癌的发生关系密切，幽门螺杆菌寄居处常见胃上皮增生，该菌感染时胃内亚硝胺、亚硝基化合物增多，有可能导致DNA突变致癌。

三、防治原则

预防主要为及时发现患者和携带者，并给予抗幽门螺杆菌治疗，做好内镜等医疗器械消毒，注意环境和饮食卫生。

▌▌▌◀ 思考题 ▶▌▌▌

1. 大肠埃希菌最常见的肠道外感染有哪些?
2. 肥达试验中,O 与 H 抗体的诊断意义是什么?
3. 霍乱弧菌的主要致病物质是什么? 简述其作用机制。
4. 沙门菌属细菌可引起哪些疾病?

病例分析

　　患者,男性,40 岁,持续高热 1 周。近日体温有所下降,但出现腹泻,且全身中毒症状明显。查体:肝、脾肿大,皮肤见玫瑰疹。实验室检查:血白细胞减少,中性粒细胞占 60%;血细菌培养阴性。

讨论:引起消化道感染的细菌有哪些? 该患者可能的诊断及依据? 还需要做哪些检查?

分析:1. 经消化道感染细菌有大肠埃希菌、志贺菌、沙门菌、霍乱弧菌和幽门螺杆菌等。
　　　2. 患者为肠伤寒。依据:①持续高热 1 周,且有腹泻、全身中毒症状。②体检:肝、脾肿大,皮肤见玫瑰疹。③化验:血细胞减少,中性粒细胞占 60%。
　　　3. ①取患者的血清做肥达试验,若效价高于正常值,即可确诊;若效价低于正常值,可逐周复查,若效价递增 4 倍以上即可确诊。②第 2 周取患者粪便分离培养,做生化鉴定、血清学鉴定,若为阳性即可确诊。

创伤感染病原菌

掌握 破伤风梭菌致病条件及特异性防治措施。
熟悉 创伤感染细菌的形态特点及所致疾病。
了解 葡萄球菌、链球菌产生的致病物质。

人类遭受各种创伤(如外伤、战伤、烧伤、各种手术损伤、静脉或其他腔管创伤性操作等)后,多种病原菌会侵入伤口,引起感染,且感染的表现多种多样,如化脓性感染、厌氧性感染、全身性感染等,这类病原菌称为创伤感染病原菌。本章重点介绍葡萄球菌、链球菌、破伤风梭菌和产气荚膜梭菌。

第一节 葡萄球菌属

葡萄球菌属(Staphylococcus)是一群革兰阳性球菌,因常堆聚成葡萄串状,故名。本菌广泛分布于自然界和人、动物的皮肤以及与外界相通的腔道中,多数为非致病菌,少数可导致疾病。葡萄球菌是最常见的化脓性球菌,医务人员带菌率可达70%,是医院交叉感染的重要传染源。

一、生物学性状

(一)形态染色

革兰染色为阳性,球形或稍呈椭圆形,直径 1.0 μm 左右,排列成葡萄状,无鞭毛,不能运动,无芽孢(彩图 16-1)。

2. 培养特性

营养要求不高,在普通培养基上生长良好,在含有血液和葡萄糖的培养基中生长更佳,需氧或兼性厌氧,最适温度为37℃,最适 pH 值为7.4;在肉汤培养基中24 h后呈均匀混浊生长,在琼脂平板上形成圆形凸起、边缘整齐、表面光滑、湿润、不透明的菌落。

3. 分类

根据产生的色素、生化反应等表现不同分为金黄色葡萄球菌、表皮葡萄球菌和腐生葡萄球菌。其中金黄色葡萄球菌是引起人类疾病的重要病原菌。

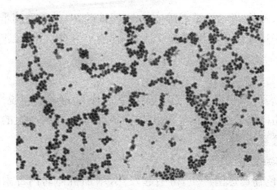

彩图 16-1　葡萄球菌

4. 抗原结构

葡萄球菌抗原构造复杂,已发现的在 30 种以上,主要有磷壁酸、A 蛋白、荚膜多糖等抗原。其中葡萄球菌 A 蛋白(SPA)是存在于细胞壁的一种表面蛋白,90％以上金黄色葡萄球菌菌株有此抗原。SPA 与人及多种哺乳动物血清中的 IgG 的 Fc 段结合,因而可用含 SPA 的葡萄球菌作为载体,结合特异性抗体,进行协同凝集试验。A 蛋白有抗吞噬作用,还有激活补体替代途径等活性。

5. 抵抗力

在不形成芽孢的细菌中葡萄球菌抵抗力最强。加热 80℃ 30 min 才能将其杀灭,于干燥的脓汁或痰液可存活 2～3 个月;对碱性染料敏感,1：(100 000～200 000)的龙胆紫溶液可抑制其生长;对青霉素、金霉素、红霉素和庆大霉素高度敏感,但易产生耐药性,目前对青霉素的耐药菌株高达 90％。

二、致病性

(一)致病物质

1. 血浆凝固酶

血浆凝固酶是能使含有枸橼酸钠或肝素抗凝剂的人或兔血浆发生凝固的物质,致病菌株多能产生,常作为鉴别葡萄球菌有无致病性的重要标志。凝固酶和葡萄球菌的毒力关系密切。凝固酶阳性菌株进入机体后,使血液或血浆中的纤维蛋白沉积于菌体表面,阻碍体内吞噬细胞的吞噬,即使被吞噬后,也不易被杀死。同时,凝固酶集聚在菌体四周,亦能保护病菌免受血清中杀菌物质的作用。葡萄球菌引起的感染易于局限化和形成血栓,也与凝固酶的生成有关。

2. 葡萄球菌溶血素

多数致病性葡萄球菌产生溶血等。按抗原性不同,至少有 α、β、γ、δ、ε 共 5 种,对人类起致病作用的主要是 α 溶血素。α 溶血素还能使小血管收缩,导致局部缺血和坏死,并能引起平滑肌痉挛。α 溶血素是一种外毒素,具有良好的抗原性。经甲醛处理可制成类毒素。

3. 杀白细胞素

能杀死人和兔的中性粒细胞和巨噬细胞。杀白细胞素在抵抗宿主吞噬细胞、增强病原菌侵袭力方面有意义。

4. 肠毒素

从临床分离的金黄色葡萄球菌,约 1/3 产生肠毒素,葡萄球菌肠毒素按抗原性不同可分为 A、B、C1、C2、C3、D、E、G、H 共 9 个血清型。肠毒素可引起急性胃肠炎即食物中毒,与产毒菌株污染了牛奶、肉类、鱼虾、蛋类等食品有关,在 20℃ 以上经 8～10 h 即可产生大量的肠毒素。肠毒素是一种可溶性蛋白质,耐热,经100℃煮沸30 min不被破坏,也不受胰蛋白酶的影响,故误食污染肠毒素的食物后,在肠道作用于神经细胞受体,刺激呕吐中枢,引起以呕吐为主要症状的急性胃肠炎。

5. 表皮溶解毒素

表皮溶解毒素也称表皮剥脱毒素,引起人类或新生小鼠的表皮剥脱性病变。主要发生于新生儿和婴幼儿,引起烫伤样皮肤综合征,主要由噬菌体Ⅱ型金葡菌产生的一种蛋白质,具有抗原性,可被甲醛脱毒成类毒素。

6. 毒性休克综合征毒素-1(TSST-1)

系噬菌体Ⅰ群金黄色葡萄球菌产生,可引起发热,增加机体对内毒素的敏感性,引起机体多个器官系统的功能紊乱,而导致休克。

7. 其他

葡萄球菌尚可产生葡激酶,亦称葡萄球菌溶纤维蛋白酶,产生耐热核酸酶、透明质酸酶、脂酶等。

(二) 所致疾病

1. 侵袭性疾病

侵袭性疾病主要指引起的化脓性炎症。葡萄球菌可通过多种途径侵入机体,导致皮肤或器官的多种感染,甚至败血症。

(1) 皮肤软组织感染 主要有疖、痈、毛囊炎、脓痤疮、伤口化脓等。

(2) 内脏器官感染 如肺炎、脓胸、中耳炎、脑膜炎、心包炎、心内膜炎等,主要由金葡菌引起。

(3) 全身感染 如败血症、脓毒血症等,多由金葡菌引起,新生儿或机体防御可能严重受损时表皮葡萄球菌也可引起严重败血症。

2. 毒素性疾病

毒素性疾病是指金葡菌产生的有关外毒素引起。

(1) 食物中毒 进食含肠毒素食物后1～6 h即可出现症状,如恶心、呕吐、腹痛、腹泻,大多数患者于数小时至1 d内恢复。

(2) 烫伤样皮肤综合征 多见于新生儿、幼儿和免疫功能低下的成人,开始有红斑,1～2 d开始皮起皱,继而形成水疱,至表皮脱落。由表皮溶解毒素引起。

(3) 毒性休克综合征 由TSST-1引起,是一种急性发作的多系统损害的病症。主要表现为高热、低血压、红斑皮疹伴脱屑和休克等,半数以上患者有呕吐、腹泻、肌痛、结膜及黏膜充血,肝、肾功能损害等,偶有心脏受累的表现。

(4) 假膜性肠炎 本质是一种菌群失调性肠炎,病理特点是肠黏膜被一层炎性假膜所覆盖。该假膜由炎性渗出物、肠黏膜坏死块和细菌组成。现认为主要是由艰难梭菌所致,金葡菌仅为伴随菌。

三、防治原则

1) 注意个人卫生,皮肤创伤应及时处理,防止本菌的繁殖。

2) 加强医务人员的无菌概念,严格无菌操作,防止医源性感染,勿滥用抗生素。

3) 根据药敏试验结果选用有效的抗菌药物。

第二节 链球菌属

链球菌属(streptococcus)是化脓性球菌的另一类常见的细菌,广泛存在于自然界和人体呼吸道、消化道及泌尿生殖道,引起各种化脓性炎症,还可引起猩红热、丹毒、新生儿败血症、产褥热以及链球菌变态反应性疾病等。

一、生物学性状

(一)形态结构

革兰染色阳性,球形或卵圆形,直径为 0.6～1.0 μm,呈链状排列,短者由 4～8 个细菌组成,长者由 20～30 个细菌组成。幼龄培养物大多可见到透明质酸形成的荚膜。无芽孢,无鞭毛(彩图 16-2)。

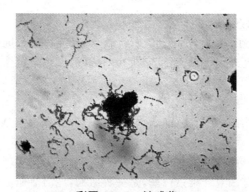

彩图 16-2 链球菌

(二)培养特性

需氧或兼性厌氧,营养要求较高。普通培养基中需加有血液、血清、葡萄糖等才能生长。最适温度 37℃,最适 pH 值为 7.4～7.6,血琼脂平板上形成灰白、光滑、圆形突起小菌落,不同菌株有不同溶血现象。

(三)抗原结构

(1)核蛋白抗原　或称 P 抗原,无特异性,各种链球菌均同,与葡萄球菌有交叉。

(2)多糖抗原　或称 C 抗原,为群特异性抗原。

(3)蛋白质抗原　或称表面抗原。位于 C 抗原外层,具有型特异性,有 M、R、T、S 等 4 种不同性质的抗原组分,M 蛋白与致病有关。

(四)分类

1. 根据溶血现象分类

(1)甲型溶血性链球菌　菌落周围有 1～2 mm 宽的草绿溶血环,称甲型溶血或 α 溶血。这类链球菌亦称草绿色链球菌,为条件致病菌。

（2）乙型溶血性链球菌　菌落周围形成 1 个宽 2～4 mm，界限分明、完全透明的溶血环，完全溶血，称乙型溶血或 β 溶血，这类细菌又称溶血性链球菌，致病力强，引起多种疾病。

（3）丙型链球菌　不产生溶血素，菌落周围无溶血环，故又称不溶血性链球菌，一般不致病。

2. 根据抗原结构分类

按 C 抗原不同可分类 20 个群（A～H，K～V），对人致病的 90% 属于 A 群。

3. 根据对氧需求分类

根据对氧需求分类可分为需氧、兼性厌氧和厌氧三大类链球菌。

（五）抵抗力

链球菌抵抗力不强，55℃ 可杀死大部分链球菌，对一般消毒剂敏感，在干燥尘埃中可存活数日，对青霉素、红霉素、氯霉素、四环素等均敏感，耐药性低。

二、致病性

（一）致病物质

A 群链球菌有较强的侵袭力，可产生多种酶和外毒素。

（1）M 蛋白　是链球菌细胞壁中的蛋白质组分，具有抗吞噬和抗吞噬细胞内的杀菌作用。M 蛋白有抗原性，且与心肌、肾小球基底膜存在共同抗原，可刺激机体产生特异性抗体，故与变态反应疾病有关。

（2）脂磷壁酸（LTA）　与细菌黏附于宿主细胞表面有关，大多数 LAT 位于细胞膜和肽聚糖之间，通过肽聚糖孔伸展至细菌细胞表面，人类口腔黏膜和皮肤上皮细胞、血细胞等细胞膜上均有 LAT 的结合位点。

（3）透明质酸酶　能分解细胞间质的透明质酸，使病菌易于在组织中扩散，又称为扩散因子。

（4）链激酶　又称链球菌溶纤维蛋白酶，是一种激酶，能激活血液中的血浆蛋白酶原，成为血浆蛋白酶，即可溶解血块或阻止血浆凝固，有利于细菌在组织中的扩散。

（5）链道酶　又名脱氧核糖核酸酶，此酶能分解黏稠脓液中具有高度黏性的 DNA，使脓汁稀薄易于扩散。

（6）链球菌溶素　有溶解红细胞，破坏白细胞及毒害心脏的作用，主要有链球菌溶素 O（SLO）和链球菌溶素 S（SLS）两种。SLO 对氧敏感，免疫原性强，85%～90% 链球菌感染患者于感染后 2～3 周至病愈后数月到 1 年内可检出 SLO 抗体含量，风湿热患者血清中 SLO 抗体显著升高，一般其效价在 1∶400 以上。因此，测定抗 SLO 抗体含量，可作为风湿热及其活动性的辅助诊断。

（7）致热外毒素　曾称红疹毒素或猩红热毒素，是人类猩红热的主要致病物质，该毒素是蛋白质，对热稳定，抗原性强。该毒素还有内毒素样的致热作用，对细胞或组织有损害作用。

（二）所致疾病

A 族链球菌引起疾病占人类链球菌感染的 90% 以上，所致疾病分为化脓性、中毒性和变态反应 3 类。

1. 化脓性炎症

由皮肤伤口侵入，引起皮肤及皮下组织化脓性炎症，如疖、痈、蜂窝织炎、丹毒等；沿淋巴管扩张引起淋巴管炎，败血症等；经呼吸道侵入，常有急性扁桃腺炎、咽峡炎，并蔓延周围引起脓肿、中耳炎、气管炎、肺炎等；经产道感染引起产褥热。

2. 猩红热

由产生致热外毒素的 A 群链球菌所致的急性呼吸道传染病,临床特征为发热、咽峡炎、全身弥漫性皮疹和疹退后的明显脱屑。

3. 变态反应疾病

(1) 风湿热 由 A 群链球菌的多种型别引起,临床表现以关节炎、心肌炎为主。

(2) 急性肾小球肾炎 多见于儿童和少年,临床表现为蛋白尿、水肿和高血压。

4. 其他链球菌的致病

(1) B 族链球菌 当机体免疫功能低下时,可引起皮肤感染、心内膜炎、产后感染、新生儿败血症和新生儿脑膜炎。

(2) 甲型(草绿色)链球菌 人类口腔和上呼吸道的正常菌群,若心脏瓣膜已有缺陷或损伤,本菌可在损伤部位繁殖,引起亚急性细菌性心内膜炎。在拔牙或摘除扁桃体时,寄居在口腔、龈缝中的草绿色链球菌可侵入血流引起菌血症。

三、防治原则

链球菌感染主要通过飞沫传染,要对患者和带菌者及时进行治疗,减少传染源。对急性扁桃腺炎、咽峡炎患者要治疗彻底,以防止急性肾小球肾炎、风湿热等的发生,治疗 A 群链球菌感染,青霉素 G 为首选药物。

第三节　破伤风梭菌

厌氧芽孢梭菌属(Clostridium)细菌是一群专性厌氧能形成芽孢,G$^+$粗大杆菌。本属种类繁多,多为土壤中的腐物寄生菌,少数为致病菌,如破伤风梭菌、产气荚膜梭菌、肉毒梭菌等。

破伤风梭菌(C. tetani)是引起破伤风的病原菌,大量存在于人和动物肠道中,由粪便污染土壤,经伤口感染引起疾病。

一、生物学性状

(一) 形态与结构

破伤风梭菌菌体细长,长为 4～8 μm,宽为 0.3～0.5 μm,周身有鞭毛,芽孢呈圆形,位于菌体顶端,直径比菌体宽大,似鼓槌状,是本菌形态上的特征(彩图 16-3)。繁殖体为革兰阳性,带芽孢的菌体易转为革兰阴性。

(二) 培养与生化反应

破伤风梭菌为专性厌氧菌,最适生长温度为 37℃,pH 值为 7.0～7.5,营养要求不高,在普通琼脂平板上培养 24～48 h 后,可形成直径 1 mm 以上不规则的菌落,在血琼脂平板上有明显溶血环,在疱肉培养基中培养,肉汤浑浊,肉渣部分被消化,微变黑,产生气体。

(三) 抵抗力

本菌繁殖体抵抗力与其他细菌相似,但芽孢抵抗力强。在土壤中可存活数十年,能耐煮沸 40～50 min。对青霉素敏感。

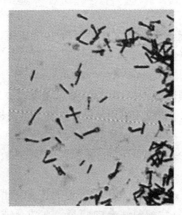

彩图 16-3　破伤风梭菌

二、致病性

（一）致病条件

伤口的厌氧环境是破伤风梭菌感染的重要条件。窄而深的伤口（如刺伤），有泥土或异物污染，或大面积创伤、烧伤、坏死组织多，局部组织缺血或同时有需氧菌或兼性厌氧菌混合感染，均易造成厌氧环境，有利于破伤风杆菌生长。

（二）致病物质

破伤风梭菌能产生强烈的外毒素，即破伤风痉挛毒素。破伤风痉挛毒素是一种神经毒素，为蛋白质，不耐热，可被肠道蛋白酶破坏，故口服毒素不起作用。破伤风毒素的毒性非常强烈，仅次于肉毒毒素。

（三）所致疾病

破伤风梭菌没有侵袭力，只在污染的局部组织中生长繁殖，一般不入血流。当局部产生破伤风痉挛毒素吸收入血，形成毒血症而发病。毒素能与神经组织中的神经节苷脂结合，封闭了脊髓抑制性突触末端，阻止释放抑制冲动的传递介质甘氨酸和 γ 氨基丁酸，从而破坏上下神经元间的正常抑制性冲动的传递，导致横纹肌痉挛，发生破伤风。破伤风多见于战伤。平时除创伤感染外，分娩时断脐不洁、手术器械灭菌不严，均可引起发病。新生儿破伤风（俗称脐带风）尤为常见。破伤风潜伏期不定，短的 1～2 d，长的达 2 个月，平均 7～14 d。潜伏期越短，病死率越高。发病早期有发热、头痛、不适、肌肉酸痛等前驱症状，局部肌肉抽搐，出现张口困难，咀嚼肌痉挛，患者牙关紧闭，呈苦笑面容。继而颈部、躯干和四肢肌肉发生强直收缩，身体呈角弓反张，面部发绀、呼吸困难，最后可因窒息而死。病死率约 50%，新生儿和老年人尤高。

三、预防原则

破伤风一旦发病，疗效不佳，应以预防为主。

（一）正确处理伤口

及时清创扩创，破坏厌氧环境。

（二）特异性预防

1. 人工自动免疫

对儿童、军人和其他易受外伤的人群有计划地进行类毒素预防注射，具有重要意义。

2. 人工被动免疫

注射破伤风抗毒素（TAT）可获得被动免疫，用途有两方面：

（1）紧急预防　一般肌内注射 1 500～3 000 U。

（2）特异治疗　一般用 10 万～20 万 U，但使用 TAT 时应预防过敏反应。

（三）大剂量使用抗生素

四环素、红霉素类可以抑制破伤风梭菌在伤口局部繁殖。

第四节　产气荚膜梭菌

产气荚膜梭菌（C. perfringens）是气性坏疽的主要病原菌。气性坏疽是战时多见的一种严重的创伤感染，以局部水肿、产气、肌肉坏死及全身中毒为特征。病原菌有 6～9 种之多，常为混合感染。以产气荚膜梭菌为最多见（占 60%～90%）。

一、生物学性状

产气荚膜梭菌为革兰阳性粗大梭菌，大小为（3～4）μm×（1～1.5）μm。芽孢呈卵圆形，芽孢宽度不比菌体大，位于中央或末次端。在脓汁、坏死组织或感染动物脏器的涂片上，可见有明显的荚膜，无鞭毛，不能运动（彩图 16-4）。厌氧程度不如破伤风梭菌要求高。在血液琼脂平板上菌落较大、灰白色、不透明，边缘呈锯齿状，多数菌株有双层溶血环。在牛乳中分解糖产酸而使酪蛋白凝固，产生的大量气体将凝固的酪蛋白上冲，这种现象称为"汹涌发酵"，是本菌的特点之一。

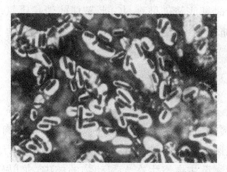

彩图 16-4　产气荚膜芽孢梭菌

二、致病性

（一）致病物质

产气荚膜梭菌既能产生强烈的外毒素，又有多种侵袭性酶，并有荚膜，构成其强大的侵袭力，引起感染致病。毒素的毒性虽不如肉毒毒素和破伤风毒素强，但种类多，外毒素有 α、β、γ 等 12 种，和具有毒性作用的多种酶，如卵磷脂酶、纤维蛋白酶、透明质酸酶、胶原酶和 DNA 酶等，构成强大的侵袭力。根据细菌产生外毒素的种类差别，可将产气荚膜梭菌分成 A、B、C、D、E 共 5 个型。对人致病的主要是 A 型，引起气性坏疽和食物中毒。C 型则引起坏死性肠炎。在各种毒素和酶中，以 α 毒素最为重要，α 毒素是一种卵磷脂酶，能损伤多种细胞的胞膜，引起溶血、组织坏死，血管内皮细胞损伤，使血管通透性增高，造成水肿。此外，θ 毒素有溶血和破坏白细胞的作用，胶原酶能分解肌肉和皮下的胶原组织，使组织崩解，透明质酸酶能分解细胞间质透明质酸，有利于病变扩散。

（二）所致疾病

本菌能引起人类多种疾病，其中最重要的是气性坏疽。

1. 气性坏疽

以局部剧痛、水肿、胀气、组织迅速坏死、分泌物恶臭，伴有全身毒血症为特征的急性感染。潜伏期较短，一般只有 8～48 h。由于本菌分解组织中的糖，产生大量气体充塞组织间隙，造成气肿，挤压软组织，阻碍血液循环，进一步促使肌肉坏死。同时毒素还可引起血管壁通透性增高，浆液渗出，形成扩散性水肿，以手触压肿胀组织可发生"捻发音"。疼痛剧烈，蔓延迅速，最后形成大块组织坏死。细菌一般不侵入血流，局部细菌繁殖产生的各种毒素以及组织坏死产生的毒性物质被吸收入血，引起毒血症而死亡。

2. 食物中毒

某些 A 型菌株能产生肠毒素，进食被其污染的食物后，可引起食物中毒。潜伏期短，8～22 h，发生腹痛、腹泻、便血等症状，较少呕吐，一般不发热，1～2 d 内可自愈。

3. 急性坏死性肠炎

由 C 型产气荚膜梭菌引起，致病物质可能为 β 毒素。潜伏期不到 24 h，发病急，有剧烈腹痛、腹泻、肠黏膜出血性坏死，粪便带血；可并发周围循环衰竭、肠梗阻、腹膜炎等，病死率达 40%。

三、防治原则

预防措施主要是早期及时彻底清创处理，扩创，破坏或消除厌氧环境，必要时截肢，防止病灶扩散，早期可用多价抗毒素血清，合并给予大剂量青霉素以杀灭细菌和其他混合感染细菌。

第五节　无芽孢厌氧菌

在细菌引起的感染中，厌氧梭状芽孢杆菌（破伤风、气性坏疽、肉毒梭菌等）所引起的感染早引起临床重视。无芽孢厌氧菌感染却常被忽视，近年来发现无芽孢厌氧菌引起感染逐年增加，引起临床广泛重视。无芽孢厌氧菌主要寄生在人和动物的体内，尤以口腔、肠道和阴道内最多，与兼性厌氧菌共同构成体内的正常菌群，占正常菌群的 90% 以上。

一、种类及分布

无芽孢厌氧菌种类繁多，包括革兰阳性及革兰阴性的杆菌和球菌，有 30 部属，167 种。它们广泛分布于人和动物的皮肤、口腔、胃肠道和泌尿生殖道，是人体正常菌群的重要组成部分。同时也是人体的条件致病菌，常引起内源性混合感染。在细菌感染中，约 60% 有厌氧菌参与，其中

90％为无芽孢厌氧菌。在所有临床厌氧菌感染中,以革兰阴性菌脆弱类杆菌感染最为常见。

二、致病性

(一)致病物质

有内毒素、荚膜、菌毛以及所产生的肝素酶和胶原酶。

(二)致病条件

在下述条件下无芽孢厌氧菌才引起内源性感染。
1)因手术、拔牙等原因,使屏障作用受损致细菌侵入非正常寄居部位。
2)长期应用抗生素治疗使正常菌群失调。
3)机体免疫力减退。
4)局部组织供血不足、组织坏死或有异物及需氧菌混合感染,形成局部组织厌氧微环境。

(三)所致疾病

无芽孢厌氧菌的致病力往往不强,细菌的种类不同其致病物质也不完全相同。无芽孢厌氧菌的感染往往无特定的病型,常引起局部的炎症、脓肿和组织坏死等,并可累及全身各个部位,其感染有如下特征:①感染部位接近黏膜表面,发生在口腔、鼻窦、鼻咽部、胸腔、腹腔和肛门、会阴附近的炎症、脓肿及其深部脓疱;②分泌物为血性或黑色,并有恶臭;③分泌物涂片镜检可见细菌,而一般培养则无细菌生长;④长期使用氨基糖苷类抗生素治疗无效。

三、预防原则

注意清洗伤口,去除坏死组织,维持局部良好的血液循环,防止局部形成厌氧的微环境,正确选用抗生素。

第六节　其他创伤感染病原菌

铜绿假单胞菌(P. aeruginosa)俗称绿脓杆菌,广泛存在于自然界,是一种常见的条件致病菌。G^-杆菌,大小为$(0.5\sim1.0)\ \mu m\times(1.5\sim3.0)\ \mu m$,直或稍弯,一端有$1\sim3$根鞭毛,运动活泼,无芽孢。需氧,在普通培养基上生长良好,由于细菌生长时能产生绿色水溶性色素,故使培养基呈绿色。

铜绿假单胞菌能产生多种与毒力有关的物质,如内毒素、外毒素 A、弹性蛋白酶、胶原酶、胰肽酶等,其中以外毒素 A 最为重要。铜绿假单胞菌感染主要为机会性感染,由于在环境中广泛存在,加之多种传播途径和污染,因此易感染,特别在由各种原因所致的人体抵抗力低下时,或长期化疗或使用免疫抑制剂的患者。是医院内感染的重要病菌,10％的医院内感染是由该菌引起,尤其是在烧伤、肿瘤病房和介入诊断治疗(内镜和导管)后,该菌感染力高达 30％,常见于烧伤或创伤部位、中耳、角膜、尿道和呼吸道。也可引起心内膜炎、胃肠炎、脓胸甚至败血症。脓汁呈绿色,带臭味。

治疗选用青霉素类、氨基糖苷类、头孢类等抗生素,联合用药可减少耐药菌株的产生。严格消毒措施对预防感染有重要作用。由于铜绿假单胞菌菌型多,与毒力有关的物质也有多种,因此理想的菌苗仍在研制之中。

▮▮▮◗ 思考题 ◖▮▮▮

病例分析

　　患者高热、咳脓痰。血白细胞升高,中性93%。X线胸片提示肺脓肿。2个月前患者背部皮肤脓肿,至今未愈。

讨论: 1. 最可能的诊断是什么?

　　　 2. 为明确诊断需要做哪些检查?

　　　 3. 最可能的致病菌是哪种细菌?

提示: 1. 常见的创伤感染有哪些,有化脓性表现的又有哪些?

　　　 2. 细菌性感染明确病原学诊断的方法有哪些?

　　　 3. 注意病灶的发展与迁移。

第十七章

引起食物中毒细菌

●▶▶▶ 学习目标 ●▶▶

掌握 各种细菌引起食物中毒的特点。
熟悉 食物中毒的防治原则。
了解 引起食物中毒细菌的形态特征。

细菌性食物中毒系指由于进食被细菌或其毒素所污染的食物引起的急性中毒性疾病。致病菌有副溶血性弧菌、肉毒梭菌、沙门菌、葡萄球菌、产气荚膜梭菌及蜡样芽孢杆菌。

第一节　副溶血性弧菌

副溶血性弧菌(Vibrio parahaemolyticus)是一种嗜盐菌,存在于近海的海水以及鱼、贝类海产品中,主要引起食物中毒。

一、生物学性状

革兰染色阴性,呈弧形、杆状及丝状等多形性,菌体一端有单鞭毛(彩图17-1)。营养要求不高,在外界环境中可长期生存。本菌嗜盐,在培养中以含 35 g/L NaCl 最为适宜,无盐则不能生长,不耐热、不耐酸。副溶血性弧菌对不同动物的红细胞的溶血作用不同,绝大多数(95%)致病性副溶血性弧菌使人、兔等动物的红细胞溶解,但不溶解马的红细胞,此为神奈川现象(Kanagawa phenomenon,KP),是鉴定致病菌株与非致病菌株的一项重要指标。

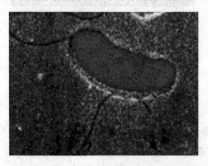

彩图 17-1　副溶血性弧菌

二、致病性

引起食物中毒的确切致病机制尚未阐明。致病菌株（KP$^+$）现已分离出 2 种致病因子，一种为耐热直接溶血素，动物实验表明具有细胞毒和心脏毒两种作用。另一种为耐热相关溶血素。功能与耐热溶血素相似。副溶血性弧菌可经海产品及盐腌食品传播，常见的海产品为海蜇、鱼、蟹类、毛蚶等。食用被污染的食品后，经 2～26 h 潜伏期，患者主要症状为腹痛、腹泻、呕吐、畏寒与发热。粪便多为水样。该病多发于夏秋季，病程较短，一般经 3～4 d 即可恢复。

三、防治原则

预防原则与其他细菌引起的食物中毒类似，生熟食操作时防止交叉感染，动物性食品煮熟煮透。治疗可用抗菌药物，如庆大霉素和 SMZ，严重病例需输液和补充电解质。

第二节　肉 毒 梭 菌

肉毒梭菌（C. botulinum）为腐物寄生菌，广泛分布于土壤和动物粪便中。本菌在厌氧环境中能产生强烈的肉毒毒素，若误食此毒素污染的食物，可引起肉毒病，最常见的是肉毒中毒和婴儿肉毒病。

一、生物学性状

革兰阳性粗大杆菌。单独或成芽孢椭圆形，大于菌体，位于次极端，使菌体似网球拍状，有周身鞭毛，无荚膜（彩图 17-2）。严格厌氧，在普通琼脂培养基上形成不规则的菌落，血液琼脂平板上有 β 溶血，能消化肉渣，使之变黑，有腐败恶臭。芽孢抵抗力甚强，可耐热 100℃ 1 h 以上，需经高压蒸汽 121℃ 30 min 才能将其杀死。

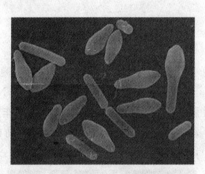

彩图 17-2　肉毒梭菌

二、致病性

（一）致病物质

肉毒梭菌的致病作用主要是其毒性强烈的外毒素。肉毒梭菌的外毒素是已知毒素中最强烈的一种神经外毒素，它比氰化钾毒力还大 1 万倍，对人致死量为 1～2 μg，纯化的肉毒毒素 1 mg 能杀死 2 亿只小鼠。与典型的外毒素不同，并非由活的细菌释放，而是待细菌死亡自溶后游离出来,经肠道中的胰蛋白酶或细菌产生的蛋白激酶作用后方具有毒性,且能抵抗胃酸和消化酶的破坏。根据毒素抗原性不同,可分为 A~G 各型。其中主要引起人类食物中毒的为 A、B、E 型,各型之间抗原性不同,其毒性只能被相应的抗毒素中和。

(二) 所致疾病

1. 食物中毒(肉毒中毒)

肉毒中毒的发生,主要由于豆类、肉类、腊肠及罐头食品等被肉毒梭菌或芽孢污染,在厌氧条件下繁殖产生外毒素,被人食入所引起。肉毒毒素经肠道吸收后进入血液,作用于脑神经核、神经接头处以及植物神经末梢,阻止乙酰胆碱的释放,妨碍神经冲动的传导而引起肌肉松弛性麻痹。出现全身无力、视物模糊不清、吞咽及呼吸困难,严重者可因呼吸衰竭或心力衰竭而死亡。因毒素不直接刺激肠黏膜,故无明显的消化道症状。

2. 婴儿肉毒病

婴儿肉毒病是由于婴儿肠道内缺乏能拮抗肉毒梭菌的正常菌群,食用被肉毒梭菌污染的食品后,芽孢在这情况下定居于盲肠,繁殖产生毒素引起的感染性中毒。主要表现为便秘、吮乳无力、吞咽困难、眼睑下垂以及全身肌张力减退。严重者因呼吸肌麻痹而造成婴儿猝死。主要见于1岁以下儿童。

三、防治原则

预防的原则是加强食品卫生的管理,特别是腊肉、罐头等腌制食品或发酵的豆、面制品制作和保存。禁止出售与食用变质食物,多价抗毒素血清可作紧急预防和治疗。

第三节 其他引起食物中毒的细菌

一、沙门菌

引起食物中毒的沙门菌比较常见为鼠伤寒沙门菌、肠炎沙门菌、猪霍乱沙门菌、病牛沙门菌等。沙门菌广泛存在于多种家畜、多种家禽、鸟类、鼠类、鱼类及野生动物的肠腔中。蛋类、乳类及肉类制品容易受到污染。进食未煮熟的该类食品易造成感染。需要指出的是,沙门菌在食品中繁殖后,并不影响食品的色、香、味。沙门菌潜伏期短,一般为 4~24 h。通常在感染后 18 h 出现发热、呕吐、腹痛、腹泻(水样),一般在 3~5 d 内恢复,多数病例可自愈,严重者可因严重脱水、休克、肾功能衰竭而死亡。

二、葡萄球菌

引起食物中毒的病原菌为产肠毒素的金黄色葡萄球菌。该毒素耐热,加热 100℃ 30 min 不破坏;在消化道中不被蛋白酶水解,食入含葡萄球菌肠毒素污染的蛋白、淀粉和奶油类食品后 1~6 h 出现症状,以恶心、呕吐及上腹痛、腹泻等急性胃肠炎症状,呕吐最为突出。病程 1~2 d,患者可自行恢复。葡萄球菌广泛存在于人体的皮肤、鼻腔、鼻咽和甲下,常因带菌炊事人员的鼻咽部黏膜或手指污染食物而致病。

三、产气荚膜梭菌

产气荚膜梭菌(C. perfringens)为革兰阳性,厌氧芽孢杆菌。在自热环境中分布较广,污水、垃圾、土壤、人和动物的粪便、昆虫以及食品中均可检出，通常因食物存放过久或加热不足，细菌大量繁殖，产生毒素而引起疾病。依毒素性质可分为 A、B、C、D、E、F 共 6 型，引起食物中毒者主要因食入 A 型污染的食物（主要为肉类）引起。产气荚膜梭菌产生的肠毒素使肠黏膜细胞功能改变，细胞膜通透性增强而引起腹泻。潜伏期 8～24 h，表现为腹痛、水样腹泻，但无发热、无恶心和呕吐，病程不超过 24 h。

四、蜡样芽孢杆菌

革兰阳性大杆菌，有鞭毛，无荚膜，能形成芽孢。致病物质主要是肠毒素，不同菌株可以产生不同的肠毒素，分为呕吐型肠毒素和腹泻型肠毒素，分别引起呕吐型食物中毒和腹泻型食物中毒。前者主要是食入本菌污染的隔夜或隔餐食物（如米饭等含糖类丰富的食品），后者多为食入储存的蛋白质类或水果类食品引起。潜伏期 2～9 h，症状为恶心、呕吐及腹泻，持续时间 9～24 h。

思考题

1. 如何预防副溶血性霍乱弧菌所致的食物中毒？
2. 肉毒梭菌的主要致病物质及其所导致的疾病。

病例分析

一患者在食入未经加热的变质罐头食品后 4 h 开始发生眼睑下垂、吞咽困难，以后又出现语言障碍、四肢麻痹，最后呼吸、心跳停止而死亡。

讨论：请分析患者的死亡原因。

提示：发病与进食有关，症状以神经-肌肉活动障碍为主。

细菌的检出与毒素的检测都有必要。

第十八章

真　菌

▶▶▶● 学习目标 ●◀◀◀

- **掌握**　真菌生物学特性;条件致病性真菌种类及所致疾病。
- **熟悉**　真菌性疾病的防治原则,真菌对人类所致疾病的几种形式。
- **了解**　真菌在自然界的分布及与人类健康的关系。

第一节　概　述

真菌是一大类具有细胞壁,典型细胞核,胞质内有完整细胞器,无根茎叶的分化,不含叶绿素,以寄生或腐生方式生存的真核细胞型微生物。细胞壁由几丁质或纤维素组成。真菌在自然界分布广泛,多数对人类有利,如用于生产抗生素、维生素、酿酒、制酱等。与医学有关的真菌达数百种,100余种可引起人类感染性、中毒性及超敏反应性疾病。近年来,由于抗生素、抗肿瘤药、免疫抑制剂的应用,介入性治疗技术的开展,艾滋病、糖尿病等致使机体抵抗力下降等原因,机会致病性真菌感染有明显上升趋势,已引起医学界高度重视。

一、生物学性状

(一) 形态与结构

1. 单细胞真菌

单细胞真菌呈圆形或椭圆形,以出芽方式繁殖,芽生孢子成熟后脱落形成独立个体。真菌按形态分为酵母型真菌(酵母菌、新型隐球菌)和类酵母型真菌(白色念珠菌)。

2. 多细胞真菌

多细胞真菌由菌丝和孢子组成,又称霉菌或丝状菌。

(1) 菌丝　真菌孢子在适宜环境条件下长出芽管,逐渐延长呈丝状,称菌丝。菌丝继续生长、分支,交织成团称菌丝体。菌丝按功能分为:①营养菌丝,即伸入培养基中吸收养料的菌丝。②气生菌丝,向上生长暴露于空气中的菌丝,其中产生孢子的气生菌丝又称生殖菌丝。根据菌丝内有无横隔,又分为有隔菌丝和无隔菌丝。有隔菌丝由多个细胞组成,每个细胞内有一至多个核,如曲霉属、青霉属。无隔菌丝为长管状单细胞,细胞质内含多个核。如毛霉属、根霉属。菌丝有多种形态(图18-1)。

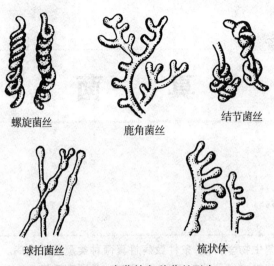

螺旋菌丝　　　　鹿角菌丝　　　　结节菌丝

球拍菌丝　　　　　　　梳状体

图 18-1　真菌的各种菌丝形态

（2）孢子　产生孢子是真菌的繁殖方式之一。病原性真菌大多形成无性孢子。无性孢子依其形态分为 3 种类型（图 18-2），是鉴定真菌的重要指标。

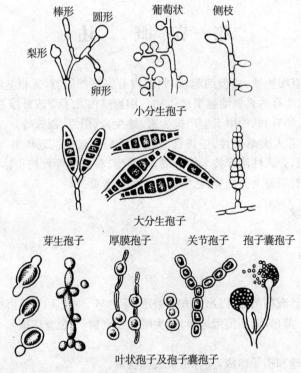

梨形　棒形　圆形　　葡萄状　　侧枝

卵形

小分生孢子

大分生孢子

芽生孢子　　厚膜孢子　　关节孢子　　孢子囊孢子

叶状孢子及孢子囊孢子

图 18-2　真菌的各种孢子形态

1）分生孢子：由生殖菌丝末端的细胞分裂或收缩形成。大分生孢子体积较大，由多细胞组成，常呈梭形、棍棒状和梨形。小分生孢子体积较小，单个孢子即 1 个细胞，有球形、卵圆形和梨形，如曲霉、青霉、皮肤丝状菌。

2）叶状孢子：由菌丝内细胞直接形成，包括芽生孢子、厚膜孢子和关节孢子。

3）孢子囊孢子：菌丝末端膨大形成特化的囊状结构称为孢子囊，近圆形，内含许多孢子。如根霉、毛霉。

（二）培养特性

营养要求不高，常在含蛋白胨和葡萄糖的沙保弱培养基生长良好。最适 pH 值为 4.0～6.0。需要高湿、高氧环境。浅部病原性真菌最适温度为 22～28℃，生长缓慢，大多于 1～4 周出现典型菌落。深部病原性真菌 37℃ 中生长最好，生长较快，经 3～4 d 即长出菌落。真菌以出芽、形成菌丝、产生孢子、菌丝断裂和菌丝分枝等多种方式繁殖。形成 3 种菌落：

1. 酵母型菌落

由单细胞真菌形成，形态与一般细菌菌落相似，以出芽形式繁殖，如酵母菌、新型隐球菌。

2. 类酵母型菌落

外观似酵母菌落，但可见伸入培养基中的假菌丝，由伸长的芽生孢子形成，如白假丝酵母菌。

3. 丝状菌落

由多细胞真菌形成，呈棉絮状、绒毛状、石膏状、颗粒状或粉末状。菌体可沿培养基表面蔓延生长，由于不同的真菌孢子含有不同的色素，所以菌落可呈红、黄、绿、青绿、青灰、黑、白、灰等多种颜色。

（三）抵抗力

真菌对干燥、日光、紫外线和一般化学消毒剂抵抗力强。不耐热，60℃ 1 h 可被杀死，对抗生素不敏感，对制霉菌素、两性霉素 B、克霉唑等敏感。

二、真菌的致病性

不同的真菌可通过下列几种形式致病：

1. 病原性真菌感染

为外源性真菌感染，如皮肤癣菌，具有嗜角质性，侵犯皮肤、指甲及毛发等组织。深部真菌如申克孢子丝菌侵犯皮下、内脏，引起慢性肉芽肿及坏死。

2. 条件致病性真菌感染

与机体免疫力低下，或菌群失调等因素有关，为内源性感染，如白色念珠菌、新生隐球菌、曲霉等。

3. 真菌超敏反应性疾病

某些曲霉、青霉或镰刀霉免疫原性强，敏感者吸入孢子或菌丝后，可引起各型超敏反应，表现为荨麻疹、哮喘、变应性鼻炎或消化道过敏等。

4. 真菌性中毒症

食物受潮霉变，真菌繁殖产生毒素，或有毒真菌性食物经消化道引起急、慢性中毒，称真菌中毒症。如霉变玉米中毒、霉变甘蔗中毒、毒蘑菇中毒。

5. 真菌毒素与肿瘤的关系

黄曲霉毒素诱发肝癌。其他真菌毒素，如黄褐毒素等可诱发肝、胃、胰的肿瘤。

三、防治原则

1）浅部真菌感染的预防主要是避免与患者直接或间接接触，注意公共卫生和个人卫生；保持皮肤清洁。

2）治疗用咪康唑、伊曲康唑、酮康唑等。

3）预防深部真菌感染，关键是去除诱发因素，提高机体抵抗力，治疗用两性霉素 B 和制霉菌素。

第二节　主要致病性真菌

真菌感染引起的疾病越来越引起人们的重视。按其侵犯部位不同，致病性真菌分为浅部真菌感染和深部真菌感染。

一、浅部感染真菌

浅部感染真菌主要为皮肤丝状菌（表 18-1），侵犯皮肤、毛发、指甲等角化组织引起癣症，如头癣（黄癣/白癣/黑癣）、足癣、手癣、甲癣、体癣。又称皮肤癣菌，分为 3 属。

表 18-1　皮肤丝状菌种类、侵犯部位和形态特征

	侵犯部位			形态特征		
	皮肤	指甲	毛发	大分生孢子	小分生孢子	菌丝
毛癣菌属	＋	＋	＋	棍棒形	梨形	螺旋状、鹿角状
小孢子癣菌属	＋	－	＋	梭形	卵圆形	球拍状
表皮癣菌属	＋	＋	－	梨形	无	单纯菌丝

二、深部感染真菌

深部真菌是侵犯皮下组织和内脏的真菌，分致病性真菌和条件致病性真菌两大类。

致病性真菌在正常人体内不存在，一旦侵入机体，即可致病，如组织胞质菌、芽生菌等，属外源性感染，我国少见。条件致病性真菌是人体正常菌群的成员，当机体抵抗力下降时（糖尿病、恶性肿瘤、血液病、大面积烧伤、营养不良、使用免疫抑制剂及激素）才致病，常见白色念珠菌、新生隐球菌、曲霉菌和毛霉菌等。

（一）白假丝酵母菌

白假丝酵母菌俗称白色念珠菌，广泛存在于自然界，也存在于正常人体表、口腔、上呼吸道、肠道及阴道，一般在正常机体中数量少，不引起疾病。当机体免疫功能低下或菌群失调时引起白色念珠菌病。

白色念珠菌为卵圆形，大小为$(4\sim6)\mu m\times(2\sim3)\mu m$，革兰染色阳性。出芽形成芽生孢子，孢子伸长成芽管，不与母细胞脱离，形成假菌丝。假菌丝与孢子相连成链状或分枝状（彩图18-1）。营养要求不高，沙保弱培养基中 37℃ 2～3 d 培养形成类酵母型菌落，表面光滑，呈奶油状，有酵母气味。加热60℃ 1 h 死亡；对干燥、日光和紫外线抵抗力较强。

白色念珠菌常引起以下疾病：

（1）皮肤指甲念珠菌病　好发于皮肤皱褶潮湿处，形成有分泌物的糜烂病灶，或侵犯指甲、甲沟引起炎症。

（2）黏膜念珠菌病　如鹅口疮、口角炎、阴道炎多见。

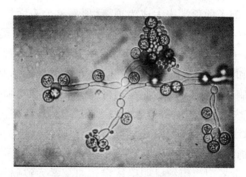

彩图 18-1 白色念珠菌

（3）内脏念珠菌病 如肺炎、支气管炎、肠胃炎、心内膜炎、肾盂肾炎、膀胱炎。

（4）中枢神经念珠菌病 如脑膜炎、脑炎、脑脓肿等。

（二）新型隐球菌

新型隐球菌又名新生隐球菌或溶组织酵母菌，是土壤、鸽类、牛乳、水果等的腐生菌，正常人体的口腔、体表和粪便中也可分离到本菌。一般为外源性感染，对人类而言，它通常是条件致病菌。菌体球形，直径可达 $5\sim20~\mu m$，一般染料不易着色，难以发现，称隐球菌。用墨汁法镜检，可在黑色背景中见到圆形透明菌体，菌细胞常有出芽，但不生成假菌丝。菌体外周有肥厚的胶质样荚膜，折光性强（图 18-3）。在沙保弱琼脂培养基上，37℃ $3\sim5$ d 后形成酵母型菌落，表面黏稠，呈乳白色。本菌能分解尿素，以此与酵母菌和念珠菌鉴别。

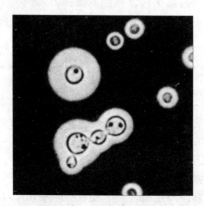

图 18-3 新型隐球菌

新型隐球菌主要经呼吸道吸入，引起：①肺部隐球菌病，轻度炎症或隐性感染；②中枢神经系统感染，引起肉芽肿性炎症。临床表现是慢性脑膜炎，症状与脑肿瘤、脑脓肿、退化性中枢神经系统病、结核性脑膜炎等相似。

（三）曲霉菌

曲霉菌是条件致病菌，在人体免疫功能降低时，如长期使用广谱抗生素、免疫抑制剂，患肿瘤、结核病、糖尿病、AIDS 等可诱发曲霉病。曲霉病患者以劳动人民为主，男多于女，从青年到老人均有发病。曲霉繁殖力强，常在土壤、植物、空气、实验室、正常人的甲板面、趾间和外耳道中分离出来。在沙保培养基上、室温及 $37\sim45$℃条件下均能生长。其形态特征是由有隔菌丝和具有特征性的分生孢子构成。曲霉的营养菌丝特化形成厚壁而膨大的足细胞，在足细胞垂直方向生出直立的分生孢子梗,分生孢子梗顶端膨大成为顶囊,顶囊整个表面长满很多放射状排列的单层或双层小梗,小梗顶端长出一串串球形的分生孢子。菌落开始白色、柔软有光泽,逐渐形成绒毛状或絮状,由于产生分生孢子而形成各种曲霉菌特有的颜色。分生孢子可呈绿、黑、褐、黄、橙各种颜色。曲霉是发酵工业和酿造工业上的重要真菌,如自古以来酿酒制酱;现代发酵工业利用曲霉生产柠檬酸、葡萄糖酸、酶制剂、抗生素。曲霉也可引起食物、谷物和果蔬的霉腐变质。对人致病的曲霉菌主要有烟曲霉、黄曲霉、黑曲霉等10种。烟曲霉菌常存在于发霉的干草和饲料中,可侵犯肺、支气管、外耳道、鼻窦、皮肤黏膜、眼等,严重者导致败血症。黄曲霉主要污染粮食和油料作物,如花生、玉米、大米、棉籽等,能产生毒性很强的黄曲霉毒素,可引起动物和人急性、慢性中毒,损伤肝肾和神经组织。世界卫生组织已明确认定黄曲霉素为致癌物。

(四) 毛霉菌

广泛分布于自然界,常见于水果、蔬菜、淀粉食物、谷物上,引起霉腐变质。在沙保弱培养基上生长迅速,形成羊毛状丝状菌落,初为白色,后转化为黑色。蛋白质分解能力强,可用于豆豉、豆腐乳的酿造,使蛋白质分解产生鲜味和芳香物质。有的菌株有糖化能力,用于淀粉类原料的糖化。一般为面包、水果、土壤中的腐生菌,不致病,机体免疫力低下时可引起疾病。先在鼻或耳部繁殖,侵入肺部,引起毛霉菌性肺炎。侵入脑部,引起脑炎。

思考题

1. 简述真菌对人类所致疾病的几种形式。
2. 简述真菌的菌落有哪几种,真菌对外界因素抵抗力如何?
3. 简述白假丝酵母菌、新生隐球菌和曲霉菌的形态特征及致病性。
4. 癣真菌分哪3个属?

病例分析

　　患者,女性,54岁,家庭主妇。主诉经期白带过多,阴部瘙痒。妇科检查:白带呈凝乳状,阴道黏膜红肿。分泌物镜检结果:在分泌物中找到白色念珠菌孢子和假菌丝。血糖↑,尿糖↑。

讨论:该患者霉菌性阴道炎的病原体是什么? 诱因?

提示:10%～20%的健康妇女阴道内带有白色念珠菌,某些诱因下,使其大量繁殖而成为条件致病菌。①大量使用广谱抗生素,使阴道内的菌群失调,相互间的抑制作用被改变,白色念珠菌得以大量繁殖。②妊娠,体内性激素水平升高,使阴道上皮细胞内糖原含量增加,有利于念珠菌生长。③糖尿病,血糖升高,阴道上皮细胞内糖原含量增加,有利于念珠菌生长。④应用皮质类固醇,减低机体免疫力;同时皮质类固醇还能使机体血糖水平升高。

衣原体、支原体、立克次体、螺旋体及放线菌

掌握 衣原体、支原体、螺旋体、立克次体和放线菌的概念。
熟悉 沙眼衣原体、溶脲脲原体、肺炎支原体、放线菌属、诺卡菌属、钩端螺旋体和梅毒螺旋体的致病性与防治原则。
了解 立克次体致病性；放线菌与人类的关系。

第一节 衣 原 体

衣原体是一类能通过细菌滤器,专性细胞内寄生,有独特发育周期的原核细胞型微生物。对人致病的主要有沙眼衣原体、鹦鹉热衣原体和肺炎衣原体。本节主要介绍沙眼衣原体。

一、沙眼衣原体

(一) 生物学性状

在沙眼衣原体独特生活周期中,可观察到 2 种不同的球形结构,一种是小而致密的原体,另一种大而疏松的始体又称网状体。原体有胞壁,直径为 0.2～0.4 μm;Giemsa 染色呈紫红色;在宿主细胞外稳定,无繁殖能力;是发育成熟的衣原体,具有高度传染性。始体无胞壁,直径为 0.8～1.5 μm;Giemsa 染色呈深蓝色,在宿主细胞内以二分裂方式增殖;无传染性。其生活周期:

1) 原体吸附宿主细胞,吞饮入侵后,由宿主细胞胞膜包围原体形成空泡。

2) 在空泡内,原体逐渐发育为始体(网状体)。

3) 始体在细胞内以二分裂方式增殖。

4) 始体浓缩形成包涵体,内含许多子代原体。

5) 最终形成子代原体,破裂的宿主细胞内释放,再感染新的宿主细胞(彩图 19-1)。从原体吸附侵入到宿主细胞死亡,释放出大量原体,为一个发育周期,约 2 d。沙眼衣原体耐冷不耐热,对热敏感,56～60℃仅存活 5～10 min。0.5%石炭酸 24 h 死亡。75%乙醇 1 min 即可灭活。对利福平、四环素、红霉素、磺胺敏感。

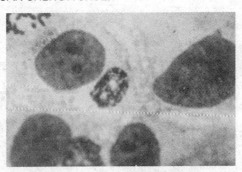

彩图 19 - 1　沙眼衣原体包涵体

（二）致病性与免疫性

1. 致病因素

致病因素包括：

1）内毒素样物质，引起炎症反应。

2）引起Ⅳ型超敏反应，形成肉芽肿。

2. 所致疾病

（1）沙眼　由沙眼生物型 A、B、Ba、C 型引起的一种慢性传染性结膜角膜炎。经眼-眼或眼-手-眼传播，传播媒介有毛巾、脸盆、玩具等。沙眼衣原体侵袭眼结膜上皮细胞引起局部炎症，细胞内形成包涵体。早期症状是流泪、脓性分泌物、结膜充血及滤泡增生。晚期出现结膜瘢痕、眼睑内翻倒睫等。也能导致角膜损伤，影响视力或致盲。

（2）包涵体结膜炎　由沙眼生物型 D～K 血清型引起。包括婴儿结膜炎和成人结膜炎两种。前者是婴儿经产道感染，产后 5～14 d 发病，表现为滤泡性结膜炎症状，也称包涵体脓漏眼。不侵犯角膜，能自愈。后者经性接触或污染的游泳池水感染，引起滤泡性结膜炎。类似沙眼，但不出现角膜血管翳，也无结膜瘢痕，一般经数周痊愈，无后遗症。

（3）泌尿生殖道感染　由沙眼生物型 D～K 血清型引起，是性接触传播的非淋病性尿道炎中最重要的病原体。男性表现为尿道炎、附睾炎或前列腺炎。女性引起阴道炎、尿道炎、宫颈炎或盆腔炎。沙眼衣原体也常与淋病奈瑟菌混合感染。

（4）性病淋巴肉芽肿　性接触传播。男性表现为外生殖器溃疡、腹股沟淋巴结化脓性炎症和慢性肉芽肿；女性常引起会阴-肛门-直肠组织狭窄。

（5）新生儿肺炎　由沙眼生物型 D～K 血清型引起，经产道感染。

3. 免疫性

感染后机体产生的免疫力不强；常造成持续感染和反复感染。

（三）防治原则

1）预防沙眼应注意个人卫生，不共用毛巾和脸盆，避免直接或间接接触传播。

2）生殖道衣原体感染的预防同其他性病。

3）治疗可用利福平、四环素、强力霉素及磺胺等。

二、鹦鹉热衣原体和肺炎衣原体

鹦鹉热衣原体和肺炎衣原体的比较具体见表 19 - 1。

表 19-1　三种衣原体的主要区别

性状	沙眼衣原体	肺炎衣原体	鹦鹉热衣原体
自然宿主	人	人	鸟及哺乳动物
包涵体形态	圆形、空泡状	梨形、致密	圆形、致密
对磺胺敏感	+	—	—
主要疾病	沙眼、性病、幼儿肺炎	肺炎、支气管炎	肺炎、发热

第二节　支　原　体

支原体是一类缺乏细胞壁、高度多形性，可通过滤菌器，能在无生命培养基中生长繁殖的最小原核细胞型微生物。由于它们能形成有分支的长丝，故称之为支原体。临床常见的致病支原体有肺炎支原体、解脲脲原体和人型支原体等。

一、生物学性状

支原体体积微小，由于缺乏细胞壁，形态可塑性大，可呈球形、杆形、长丝状、分枝状等多种形态，革兰阴性，但不易着色，常用 Giemsa 染色呈淡紫色。营养要求较高，需要供给胆固醇和酵母。最适 pH 值为 7.6～8.6。速度较慢，在固体培养基培养 2～7 d 形成很小菌落，呈"荷包蛋"样（彩图 19-2）。抵抗力弱，56℃很快灭活。对常用消毒剂敏感。但对作用于细胞壁的抗生素耐受。

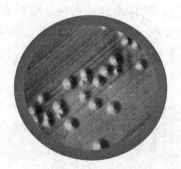

彩图 19-2　支原体菌落

二、致病性

支原体只能黏附在呼吸道或泌尿生殖道的上皮细胞表面的受体上，而不进入组织和血液。支原体引起细胞损害的原因：黏附于宿主细胞表面的支原体从细胞吸收营养，从细胞膜获得脂质和胆固醇，引起细胞损伤。

（一）肺炎支原体

肺炎支原体是人类原发性非典型肺炎的病原体。肺炎支原体经飞沫传播，通过其特殊的顶端黏附蛋白 P1，黏附于呼吸道上皮细胞，使细胞膜受损，引起肺部间质性炎症，伴有支气管炎。

通常起病较缓慢。潜伏期为2～3周。多数感染者症状轻微，症状主要为乏力、咽痛、头痛、发热、持续性顽固咳嗽、胸痛等。一般经3～10 d主要症状消失，但咳嗽可持续1个月，也可致严重肺炎。感染后呼吸道黏膜表面产生的sIgA对再感染有一定防御作用，但仍可再感染。

（二）溶脲脲原体

溶脲脲原体，首先从非淋菌性尿道炎（NGU）患者的尿道分泌物中分离获得，因其分解尿素的特性命名为溶脲脲原体。为性传播疾病的病原体，引起非淋菌性尿道炎。有30%～40%的非衣原体、非淋菌性尿道炎由溶脲脲原体引起。男性还能引起前列腺炎或附睾炎。女性还引起阴道炎、宫颈炎、输卵管炎和盆腔感染。可通过胎盘感染胎儿，出现早产和死胎。此外，溶脲脲原体常与衣原体、淋球菌合并感染。

第三节　螺　旋　体

螺旋体是一类细长、柔软、弯曲成螺旋状、运动活泼的原核细胞型微生物。根据螺旋的数目、大小和规则程度将对人致病的螺旋体分为3个属，钩端螺旋体、疏螺旋体和密螺旋体。

一、钩端螺旋体

钩端螺旋体简称钩体，是引起人和动物钩体病的病原体。

（一）生物学性状

钩体纤细，一端或两端弯曲呈钩状。长为6～20 μm，直径为0.1～0.2 μm，常呈C、S或8字形。常用Fontana镀银染色法，钩体染成棕褐色。暗视野显微镜下观察，可见螺旋盘绕细密、规则，似细小珍珠排列的细链，运动活泼（彩图19-3），是唯一可人工培养的致病性螺旋体，需氧或微需氧，营养要求复杂。对酸和热敏感，60℃ 1 min死亡。在中性的湿土及水中可存活数月。

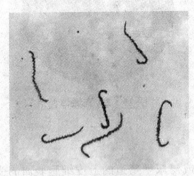

彩图19-3　钩端螺旋体

（二）致病性与免疫性

1. 致病物质

（1）内毒素样物质　引起发热、炎症和坏死。溶血素：磷脂酶作用，能破坏红细胞膜导致溶血。

（2）细胞毒因子　导致呼吸困难、肌肉痉挛。

2. 所致疾病

钩体病为人畜共患传染病。传染源和储存宿主为鼠类及猪。人若接触患病鼠、猪尿液污染的水源及土壤,经破损皮肤或正常黏膜钻入感染。局部繁殖,早期形成钩体血症:起病急、高热、乏力、全身酸痛、眼结膜充血、腓肠肌压痛、浅表淋巴结肿大。中期,各器官损害和功能障碍。如黄疸出血型、肺出血型、肾功能衰竭型。可出现黄疸、出血、DIC、休克、心肾功能不全、脑膜炎等。后期出现各种超敏反应并发症。

3. 免疫性

感染后可获对同型钩体的持久免疫力,以体液免疫为主。

(三) 防治原则

防鼠、灭鼠,加强对带菌家畜的管理。接种多价钩端螺旋体疫苗,有预防作用。治疗首选青霉素。过敏者选用庆大霉素、四环素、多西环素、白霉素。

二、梅毒螺旋体

梅毒螺旋体属于密螺旋体,是引起人类梅毒的病原体。

(一) 生物学性状

梅毒螺旋体菌体纤细,(0.1~0.2) μm×(7~15) μm,有 8~14 个致密而规则螺旋,两端尖直,运动活泼,可用暗视野显微镜或镀银染色后观察(彩图 19-4)。不能人工培养。抵抗力极弱,对温度、干燥特别敏感。50℃ 5 min 即可杀灭,血液中 4℃ 放置 3 d 即死亡,故在血库冷藏 3 d 以上的血液无传染梅毒的危险。对一般消毒剂和砷制剂、汞制剂、铋制剂、青霉素、红霉素、庆大霉素等敏感。

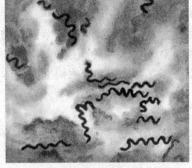

彩图 19-4 梅毒螺旋体

(二) 致病性和免疫性

1. 致病物质

梅毒螺旋体不产生内外毒素,但有很强的侵袭力。外膜蛋白可黏附到宿主细胞表面;透明质酸酶,能分解透明质酸,利于其扩散并造成周围组织损伤,出现坏死、溃疡等梅毒特征性病变。表面的黏多糖阻止补体激活,干扰补体杀菌作用。与梅毒螺旋体诱导的免疫损伤有关。

2. 所致疾病

人是梅毒螺旋体的唯一宿主。通过:①性接触传播;②垂直传播;③输血或血制品传播;④接触梅毒患者污染的衣被、毛巾、医疗器械传播。

第一期：传染性极强。梅毒螺旋体感染 2～3 周后在原始部位形成硬下疳。4～8 周后自愈，多见于外生殖器。但血中的梅毒螺旋体，经 2～3 个月潜伏期进入第二期。

第二期：传染性强。全身皮肤黏膜出现梅毒疹。淋巴结肿大，可累及骨、关节、眼及其他脏器。不治疗，症状可在 3 周至 3 个月后自行消退。从硬性下疳至梅毒疹消失后 1 年内称早期梅毒。

第三期：晚期梅毒，传染性小，病程长，破坏性大，可危及生命。表现为皮肤黏膜溃疡性坏死病变、内脏器官肉芽肿样病变。严重者 10～15 年后引起心血管及中枢神经系统损害，导致动脉瘤、脊髓痨及全身麻痹等，此期的病灶中螺旋体很少，不易检出。

梅毒孕妇可有以下几种妊娠结果：①新生儿流产；②早产；③胎儿先天性梅毒病，表现为马鞍鼻、锯齿牙、间质性角膜炎和先天性耳聋。

3. 特异性免疫

以细胞免疫为主，属于传染性免疫。抗心肌磷脂抗体，无防御作用，用于血清学诊断。

（三）防治原则

1) 加强性卫生教育及严格社会管理。

2) 治疗以青霉素首选。

3) 要定期复查，在治疗 3 个月至 1 年后血清学转阴者为治愈，否则要继续治疗。

第四节 立 克 次 体

立克次体是一类与节肢动物密切相关，引起人畜共患病，严格细胞内寄生的原核细胞型微生物。1909 年由美国青年医生立克次首先发现，为纪念他在研究斑疹伤寒病原体时不幸感染献身，而以他的名字命名。其共同特征：①多形态，革兰染色阴性，大小介于细菌和病毒之间，光学显微镜下能观察到；②专性寄生、二分裂繁殖；③以节肢动物为储存宿主和传播媒介；④大多是人畜共患病的病原体；⑤含 DNA、RNA 两种核酸；⑥对多种抗生素敏感。我国致病性立克次体主要有普氏立克次体、斑疹伤寒立克次体和恙虫病立克次体 3 种。

一、生物学性状

呈球杆状或杆状，大小为 $(0.3～0.8) \mu m \times (0.3～0.5) \mu m$，革兰染色阴性，着色不明显。常用 Giemsa 法染色，呈紫色或蓝色。立克次体在感染细胞内分散存在或聚集成团块状。立克次体的脂多糖与变形杆菌某些菌株有共同抗原，可引起交叉反应，根据这一原理，用普通变形杆菌株 OX_{19}、OX_2、OX_k 抗原代替相应的立克次体抗原，进行非特异性凝集反应，测定体内相应抗体含量的方法称外斐反应（Weil-Felix reaction）。抗体效价≥1∶160 或随病程延长效价有 4 倍升高者有辅助诊断立克次体病的价值。绝大多数立克次体对热敏感，56℃ 30 min 灭活，对低温、干燥的抵抗力较强，如在干燥虱粪中能保持活性 2 个月以上。0.5％苯酚和来苏水 5 min 灭活，对四环素和氯霉素敏感。磺胺类药物不能抑制其生长，反而可促进其生长繁殖。

二、致病性与免疫性

（一）致病物质

致病物质主要是内毒素和磷脂酶 A 等。内毒素的成分为脂多糖，具有与肠道杆菌内毒素相似的生物学特性,如致热、损伤内皮细胞、微循环障碍和中毒性休克。

(二) 致病机制

多数立克次体经节肢动物如虱子、鼠蚤或螨叮咬人而传播,也可经接触、呼吸道或消化道侵入机体。进入机体后,立克次体先在局部淋巴组织或小血管内皮细胞中生长增殖,释放入血,初次形成立克次体血症。再经血流扩散至全身小血管内皮细胞繁殖,大量立克次体入血,导致第2次立克次体血症。由立克次体产生的内毒素引起毒血症。

(三) 所致疾病

由立克次体所致疾病统称为立克次体病,为自然疫源性疾病,呈世界性或地方性流行。

1. 普氏立克次体

普氏立克次体是流行性斑疹伤寒的病原体。患者是唯一的传染源,人虱为媒介。传播方式:人↔人虱↔人。当人受到感染后,经10~14 d的潜伏期,骤然发病,有剧烈头痛、周身痛和高热,4~7 d后出现皮疹或出血性皮疹。严重者伴有神经系统、心血管系统症状和其他实质器官损害。流行性斑疹伤寒,在人口密集和昆虫繁盛的环境内比较严重。在流行期,病死率为20%~70%。病原体借人虱在人群中传染,所以灭虱是预防流行性斑疹伤寒的重要措施。

2. 斑疹伤寒立克次体

斑疹伤寒立克次体又名莫氏立克次体,是地方性斑疹伤寒(也称鼠型斑疹伤寒)的病原体。自然宿主是家鼠,主要由鼠虱和鼠蚤在鼠群中传播,如果鼠死亡了,鼠虱和鼠蚤才离开鼠,转而叮吸人血,而使人受传染传播方式:鼠↔鼠蚤↔人。

3. 恙虫病立克次体

恙虫病立克次体是恙虫病(丛林斑疹伤寒)的病原体。本病首先在日本被发现,目前,我国东南沿海地区和台湾省也有病例报告。由恙螨叮咬侵入人体,随血液扩散至血管内皮细胞中生长繁殖。储存宿主为野生啮齿动物并借螨传播。传播方式:鼠↔恙螨↔人。感染后,先是被叮咬处出现溃疡,周围有红晕,溃疡上盖有黑色焦痂,此外还有皮疹,并造成神经系统、循环系统以及肝、肺、脾等损害症状。

(四) 免疫性

由于立克次体是严格细胞内寄生的病原体,所以抗感染免疫以细胞免疫为主,体液免疫为辅。病后可获得较强免疫力。

三、防治原则

1) 注意改善环境和个人卫生,控制和消灭昆虫媒介及储存宿主,如灭鼠、灭虱、灭蚤、灭螨等。
2) 特异性预防接种灭活全细胞疫苗。
3) 抗生素治疗选用氯霉素、四环素,禁用磺胺类药物。

第五节　放　线　菌

放线菌是一类介于细菌与丝状真菌之间,在形态上具有分枝状菌丝、菌落形态与霉菌相似,以孢子进行繁殖的单细胞原核细胞型微生物。

一、与人类的关系

1）放线菌广泛存在于自然界，土壤中最多，其代谢产物使土壤具有特殊的泥腥味。

2）能产生大量的、种类繁多的抗生素，其中 75％由链霉菌产生。

3）放线菌可用于生产维生素、酶制剂；在石油脱蜡、污水处理等方面也有应用。

4）少数寄生型放线菌可引起人类皮肤、脑、肺和脚部感染。

二、分类

根据是否含分枝菌酸分为放线菌属和诺卡菌属两大类（表 19-2）。

表 19-2　放线菌属和诺卡菌属的比较

特征	放线菌属	诺卡菌属
培养特性	厌氧或微需氧 35～37℃生长	专性需氧 20～25℃、37℃均生长
抗酸性	非抗酸性丝状菌	弱抗酸性丝状菌
分枝菌酸	不含分枝菌酸	含分枝菌酸
分布	口腔、泌尿生殖道、上呼吸道等	存在土壤中，多为腐生菌
感染	引起内源性感染	引起外源性感染
代表菌种	衣氏放线菌、龋齿放线菌等	星型诺卡菌、巴西诺卡菌等

（一）放线菌属

放线菌是引起人放线菌病的病原菌，包括衣氏放线菌、内氏放线菌、黏液放线菌、龋齿放线菌及丙酸蛛网菌等 5 种。其中衣氏放线菌最为多见。

1. 生物学特性

放线菌以裂殖方式繁殖，常形成分枝状、无隔营养菌丝，但不形成空中菌丝，有时断裂成短杆状或球状，革兰染色阳性，抗酸染色阴性。在脓汁标本中可见到分枝缠绕的小菌落，即硫磺样颗粒。制成压片或组织切片，镜下观察发现颗粒呈菊花状（彩图 19-5），中央为 G^+ 丝状体，周围为粗大的 G^- 棒状体，呈放线状排列。厌氧或微需氧，初次分离加 5％CO_2 可促进其生长。在血平板上 37℃ 3～6 d 形成灰白色或淡黄色粗糙的直径＜1 mm 不溶血的微小菌落。显微镜观察可见菌落由长度不等的蛛网状菌丝所构成，称蛛网状菌落。

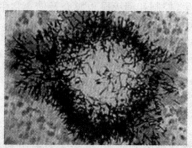

彩图 19-5　放线菌硫磺样颗粒

2. 致病性

放线菌属于正常菌群。在机体抵抗力减弱、口腔卫生不良、拔牙或外伤时引起内源性感染,导致软组织的化脓性炎症。大多呈慢性无痛性过程,并常伴有多发性瘘管形成,排出黄色硫磺样颗粒,此即为放线菌病。最常见的是面颈部、下颌和舌下组织感染。也可侵入胸腹部引起肺脓肿、脓胸及胃肠道放线菌感染,还可累及泌尿系统、牙周、骨髓和神经系统感染。机体对放线菌的免疫以细胞免疫为主。

3. 检查与防治

最重要最简单的诊断方法是首先在脓汁、痰或活检组织标本中仔细寻找有无"硫磺颗粒",镜检是否有呈菊花状排列的菌丝。也可做厌氧培养或染色镜检。注意口腔卫生,牙病早日修补是预防的重要方法。脓肿应及时外科处理,并大剂量青霉素治疗。也可选用红霉素、四环素、磺胺类和林可霉素等。

(二) 诺卡菌属

诺卡菌属是广泛分布于土壤中的需氧性放线菌。分为星型诺卡菌、短链诺卡菌、鼻疽诺卡菌、肉色诺卡菌、巴西诺卡菌、越橘诺卡菌、豚鼠耳炎诺卡菌、南非诺卡菌、苦味诺卡菌等 9 种。引起人类疾病主要为星型诺卡菌和巴西诺卡菌。

1. 生物学特性

革兰染色阳性,抗酸染色呈弱阳性。有细长的分枝菌丝,形态与放线菌相似,但菌丝末端不膨大。为专性需氧菌。在普通培养基或沙氏琼脂培养基中可缓慢生长,1 周以上才见大小不等菌落,表面有皱褶,颗粒状;不同种类可产生不同色素,如橙红、粉红、黄、黄绿及紫色等。星型诺卡菌菌落表面无白色菌丝生长;巴西诺卡菌有白色菌丝生长。

2. 致病性

致病性主要经呼吸道引起化脓性肺部感染,出现肺结核样症状。肺部病灶可转移到皮下组织,形成脓肿、溃疡和多发性瘘管,也可扩散到其他器官,如引起脑膜炎、脑脓肿、腹膜炎等。表现为化脓性肉芽肿样改变,在感染的组织及脓汁内也有类似"硫磺样颗粒",呈淡黄色、红色或黑色,称色素颗粒。色素颗粒压碎染色镜检,可见颗粒呈菊花状,菌丝末端不膨大。巴西诺卡菌因侵入皮下组织,引起慢性化脓性肉芽肿,表现为肿胀、脓肿及多发性瘘管,好发于腿部,称为足分枝菌病。

3. 检查与防治

检查与放线菌属相似。治疗包括外科清创、支持疗法和药物治疗,首选磺胺嘧啶,也可与四环素和链霉素联合应用。

▶▶▶● 思考题 ●◀◀◀

1. 试述沙眼衣原体生活周期并比较原体与始体的区别。
2. 试述沙眼衣原体传播途径及所致疾病。
3. 试述肺炎支原体与溶脲脲原体的主要引起哪些疾病。
4. 立克次体有哪些共同特征,我国主要立克次体病的病原体有哪些?
5. 简述普氏立克次体、莫氏立克次体和恙虫病立克次体的传播方式和所致疾病。
6. 钩体的主要储存宿主是什么,其传染源与传播途径如何,引起哪些疾病?
7. 简述梅毒的传染源、传播途径,早期梅毒与晚期梅毒的区别。

> **病例分析**
>
> 　　患者,女性,13岁。主诉:10 d前受凉后头痛,乏力,间断发热1周,伴咳嗽3 d。入院查体:体温37.9℃,呼吸32次/分,脉搏94次/分,咽部充血;颈淋巴结肿大,右肺呼吸音减低,左肺部呼吸音清晰,未闻及干、湿啰音。肺部CT:右肺炎症。胸片:右肺纹理增粗。
>
> 讨论:1.诊断及诊断依据。
> 　　　2.治疗方案。
>
> 参考:诊断:肺炎支原体肺炎。诊断依据:①受凉后发热数日,既而咳嗽,起病缓慢;②咽部充血,颈淋巴结肿大,右肺呼吸音减低,左肺部呼吸音清晰,未闻及干、湿啰音;③肺部CT:右肺炎症,胸片:右肺纹理增粗;④青少年。

第二十章

病毒的生物学性状

掌握 病毒的概念与特点;病毒的大小结构与化学组成。

熟悉 病毒的抵抗力;缺陷病毒的概念。

了解 病毒的复制周期。

病毒是一类非细胞型的微生物,其主要特点:病毒具有个体微小,一般需用电子显微镜放大千万倍后方能观察到;只含有一种类型核酸(RNA 或 DNA);结构简单、缺乏产生能量的酶系统,必须在活细胞内生存,以复制方式进行增殖;耐冷怕热,对抗生素不敏感等。完整成熟的具有感染性的病毒称为病毒体。病毒在自然界中分布广泛,与人类的关系极为密切。据现有资料统计,引起人类传染病的病原体当中约 80% 为病毒。有些病毒能造成流行甚至大流行,如流感病毒;有些病毒在人群中感染率很高,如肝炎病毒;有些病毒感染后形成持续感染、慢发感染;且现已证明,某些肿瘤的发生也与病毒感染有着一定的关系。医学病毒学是研究人类病毒的生物学性状及其与人类疾病关系的一门科学,学习的目的是为了更有效地控制和防治危害人类健康的病毒性疾病,造福于人类。

第一节 病毒的形态与结构

一、大小与形态

病毒颗粒很小,以纳米(nm)为测量单位。不同病毒的大小相差悬殊,大的病毒如痘类病毒直径约 300 nm,小的病毒如脊髓灰质炎病毒仅 30 nm。绝大多数病毒属于中等大小,病毒体直径约 100 nm,必须在电镜下方能看到。

病毒的形态多种多样,多数对人和动物致病的病毒呈球形或近似球形,少数呈杆状(如烟草花叶病毒)、丝状(如某些流感病毒)、砖块状(如痘病毒)、弹状(如狂犬病毒)、蝌蚪形(如噬菌体)等(图 20-1)。

二、结构与化学组成

病毒的基本结构由核心和衣壳组成(图 20-2)。核心和衣壳构成核衣壳,有些核衣壳就是病毒体,称为裸露病毒,许多病毒核衣壳外面还有一层包膜,称为包膜病毒。病毒的化学组成有核

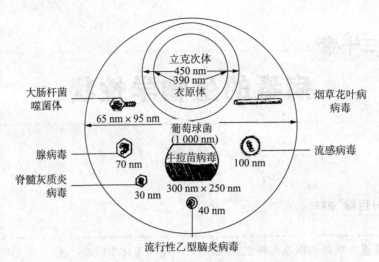

图 20-1 病毒大小与形态

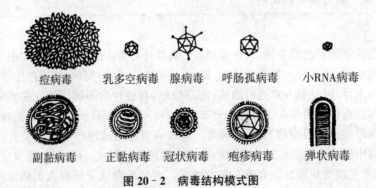

图 20-2 病毒结构模式图

酸、蛋白质、脂类和糖类。

（一）核心

病毒的核心结构的主要成分是核酸，病毒只含有一种核酸（DNA 或 RNA），以此为依据可将病毒分为 DNA 病毒和 RNA 病毒两大类。核酸可为单股或双股。动物病毒中 DNA 病毒多为双股，RNA 病毒则多为单股。核酸是病毒的遗传物质，决定病毒多种生物学性状。

（二）衣壳

衣壳结构的成分是蛋白质。组成衣壳结构的亚单位为壳粒，由一个或多个肽分子组成。不同的病毒、其衣壳上所含的壳粒的数目不等，根据壳粒的数目和排列不同，病毒衣壳的构型有 3 种：二十面立体对称型、螺旋对称型和复合对称型。依此可作为病毒鉴别及分类的依据之一。

蛋白质是病毒体的主要成分，约占病毒总质量的 70%。病毒蛋白质具有多种功能：①保护病毒核酸，使其免受核酸酶或其他理化因素破坏；②构成病毒体表面可与宿主细胞膜上一定受体结合的特异蛋白，参与病毒感染细胞的过程；③病毒蛋白具有抗原性，能引起机体的免疫应答过程。

(三) 包膜

包膜是包绕在核衣壳外的双层膜,常以糖蛋白或脂蛋白形成存在。有些包膜病毒在包膜表面还有钉状突起物,称为包膜子粒或刺突。包膜的主要功能是:①维护病毒体结构的完整性;②参与病毒感染过程;③具有病毒抗原的特异性。病毒体的脂类主要存在于包膜中,脂溶剂可去除病毒包膜,使之丧失侵入宿主细胞的能力。脂蛋白也可引起机体发热等中毒反应。

第二节　病毒的增殖

由于病毒体缺乏完整的酶系统,故只能在活细胞内进行增殖,由宿主细胞提供合成病毒核酸和蛋白质的原料。病毒的增殖与其他微生物不同,它是以自身基因为模板,借 DNA 多聚酶或 RNA 多聚酶及其他必要因素作用,先合成互补核酸或信使核糖核酸(mRNA),再经多聚酶作用以互补核酸为模板合成病毒基因组。这种以病毒核酸分子为模板进行复制的方式称为自我复制。

一、病毒的复制周期

病毒复制是一个连续过程,主要包括吸附、穿入、脱壳、生物合成及组装与释放等步骤。从病毒进入宿主细胞至同样病毒复制释放出来,称为一个复制周期(图 20-3)。

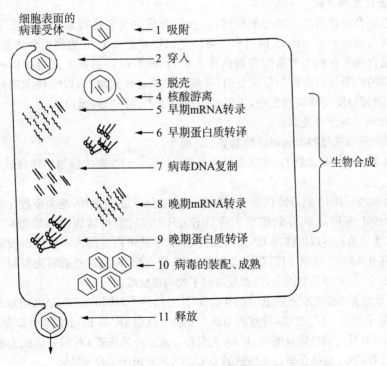

图 20-3　病毒的复制周期

(一) 吸附

病毒增殖的第一步,必须首先吸附在敏感细胞上,然后才能穿入。吸附主要是通过病毒体表面的配体与易感细胞表面特异性受体相结合。不同细胞表面有不同受体，它决定了病毒的不同嗜组织性和感染宿主的范围。此过程大多在1 h内可完成。

（二）穿入

病毒吸附后，可通过不同方式进入细胞，这个过程均称为穿入。无包膜病毒一般是经细胞膜吞入，称为病毒胞饮，如腺病毒。有包膜病毒则通过包膜与细胞膜融合，使病毒的核衣壳直接进入胞质内，如流感病毒等。有的病毒体与细胞受体结合后，在宿主细胞膜上某些酶的作用下，病毒衣壳蛋白发生重排，使病毒核酸以某种机制通过细胞膜进入细胞内。

（三）脱壳

病毒脱去蛋白质外壳的过程称为脱壳。无包膜病毒在穿入细胞时即已脱壳。电镜观察可见病毒衣壳并不进入细胞内。包膜病毒其包膜与宿主细胞膜融合后，在宿主细胞溶酶体酶的作用下，衣壳裂解使病毒核酸释放出来。

（四）生物合成

病毒脱壳后，核酸进入宿主细胞，并依赖宿主细胞开始一系列生物合成。在此过程中，能合成更多的病毒核酸、结构蛋白、控制蛋白和一些病毒特异性酶类。在这一阶段，用血清学方法和电镜检查，在细胞内已不能找到病毒颗粒，称为隐蔽期。各种病毒的隐蔽期长短不一。

1. 病毒蛋白质的合成

与其他生物合成蛋白质机制基本相同，蛋白质合成主要包括转录和翻译两个步骤。转录是以病毒核酸为模板形成mRNA的过程。翻译是以特异的mRNA为模板合成蛋白质的过程。病毒蛋白质的合成多在宿主细胞的核蛋白体上进行，所需原料由宿主细胞提供。在病毒核酸复制之前合成的病毒蛋白质称为早期蛋白，在病毒核酸自我复制后，以子代病毒核酸为模板转录、翻译出来的蛋白质又称晚期蛋白，主要是构成病毒衣壳的结构蛋白。

2. 病毒核酸的转录与复制

病毒核酸的转录和复制因病毒核酸类型不同而异。

（1）DNA病毒　人和动物DNA病毒多为双股DNA，它们在宿主细胞核内合成DNA（只有痘病毒例外）。

（2）RNA病毒　RNA病毒的核酸多为单股RNA。除正黏病毒外，绝大多数在宿主细胞胞质内合成。在单股正链RNA病毒的核酸本身具有mRNA功能，可转译出早期蛋白（主要是依赖RNA的RNA多聚酶），然后以病毒RNA为模板，依靠早期蛋白复制出子代病毒核酸。单股负链RNA病毒不具有mRNA功能，但这些病毒含有RNA聚合酶，依靠这些酶首先复制出互补的正链RNA，作为mRNA再转译早期蛋白，继而复制出子代病毒核酸。

（3）反转录病毒　此类病毒的基因组非常独特，是由两个相同的正股RNA组成的单倍体。每个病毒RNA分子均可与宿主细胞特有的tRNA互补。这段tRNA即可成为病毒合成DNA的引物。通过病毒本身具有的反转录酶以tRNA为引物合成互补的负股DNA，并以此为模板产生出双股DNA。该双股DNA则整合至宿主细胞的DNA上，再转录出子代RNA。

（五）组装与释放

新合成的子代病毒核酸和病毒蛋白质在宿主细胞内组合成病毒体的过程称为组装，也称为成熟。不同病毒在宿主细胞内组装的部位不同。大多数DNA病毒在胞核内组装（如腺病毒),RNA病毒在胞质内组装(如脊髓灰质炎病毒)。成熟病毒从宿主细胞游离出来的过程又称为释放。病毒释放方式主要有两种,一种是破胞方式,即宿主细胞内的病毒复制到一定数量,引起细胞破坏,一次性大量病毒释出;第二种是病毒在宿主细胞内增殖不引起细胞破坏,待核衣壳在胞内组装完毕后,以出芽方式释放,即通过细胞膜(核膜)时套上包膜而成为成熟的病毒体。病毒出芽释放不直接引起细胞死亡,因胞膜在病毒出芽后可被修复。

二、病毒的异常增殖

病毒在宿主细胞内复制的同时也影响细胞正常代谢,当细胞不提供病毒增殖所需要的条件和物质时,病毒也不能完成复制过程,这属于病毒的异常增殖情况。病毒异常增殖包括以下几种。

(一)缺陷病毒

因病毒基因不完整或基因发生改变,而不能进行正常增殖而产生子代病毒称为缺陷病毒。但当与另一种病毒共存时,若后者能弥补缺陷病毒的不足,使缺陷病毒增殖出完整的病毒体,则这种有辅助作用的病毒被称为辅助病毒。如丁型肝炎病毒为缺陷病毒,只有与乙型肝炎病毒共存时,丁型肝炎病毒才能复制,此时乙型肝炎病毒是丁型肝炎病毒的辅助病毒。

(二)顿挫感染

病毒进入宿主细胞后,有的细胞缺乏病毒复制所需的酶或其他条件,致使该病毒在其中不能合成本身成分,或虽合成病毒成分却不能装配成完整的病毒体,称为顿挫感染。这类不能为病毒复制提供必要条件的细胞称为非容纳细胞。对某种病毒是非容纳细胞,对其他病毒则可能是容纳细胞。

(三)干扰现象

两种病毒感染同一机体或细胞时,常发生一种病毒抑制另一种病毒增殖的现象,称为干扰现象。干扰可发生在不同种病毒之间,也可发生在同种、同型、同株病毒之间,甚至灭活病毒也能干扰活病毒。病毒干扰现象的机制尚不完全清楚,可能与以下因素有关:①病毒作用于宿主细胞,诱导其产生可抑制病毒复制的干扰素;②易感细胞表面受体为干扰病毒破坏,阻止被干扰病毒的吸附;③易感细胞提供的原料、酶系统被干扰病毒大量消耗利用,从而抑制了被干扰病毒的复制。病毒的干扰现象能够中止感染,阻止或中断发病,导致机体康复。因此,干扰现象也是机体非特异性免疫的重要组成部分。但机体同时使用两种以上病毒疫苗时可由于干扰现象影响疫苗效果,有时减毒活疫苗也可被体内原有的病毒所干扰。

第三节　理化因素对病毒的影响

多数病毒对各种理化因素抵抗力不强。病毒受理化因素作用失去感染性,称为病毒灭活,灭活的病毒仍保留其抗原性、红细胞吸附、血凝及细胞融合等活性。

一、物理因素

(一)温度

大多数病毒耐冷不耐热,在0℃以下能良好生存,在−70℃以下可较长时间保持其感染性。

不同病毒对热的耐受性有很大不同，一般包膜病毒比无包膜病毒更不耐热，包膜病毒56℃可迅速灭活。热对病毒的灭活作用，主要是使病毒衣壳蛋白和包膜病毒的糖蛋白发生变性，阻止病毒吸附于宿主细胞，同时，热也可破坏病毒复制所需的酶类，使病毒不能脱壳。但反复冻融可致许多病毒灭活。因此，病毒标本的保存应尽快低温冷冻并避免反复冻融。

（二）pH 值

多数病毒在 pH 值为6～8时比较稳定，在 pH 值5.0以下或 pH 值9.0以上迅速灭活。实验室常用酸性或碱性消毒剂对病毒污染的器材及用具进行消毒。保存病毒则以中性或稍偏碱为宜，如用50％中性甘油盐水保存含病毒的组织块。

（三）射线

γ射线、X线及紫外线都能灭活病毒。X线能使病毒蛋白和核酸的共价键发生断裂，紫外线易被病毒核酸中的嘌呤及嘧啶环吸收，使核酸发生多种结构改变，抑制病毒。

二、化学因素

（一）脂溶剂

包膜病毒的包膜含脂质成分，因而易被乙醚、氯仿和丙酮以及去氧胆酸盐等脂溶剂溶解，使病毒失去吸附宿主细胞的能力。因此，包膜病毒进入人体消化道后易被胆汁破坏。乙醚灭活试验可鉴别有包膜病毒和无包膜病毒。

（二）氧化剂、卤素及其化合物

病毒对这些化学物质都很敏感，除强酸、强碱消毒剂外，酚类、氧化剂、卤素类、醇类等对病毒均有灭活作用。70％的甲醇及乙醇均可使多数病毒灭活。过氧乙酸、次氯酸盐等对肝炎病毒有较好的杀灭作用。

（三）抗生素和中草药

现有的抗生素对病毒均无抑制作用，但在病毒分离时，用抗生素处理标本或在培养液中加入抗生素可抑制杂菌生长，利于病毒分离。近年来，大量研究表明，有些中草药如板蓝根、大青叶、大黄、柴胡、贯仲等对某些病毒有一定的抑制作用。

▸▸▸◀ **思考题** ▶◀◀◀◀

1. 病毒的生物学特性有哪些特点？简述其基本结构及化学组成。
2. 病毒的抵抗力有何特点？
3. 病毒的增殖方式是什么，1个复制周期有哪些过程？

第二十一章

病毒的感染与免疫

▶▶◀ 学习目标 ◀▶◀

掌握 病毒感染的方式及病毒持续感染的类型;干扰素的概念、种类及抗病毒机制。

熟悉 病毒的致病机制;机体对病毒的免疫特点。

病毒通过多种传播途径侵入机体,并在宿主细胞中增殖的过程称为病毒感染。病毒进入宿主细胞内增殖后引起的结果,取决于病毒与机体二者力量的对比。发病与否主要决定于病毒的毒力和机体抵抗力的强弱对比。病毒感染可表现为隐性感染、显性感染和持续性感染。病毒感染可诱发机体的免疫应答,免疫应答的结果可以表现为免疫保护作用,也可表现为免疫损伤作用。

第一节　病毒的传播方式

病毒感染是由侵入宿主开始的,自然条件下,皮肤和呼吸道、消化道、泌尿生殖道是病毒侵入机体的重要门户。病毒入侵机体的方式常决定感染的发生、发展及结局。病毒的传播方式有水平传播和垂直传播两类。

一、水平传播

病毒在人群不同个体间的传播,称为水平传播,其导致的感染又称水平感染。水平感染的常见途径有如下几种。

1. 呼吸道

许多病毒通过呼吸道侵入机体。有的病毒感染后只在呼吸道作短暂停留,之后扩散到其他部位;有的就在呼吸道局部增殖引起疾病,这类病毒统称呼吸道病毒。此类病毒的易感细胞是鼻腔和上呼吸道黏膜细胞,故感染的潜伏期较短,一般病毒不进入血流和感染其他器官,如流感病毒、鼻病毒等。也有一些病毒由呼吸道黏膜侵入、通过血流再侵犯其他器官引起疾病,如麻疹病毒、腮腺炎病毒等。

2. 消化道

通过消化道感染的病毒都是无包膜病毒。因为有包膜病毒通过肠道时可被胆汁溶解破坏而失去活性。如脊髓灰质炎病毒、轮状病毒等。

3. 皮肤

有些病毒通过动物咬伤或昆虫叮咬部位侵入机体。如狂犬病毒、乙脑病毒等。也有通过注射方式侵入机体的，如乙型肝炎病毒。

4. 其他

有些病毒可通过性接触，经生殖道黏膜侵入引起感染，如艾滋病病毒、乙型肝炎病毒等。

二、垂直传播

病毒通过胎盘或产道，直接由母亲传播给胎儿的方式称为垂直传播，由此导致的感染为垂直感染。这种传播方式在其他微生物极少见到。许多病毒都能垂直传播，如风疹病毒、巨细胞病毒、乙型肝炎病毒以及人类免疫缺陷病毒等。其中风疹病毒、巨细胞病毒等可引起死胎、早产或先天畸形。垂直传播较难控制，应注意孕期及围生期保健预防。

第二节　病毒感染的类型

病毒侵入机体后，可因病毒种类、毒力和机体免疫状态不同表现出不同的感染类型。主要有显性感染和隐性感染，其中显性感染根据病毒在体内的滞留时间长短又可分为急性感染和持续性感染。

一、隐性感染

病毒在宿主细胞内增殖但不引起临床症状者称为隐性感染，或称亚临床感染。发生隐性感染的原因可能是侵入机体的病毒毒力较弱或数量不多，机体抗病毒免疫力较强，使病毒不能在体内大量增殖，不致造成组织细胞的严重损伤，或虽有增殖但不能最后到达靶细胞，故不出现临床症状。隐性感染过程结束后，多数人可获得对该病毒的特异性主动免疫，病毒体被清除，从而终止感染。但有极少数人作为病毒携带者成为重要的隐性传染源之一，在流行病学上具有重要意义。

二、显性感染

病毒侵入机体后在宿主细胞内大量增殖，引起细胞破坏和组织损伤，机体出现相应的症状即为显性感染。显性感染可以局部表现为主，如腮腺炎、单纯疱疹等，也可是全身感染。全身性感染一般都是病毒侵入机体在局部增殖后进入血流，再在单核吞噬细胞系统中继续增殖，然后再次进入血流，最后到达靶器官，引起病变，出现临床症状。按症状出现的早晚和持续时间的长短可分为急性感染和持续性感染。

（一）急性感染

一般潜伏期短，发病急，病程仅数日至数周。病愈后机体内不再有病毒存在。如流行性感冒、急性病毒性肝炎等。

（二）持续性感染

此类感染病毒在宿主体内滞留较长时间，甚至持续终生；可出现症状，也可不出现症状而长期带病毒，成为重要的传染源。根据持续感染的发生机制主要分为3类。

1. 慢性感染

经显性或隐性感染后，病毒未被完全清除出体内，持续在血液或组织细胞内存在，可随时向体外排出,使病毒播散或经输血、注射等传染他人。如乙型肝炎病毒、巨细胞病毒、EB病毒等常有慢性感染过程,患者临床表现不典型或无临床症状。

2. 潜伏感染

某些病毒在急性感染或隐性感染后,病毒基因在一定组织细胞中潜伏,但不复制出感染性病毒体,也不出现症状。由于生理性或病理性因素影响,潜伏病毒可被激活而发生增殖,感染急性发作而出现症状。此时,实验室检查才能检出病毒,而在非发作期,实验室用一般常规方法不能分离出病毒。例如水痘病毒初次感染主要引起儿童水痘,病愈后,病毒潜伏在脊髓后根神经节或脑神经的感觉神经节细胞内,暂时不显活性。当局部神经受冷、热、压迫或X线照射以及患肿瘤等机体免疫功能下降时,潜伏的病毒则可活化、增殖,并沿着神经干扩散到达皮肤发生带状疱疹。随着机体免疫力的增强,带状疱疹可自愈,病毒又潜伏回原处,故带状疱疹可在同一部位反复发作。

3. 慢发病毒感染

慢发病毒感染又称迟发感染。病毒进入机体后,潜伏期很长,有的可达数年或数十年之久。一旦发病出现症状,多为亚急性、进行性病程,往往造成患者死亡。亚急性硬化性全脑炎(SSPE)则是麻疹病毒所致的慢发病毒感染,儿童时期感染病毒以后,常到青春期才发作,表现为中枢神经系统疾病。

第三节　病毒的致病机制

病毒致病的基础是病毒在机体宿主细胞内大量增殖,导致宿主细胞的结构损害和功能障碍,也可通过免疫病理反应损伤细胞。

一、病毒对宿主细胞的直接作用

(一)杀细胞效应

病毒在宿主细胞内复制成熟后,可在短时间内一次大量释放子代病毒导致细胞裂解死亡。这种变化可在体外细胞培养中用普通光学显微镜作动态观察,称为致细胞病变效应(CPE)。杀细胞性病毒多见于无包膜病毒,如脊髓灰质炎病毒、腺病毒等。其作用机制主要如下:

(1)抑制宿主细胞的核酸与蛋白质合成　使细胞正常代谢紊乱,最终导致细胞死亡。

(2)细胞膜功能障碍　某些病毒感染细胞后,可使宿主细胞膜的通透性增高;有些病毒可致宿主细胞膜融合,形成多核巨细胞,使细胞功能障碍;有的病毒可使宿主细胞膜上出现新的抗原决定簇,导致机体免疫反应发生使细胞破坏。

(3)病毒蛋白的毒性作用　某些病毒的衣壳蛋白具有直接杀伤宿主细胞的作用,这可能是造成细胞病变的主要原因。

(4)影响细胞溶酶体及细胞器的功能　病毒感染后可导致细胞溶酶体破坏,释放出溶酶体酶,引起细胞自溶。电镜观察可见到病毒感染早期就存在细胞核、内质网、线粒体和核蛋白体的损伤。

(二)稳定状态感染

有些非杀细胞性病毒在宿主细胞内增殖过程中,不阻碍细胞本身的代谢,也不改变细胞膜的通透性，一般不造成细胞死亡溶解。病毒复制后形成的子代病毒多以出芽方式从宿主细胞中逐个释放出来，受染细胞一般短期内不被破坏，还可繁殖，但细胞多次经病毒增殖释放后就会造成细胞损伤和破坏。此外，受染细胞表面可出现病毒基因编码的新抗原或出现细胞融合，形成多核巨细胞。发生稳定状态感染的病毒多为有包膜病毒。

（三）整合感染

某些病毒的全部或部分核酸结合至宿主细胞染色体中，称为整合。整合后病毒核酸随宿主细胞的分裂而传给子代细胞，一般不复制出病毒颗粒，细胞也不被破坏。整合作用可使细胞的生物遗传特性发生改变，引起细胞转化。这种病毒引起细胞转化的作用与病毒的致肿瘤作用有密切关系。

（四）包涵体形成

有些病毒感染细胞后在受染细胞的细胞质或细胞核内会出现光学显微镜下可见的嗜酸性或嗜碱性斑块结构，称包涵体。这种结构有助于病毒感染的辅助诊断。

二、病毒感染的免疫病理作用

许多病毒感染机体后，都会引起组织细胞的免疫病理损伤，诱发免疫病理反应的抗原除病毒外，还有因病毒感染而使宿主细胞上出现的新抗原。有些病毒还可直接侵犯免疫细胞，造成免疫功能障碍。

（一）体液免疫病理作用

某些病毒感染时，病毒的衣壳和包膜是良好的抗原，能刺激机体产生相应的抗体，抗原抗体结合，激活补体引起Ⅱ型超敏反应，引起组织细胞的免疫病理损伤。有些病毒与抗体结合形成的免疫复合物沉积于肾小球基底膜、关节等组织中，引起Ⅲ型超敏反应。

（二）细胞免疫病理作用

事实证明，细胞免疫在病毒感染的恢复上起着非常重要作用，然而CTL对出现了新抗原的宿主细胞发生的免疫应答会造成机体损害，属Ⅳ型超敏反应。如在慢性肝炎中，机体可产生对肝细胞某些蛋白的细胞免疫损伤作用。

（三）抑制机体免疫功能

某些病毒感染能降低机体的免疫功能，甚至导致免疫缺陷。如人类免疫缺陷病毒则可直接破坏机体Th细胞，引起获得性免疫缺陷综合征，使患者极易并发其他严重感染和恶性肿瘤，造成严重后果。麻疹病毒、风疹病毒等感染，均会造成患者外周血淋巴细胞对抗原反应的减弱，因而麻疹患儿对皮肤结核菌素试验应答低下或由阳性转阴性反应。

第四节　抗病毒免疫

宿主抗病毒免疫同样由固有免疫和适应性免疫组成，两者协同作用。对初次病毒感染的机体，在适应性免疫力产生之前，主要依靠固有免疫阻止病毒迅速复制及扩散，但不能将病毒从体内清除。适应性免疫在抗病毒免疫过程中发挥主要作用,由抗体介导的体液免疫应答和 T 细胞介导的细胞免疫应答完成抗病毒作用,最终清除病毒。

一、固有免疫的抗病毒作用

在抗病毒感染的固有免疫中宿主的屏障结构、吞噬细胞、补体等非特异性免疫机制均起作用,但干扰素和 NK 细胞起主要作用。

(一) 干扰素

干扰素(IFN)是机体受到病毒或其他干扰素诱生剂刺激后,由巨噬细胞、淋巴细胞及体细胞等多种细胞产生的一种糖蛋白,具有抗病毒、抗肿瘤和免疫调节等多种生物学活性,是后天获得的非特异性免疫成分。

根据干扰素产生的细胞和抗原性不同分为 α、β、γ 共 3 种。α 干扰素主要由白细胞产生,β 干扰素主要由成纤维细胞产生,α 和 β 干扰素属于 I 型干扰素;而 γ 干扰素由 T 细胞产生,又称为免疫干扰素,属于 II 型干扰素。I 型干扰素的抗病毒作用较 II 型干扰素强。

IFN 的抗病毒作用不是直接杀病毒,而是通过与受感染宿主细胞上的干扰素受体结合,经信号转导等一系列生物化学反应,使之合成抗病毒蛋白发挥抗病毒效应。干扰素的抗病毒蛋白包括蛋白激酶、2'-5'A 合成酶以及 2-磷酸二酯酶,这些酶的作用是既可控制病毒蛋白的合成,也可影响病毒的组装和释放。因而,病毒不能增殖,起到抗病毒感染的作用。干扰素具有广谱抗病毒作用,但干扰素的作用具有相对种属特异性。干扰素诱导产生的抗病毒蛋白只作用于病毒,对宿主细胞的蛋白合成无不良影响,故干扰素制剂及干扰素诱生剂近几年已大量用于临床治疗一些病毒感染,如慢性乙型肝炎、单纯疱疹性角膜炎、水痘等,已取得较好疗效。除此之外,干扰素还有一定的抗肿瘤作用和免疫调节作用。

(二) NK 细胞

在病毒感染后 2 d,NK 细胞即通过趋化作用聚集到感染部位,在多种细胞因子的作用下,NK 细胞被活化,从而对病毒感染细胞的溶解破坏作用大大增强,同时释放细胞毒性介质,如穿孔素、γ 干扰素等,通过干扰病毒复制进一步活化吞噬细胞等,扩大和增强机体抗病毒和免疫的能力,因此具有抗病毒时间早、范围广和作用强的特点。

二、适应性免疫的抗病毒作用

(一) 体液免疫的保护作用

机体受病毒感染或接种疫苗后,体液中出现相应的特异性抗体,如中和抗体、血凝抑制抗体、补体结合抗体等,但具有保护作用的主要是中和抗体。病毒感染后最先出现的是 IgM,一般感染后 2~3 d 血清中便可出现,当再次受相同抗原刺激时,抗体量急剧增加,但以 IgG 为主。抗病毒免疫中起主要作用的免疫球蛋白是 IgG、IgM 和 IgA,这 3 类免疫球蛋白都有中和抗体的生物学作用。IgG 是唯一能通过胎盘的免疫球蛋白,新生儿体内来自母体的抗体就是 IgG。IgG 是最主要的病毒中和抗体,体液中含量最高,出现较晚但持续时间长,中和作用强。由于病毒感染后 IgM 最早出现,故特异性 IgM 抗体检测可作为早期诊断方法之一。IgM 可以通过补体依赖性细胞毒作用破坏有膜病毒及病毒感染的细胞。分泌型 IgA 存在于黏膜分泌液中,在局部黏膜抗病毒中起重要作用。例如呼吸道黏膜分泌的分泌型 IgA 可有效地防御呼吸道病毒侵入。

（二）细胞免疫的保护作用

由于中和抗体对进入细胞内的病毒不能发挥作用,故对于已经侵入细胞内病毒的清除主要依靠细胞免疫功能,参与的免疫细胞主要为 $CD8^+T$ 细胞(CTL)和 $CD4^+T$ 细胞(Th1 细胞)。

CTL 是清除病毒感染的主要效应细胞,病毒感染早期非特异性 NK 细胞起重要的抗病毒作用。约 1 周后出现特异性 CTL 细胞,它能识别与 MHC 分子结合的靶细胞表面的病毒抗原特异肽段,通过分泌两种物质:一为穿孔素,可使靶细胞膜形成许多通道小孔;另一种为细胞毒素,能降解靶细胞的细胞核。在此杀伤过程中,CTL 本身可不受损伤,连续杀伤多个靶细胞。

Th1 则通过释放多种细胞因子发挥作用。如淋巴毒素可直接破坏病毒体,巨噬细胞趋化因子、移动抑制因子及活化因子等可吸引巨噬细胞向病毒侵入部位聚集,以便有效地发挥杀灭病毒作用。此外,γ 干扰素可干扰病毒复制,保护正常组织细胞不被病毒感染,也可增强 NK 细胞的杀伤靶细胞作用。

因此,在抗病毒免疫的过程中,体液免疫、细胞免疫、干扰素系统及其他非特异免疫因素共同发挥作用。不同的病毒感染所获得的免疫力持续时间长短不一。一般认为能引起全身感染并有明显病毒血症者可以获得持久的甚至是终生的免疫,如脊髓灰质炎病毒、流行性乙型脑炎病毒等,若病毒仅在细胞间扩散,不侵入血流,抗原性容易变异的病毒或型别众多的病毒,感染后机体只获得短暂的免疫力,如流感病毒、鼻病毒等。

►►►● 思考题 ●►►►

1. 病毒的感染方式与途径有哪些,哪些病毒可垂直感染?
2. 简述病毒的感染类型。
3. 简述病毒导致机体致病的机制。
4. 什么是干扰素,其种类及功能如何,干扰素的抗病毒机制如何?

第二十二章

病毒感染的检查方法及防治原则

掌握 病毒感染疾病的标本采送原则。

熟悉 人工免疫的常用生物制品。

了解 病毒感染的快速诊断方法及病毒分离培养的方法。

第一节 检 查 方 法

病毒感染在临床上十分常见,且多有流行趋势。因此,病毒感染的检查十分必要,不仅用于临床确诊,也用于流行病学调查,为病毒性疾病的预防和治疗提供科学依据。病毒感染的检查方法主要包括分离鉴定及血清学诊断。近年来,随着科学技术的进步,许多病毒感染的快速检查方法已被开发应用。

一、标本的采集与送检

临床标本的采集处理及运送环节直接影响病毒感染的检查结果,应引起高度重视。

(一)标本采集

根据临床诊断及病期采集合适标本。如呼吸道感染一般采集鼻咽洗漱液或痰液,肠道感染多采集粪便,皮肤感染采取病灶组织,脑内感染可采脑脊液,病毒血症期可采血送检。作病毒分离或抗原检查的标本应在发病初期或急性期采集,作血清学诊断的标本,应在患者急性期和恢复期各采一份血液,一般恢复期血清抗体效价比急性期高出 4 倍或以上才有意义。

(二)标本处理及运送

标本采集应严格无菌操作。本身带有杂菌或可能细菌污染的标本应加入抗生素处理。送检的组织及粪便标本等可置于含抗生素的 50％ 甘油缓冲液中运送。暂时不能检查或分离培养时可置低温冰箱内保存。

二、病毒感染的快速诊断

（一）光学显微镜检查

光学显微镜检查仅用于病毒包涵体的检查及某些人病毒颗粒（痘类病毒）的检查。

（二）电子显微镜检查

1. 电镜直接检查法

电镜直接检查法可用于从疱疹液、粪便或血液标本中疱疹病毒、甲型肝炎病毒、乙型肝炎病毒颗粒的检查，帮助早期诊断。

2. 免疫电镜检查法

免疫电镜检查法先在制成的病毒标本悬液中加入特异性抗体，使病毒颗粒凝聚成团，再用电镜观察，可提高其检出阳性率。

（三）免疫学检查病毒抗原或抗体

免疫荧光技术、酶免疫技术、放射免疫技术等均可用于检测病毒抗原或抗体，辅助病毒感染的诊断。尤其是酶联免疫吸附试验，因其具有简便、快速、灵敏和特异性高等特点，已广泛用于多种病毒抗原及相应抗体的检测。

（四）病毒的核酸检测

1. 聚合酶链反应

聚合酶链反应（PCR）是近年来建立起来的一种基因扩增技术，用该方法检测病毒基因组可测出极微量的病毒核酸，它在短时间内可使目的基因扩增数百万倍，比常规敏感性高出约 1 万倍。

2. 核酸杂交技术

核酸杂交技术是 20 世纪 70 年代发展起来的新技术。该方法比电镜、免疫酶等技术更特异、更敏感且能定量和分型。由于核酸具有在一定条件下可双链解离和重组合的性质，故以标记同位素或地高辛等单链核酸作探针，可检测标本中同源或部分同源的病毒核酸。目前较常用的有斑点分子杂交法、原位分子杂交法及印迹法等。

三、病毒的分离培养与鉴定

由于病毒必须在活细胞内才能增殖，所以实验室分离培养病毒主要有动物接种、鸡胚培养、组织培养 3 种方法，应根据所分离病毒的种类及实验室条件选择不同方法。

（一）动物接种

动物接种是最原始的病毒培养方法。常用的动物有小鼠、大鼠、家兔和猴等，接种以后常以动物发病、死亡作为感染的指标。接种途径有鼻内、皮下、皮内、腹腔、脑内等。根据病毒种类不同，选择敏感动物及适宜接种途径。

（二）鸡胚培养

鸡胚培养是一种比较经济简便的病毒培养方法。一般采用孵化 9～12 d 的鸡胚，根据病毒种类不同接种于鸡胚绒毛尿囊膜、尿囊腔、羊膜腔、卵黄囊等不同部位,孵育后收集相应组织或囊液进一步作病毒鉴定。

(三) 组织培养

人或动物的某些细胞在一定条件下可以在实验室的培养瓶内生长,在此过程中多数病毒接种后可在培养细胞内复制增殖。常用的组织培养细胞有人胚肾细胞、猴肾细胞、HeLa 细胞等。病毒在细胞内增殖可引起细胞形态学改变,称为致细胞病变效应(CPE)。有些病毒增殖后可使宿主细胞膜抗原改变,使之能与红细胞结合,这时若向培养瓶内加入红细胞,可见红细胞吸附于感染细胞膜上。可据此作为病毒生长的参考。对病毒进一步分型需用特异性抗体进行血清学鉴定。

第二节 防 治 原 则

对病毒感染的药物治疗效果至今远不如对细菌感染的药物疗效,因此预防病毒性感染具有十分重要的意义。

一、免疫预防

(一) 人工自动免疫

1. 灭活疫苗

目前常用的有狂犬病疫苗、流感疫苗、乙型脑炎疫苗等。以甲醛等灭活剂灭活病毒核酸,而不影响免疫原性,且较为安全。

2. 减毒疫苗

选用对人低毒的变异株病毒制成。现常用的有脊髓灰质炎疫苗、麻疹疫苗、流行性腮腺炎疫苗、风疹疫苗等。

3. 亚单位疫苗

亚单位疫苗用化学方法裂解病毒,提取包膜或衣壳上的亚单位制成。如提取具有免疫原性的血凝素和神经氨酸酶制备流感亚单位疫苗。

4. 基因工程疫苗

(二) 人工被动免疫

人工被动免疫常用免疫血清、胎盘丙种球蛋白、血清丙种球蛋白以及转移因子等。例如注射免疫球蛋白可用于甲型肝炎、麻疹、水痘等感染的紧急预防,使接触者不出现症状或症状轻微。应用含有特异高滴度的乙型肝炎免疫球蛋白预防乙型肝炎,收到较好效果。

二、药物防治

由于病毒是只能在宿主细胞内复制的非细胞型微生物,故要求抗病毒药物既能穿入细胞选择性地抑制病毒增殖又不损伤宿主细胞,但迄今尚无理想药物。近年来随着病毒分子生物学的深入研究,已成功研制出一批对某些病毒有明显抑制作用的药物和制剂。较常用的主要有金刚烷胺、阿糖腺苷、无环鸟苷等。

迄今,从中草药中筛选出有抗病毒作用的天然药物多达 200 多种,例如板蓝根、大青叶、苍术、艾叶等。

三、干扰素

临床实践证明,干扰素具有广谱的抗病毒作用,且毒副作用小,疗效可靠,用于病毒性疾病的预防和治疗。此外,干扰素诱生剂具有诱生干扰素、广谱抗病毒及免疫促进作用,常用的有聚肌胞等。

▸▸▸▸● 思考题 ●▸▸▸▸

1. 试述病毒感染标本的采送注意事项。
2. 病毒感染的快速诊断方法有哪些?
3. 试述病毒感染的免疫预防。

第二十三章

呼 吸 道 病 毒

学习目标

> **掌握** 流感病毒、麻疹病毒、冠状病毒和风疹病毒的致病性及预防原则。
>
> **熟悉** 流感病毒的生物学特性及流感爆发流行的原因。
>
> **了解** 其他病毒的形态结构及致病性。

呼吸道病毒指由呼吸道入侵,引起呼吸道局部或其他组织器官病变的病毒。具有传染性强、传播快、起病急等特征。据统计,90%～95%的急性呼吸道感染由病毒引起。常见的呼吸道病毒有流感病毒、麻疹病毒、腮腺炎病毒、副流感病毒、呼吸道合胞病毒、鼻病毒、冠状病毒、腺病毒、风疹病毒、呼肠病毒等。

第一节 流行性感冒病毒

一、生物学性状

(一) 形态与结构

流感病毒多呈球形,直径为80～120 nm(彩图23-1)。从内向外分为3层:

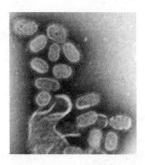

彩图 23 - 1　流感病毒

(1) 内层　为核心,由－ssRNA与核蛋白(NP)相结合,缠绕成核糖核蛋白体(RNP),基因组分7～8个节段,分别控制编码病毒的各种蛋白质。此外,还有RNA多聚酶,负责RNA转录。核

173

蛋白的免疫原性稳定，具有型特异性。

（2）中层　为 M 蛋白，有保护核心与维持病毒外形的作用。M 蛋白免疫原性稳定，也具有型特异性。

（3）外层　是由脂质双层组成的包膜，其上的血凝素（HA）和神经氨酸酶（NA）两种刺突，呈放射状排列。HA 的作用是帮助病毒吸附到宿主易感细胞的胞膜上，并进一步侵入细胞。它是病毒致病的重要因素。同时 HA 抗原可以激发机体产生特异性的 HA 抗体，为中和抗体，可预防流感病毒再感染。NA 的作用是参与病毒释放，促进病毒继续扩散，同样刺激机体产生抗- NA，虽然它不是中和抗体，但也能在一定程度上限制病毒的复制。因此，HA 和 NA 是流感疫苗中不可或缺的成分。

（二）分型

根据核蛋白和 M 蛋白免疫原性不同，将流感病毒分为甲、乙、丙 3 型。甲型流感病毒又根据 HA 和 NA 免疫原性不同，分为若干亚型，到目前为止，从鸟、动物或人中发现 HA 分有 16 个亚型，NA 有 9 个亚型，人类感染主要与 H1、H2、H3 和 N1、N2 亚型有关。

（三）HA 和 NA 变异与流行

HA 和 NA 易发生变异，主要有 2 种：

（1）抗原漂移　抗原变异幅度小，但出现频率较高，是一种量变过程，引起局部中、小型流行。

（2）抗原转换　当量变到一定程度引起质变，即形成了新的流行株，出现新的爆发流行，但其发生的频率较低。

由于人群缺乏免疫力，往往引起世界性的爆发。自 1933 年分离出甲型流感病毒以来，迄今已经发生过多次重大变异（表 23 - 1）。

表 23 - 1　甲型流感病毒亚型与流行年代

病毒亚型	原甲型	亚甲型	亚洲甲型	香港甲型	新甲型与香港甲型
抗原结构	H1N1	H1N1	H2N2	H3N2	H1N1、H3N2
流行时间（年）	1918—1946	1946—1957	1957—1968	1968 以后	1977 以后

（四）抵抗力

流感病毒耐冷不耐热，56℃ 30 min 即被灭活，在室温下很快丧失传染性，0～4℃ 则可存活数周。病毒对干燥、日光、紫外线、甲醛、乙醇、乳酸等敏感。

二、致病性与免疫

传染源是患者或病毒携带者，人群对病毒普遍易感。病毒经飞沫到达呼吸道局部繁殖，导致局部黏膜上皮炎症，病毒不入血，只有毒素样物质进入血液，引起全身中毒症状。潜伏期 2～3 d，发病急，出现发热、头痛、全身酸痛、疲乏无力等全身中毒症状。同时伴有喷嚏、鼻塞和咳嗽等症状。流感病毒感染一般数日内自愈，但幼儿或年老体弱患者易继发细菌性肺炎等，病死率高。

病后对同型病毒有免疫力，可维持 1～2 年。呼吸道局部的 sIgA 在清除呼吸道病毒，抵抗再感染中起重要作用。

三、防治原则

预防流感要从以下几方面着手：①注射疫苗；②均衡营养，提高身体素质；③流感流行期间，远离人群集中的地方；④食醋熏蒸消毒；⑤开窗通风，增加湿度；⑥与流感患者保持距离。治疗尚无特效药，主要采取对症治疗和预防细菌性感染。

知识链接：甲型 H1N1 流感

甲型 H1N1 流感是由甲型 H1N1 流感病毒引起的急性呼吸道传染病。2009 年 3 月，墨西哥和美国等先后发生甲型 H1N1 流感，其病毒为 A 型流感病毒，H1N1 亚型猪流感病毒毒株，该毒株包含有猪流感、禽流感和人流感 3 种流感病毒的基因片段，是一种新型猪流感病毒。其属性为原既往环境中流感病毒的变异新生体，特性是强传染性，潜伏期 1～7 d，症状与普通流感相近。可以人传染人。甲型 H1N1 流感是由猪流感病毒演变而来，但到目前为止这种病毒只是使人患病，还没有发现猪被感染的病例。

禽流感与人类

禽流感是由甲型流感病毒引起的一种禽类疾病综合征。1997 年 5 月，我国香港特别行政区 1 例 3 岁儿童死于不明原因的多器官功能衰竭，同年 8 月经美国疾病预防和控制中心以及 WHO 荷兰鹿特丹国家流感中心鉴定为禽甲型流感病毒（H5N1）引起的人类流感。这是世界上首次证实甲型流感病毒（H5N1）感染人类，因而引起了医学界的广泛关注。

第二节　麻疹病毒

麻疹病毒是麻疹的病原体。我国自 1965 年应用减毒活疫苗以来，麻疹发病率显著下降。但在发展中国家，麻疹仍是儿童死亡的一个主要原因。WHO 已经将麻疹列为计划消灭的传染病之一。

一、生物学性状

麻疹病毒呈球形，直径为 120～250 nm。核心为不分节段的 - ssRNA，衣壳呈螺旋对称。包膜表面的 2 种刺突呈放射状排列，分别是血凝素（HA）和血溶素（HL），均为糖蛋白。HA 和 HL 免疫原性强而且稳定，只有 1 个血清型，刺激机体产生的相应抗体，有保护作用。病毒抵抗力较弱，加热 56℃ 30 min 灭活。对一般消毒剂、日光及紫外线敏感。耐寒，耐干燥，－70℃ 可长期保存。

二、致病性与免疫性

人是麻疹病毒的唯一自然宿主，传染源为急性期患者，在出疹前后 4～5 d 传染性最强，易感者接触后 100% 发病。主要通过飞沫、被污染的玩具或密切接触传播。病毒首先感染具有麻疹病毒受体 CD46 分子的靶细胞,并在其中增殖,入血形成第一次病毒血症。潜伏期 10～12 d,早期体温略高、咳嗽、流涕、打喷嚏及流泪,口颊黏膜出现柯氏斑,有助于早期诊断。同时病毒在全身淋巴组织大量增殖后,形成第 2 次病毒血症。体温高达 40℃,全身皮肤出现特征性红色斑丘疹,先颈部,后躯干,最后四肢,一般在皮疹出齐 24 h 后,体温下降,呼吸道症状逐渐消退,皮疹变暗,有色素沉着。机体抵抗力弱者,易继发细菌性肺炎、支气管炎和中耳炎,是麻疹患儿死亡的主要原因。麻疹病愈后,获得牢固免疫。百万分之一患者数年(平均 7 年)后出现亚急性硬化性全脑炎(SSPE),表现为渐进性大脑衰退,1～2年死亡。现认为 SSPE 的病毒分离株为麻疹缺陷病毒,这种病毒由于 M 基因变异,不能合成 M 蛋白,从而影响病毒的装配、出芽及释放。但对神经细胞的毒力比麻疹病毒强。

三、防治原则

对 8 个月至 1 岁的婴儿,接种麻疹减毒活疫苗,7～10 岁时加强免疫。对接触麻疹的易感者,紧急被动免疫用丙种球蛋白或胎盘球蛋白,可防止发病或减轻症状。

第三节　腮腺炎病毒

腮腺炎病毒是流行性腮腺炎的病原体。

一、生物学性状

病毒呈球形,直径为 100～200 nm,核酸为－ssRNA,衣壳为螺旋对称,包膜表面有 HA 和 NA 刺突,其成分是糖蛋白。腮腺炎病毒只有 1 个血清型。1% 来苏、0.2% 甲醛、75% 乙醇均及 56℃ 30 min 均可灭活病毒。对低温有相当的抵抗力,2℃时可存活 3 个月,－60℃保存 1 年以上。

二、致病性与免疫性

人是腮腺炎病毒的唯一宿主,病毒通过飞沫或直接接触传播。多患于 5～14 岁儿童。病毒在呼吸道上皮细胞和局部淋巴结内增殖,形成病毒血症,随血流侵入腮腺及其他器官。潜伏期 2～3 周,主要症状为发热、乏力、腮腺或颌下腺或舌下腺非化脓性肿大、疼痛。病程经 1～2 周自愈。13 岁以上患者常并发睾丸炎、卵巢炎,偶尔并发病毒性脑炎。

病后血清出现特异性 IgM 和 IgG 抗体,可获牢固免疫。母体的抗腮腺炎病毒 IgG 抗体能通过胎盘,故 6 个月以内婴儿患腮腺炎者罕见。

三、防治原则

隔离患者,减少传播机会。学龄儿童接种 MMR(麻疹-腮腺炎-风疹三联活疫苗),效果较好。肌注丙种球蛋白,可起到预防或减轻症状的效果。

第四节　冠状病毒与 SARS 冠状病毒

一、冠状病毒

冠状病毒核酸为单股正链 RNA,球形,直径为 80～160 nm,衣壳呈螺旋对称,有包膜,包膜表面有放射状向外伸出的花瓣状刺突,电镜下形如皇冠,故名冠状病毒(彩图 23-2)。该病毒对温度很敏感,在 33℃时生长良好,但 35℃就使之受到抑制,37℃数小时后丧失感染性。由于这个特性,冬季和早春是该病毒的流行季节。成人感染引起普通感冒、咽炎等轻型上呼吸道症状。儿童感染率较高,主要是上呼吸道感染。病后免疫力不牢,可发生再感染。

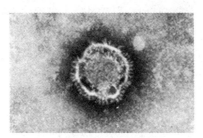

彩图 23-2 冠状病毒

二、SARS 冠状病毒

SARS 即严重急性呼吸窘迫综合征,是一种传染性极强的呼吸系统疾病,自 2002 年 11 月 16 日在我国广东佛山市报道首例后,我国乃至世界 20 多个国家迅速形成流行态势,平均病死率达 11%。2003 年 4 月 16 日 WHO 正式宣布 SARS 的病原体是一种新的冠状病毒,称为 SARS 冠状病毒

1. 生物学性状

与冠状病毒相似,球形或不规则形,直径为 60~220 nm,+ssRNA,核衣壳呈螺旋对称,包膜表面有梅花状向外伸出的突起,电镜下形如日冕或花冠(彩图 23-2)。包膜表面有两种糖蛋白:①刺突糖蛋白(S 蛋白),是病毒主要抗原,与宿主细胞表面相应受体结合,是 SARS 冠状病毒感染细胞的关键蛋白;②膜蛋白(M 蛋白),为跨膜蛋白,参与包膜形成。SARS 冠状病毒对热、乙醚、酸敏感,故可采用 0.2%~0.5%过氧乙酸或 10%次氯酸钠消毒。

2. 致病性与免疫性

传染源主要是 SARS 患者,主要以近距离飞沫、气溶胶或接触患者分泌物污染物品传播为主,不排除有消化道途径的可能。潜伏期一般为 2~10 d,起病急,以高热为前驱症状,体温≥38℃,伴有头痛、乏力、关节痛、干咳和胸闷,肺部 X 线片显示大片阴影。上呼吸道症状不明显。常规抗生素治疗无效。一般肺部病变进展很快,严重的病例出现呼吸困难、低氧血症,并进一步产生呼吸窘迫、休克、DIC、心律紊乱,病死率很高。机体感染 SARS 冠状病毒后,产生的特异性 IgG、IgM 抗体,具有保护作用,能预防再感染。

3. 防治原则

室内经常通风换气,戴口罩,隔离与防护是防护 SARS 传播的最好措施,包括搞好环境卫生。注意防寒保暖,多参加锻炼,增强自身抵抗疾病能力;用抗病毒药、中草药和恢复期血清治疗。

第五节 其他呼吸道病毒

一、风疹病毒

(一)生物学性状

病毒体呈不规则球形,直径为 50~70 nm。+ssRNA,核衣壳为二十面立体对称,双层包膜。

免疫原性强且稳定，只有 1 个血清型。

（二）致病性与免疫性

人是风疹病毒的唯一自然宿主。传染性强，通过飞沫或分泌物直接接触传播，病毒在呼吸道局部淋巴组织增生后，经病毒血症播散全身，引起风疹。自然感染后可获持久免疫力。

1）儿童易感，表现低热、不适，皮疹发展迅速，1 d 内出齐。第 2 天，面部皮疹消退，3～5 d 消退完全。体温在出疹后恢复正常。病情较轻，并发症少，预后良好。

2）成人感染后，症状较重，除出疹外，还有关节炎和关节疼痛等。

3）风疹病毒感染最严重的危害是病毒可通过胎盘感染胎儿，引起胎儿先天性感染。若妊娠早期感染，病毒可通过胎盘感染胎儿，引起流产、死胎或先天性风疹综合征。胎儿畸形主要表现为先天性心脏病、白内障和耳聋三大主症。妊娠月份越小，先天性风疹综合征出现的频率越高。

（三）预防

学龄儿童接种 MMR（麻疹-腮腺炎-风疹三联活疫苗）。免疫保护持续时间为 7～10 年，育龄妇女接种疫苗更重要。妊娠早期妇女一旦患风疹，应终止妊娠。

二、腺病毒

腺病毒呈球形，核心为 dsDNA，裸病毒，核衣壳为二十面立体对称，直径 70～90 nm。具 12 个顶角和纤维刺突。经呼吸道感染引起急性发热性咽炎、眼结膜炎、肺炎、急性呼吸道感染；经消化道侵入引起胃肠炎；眼部接触感染引起滤泡性结膜炎、流行性角膜炎。腺病毒感染后可获得对同型的持久免疫。

三、鼻病毒

鼻病毒属小 RNA 病毒科鼻病毒属，呈球形，核心为单股正链 RNA，核衣壳呈二十面体立体对称，无包膜。现已发现 115 个血清型。通过接触和飞沫传播，在鼻咽腔黏膜细胞内增殖，主要引起普通感冒等上呼吸道感染。感染后可产生局部 sIgA，1 周左右自愈，属于自限性疾病。对同型病毒有免疫力，但持续时间短，常发生再感染。

四、呼肠病毒

病毒呈球形，直径为 60～80 nm。核酸为双链 RNA，分 10 个节段。无包膜。有双层蛋白衣壳，二十面体立体对称。多数人在儿童时期被感染，且多呈亚临床状态，显性感染主要包括轻度的上呼吸道疾病和胃肠道疾病。

五、呼吸道合胞病毒

呼吸道合胞病毒（RSV）核酸为单股负链 RNA。有包膜。人群普遍易感，但引起的症状各不相同。婴幼儿对 RSV 特别敏感，常引起较为严重的细支气管炎、肺炎等，患儿常出现呼吸暂停，严重者造成死亡；成人多表现为普通感冒；老年人则可导致慢性支气管炎急性发作。

六、副流感病毒

呈球形，较流感病毒大，直径为 125～250 nm。核酸为单股 RNA，不分节段，核蛋白呈螺旋对称。该病毒通过飞沫或密切接触传播。首先在鼻咽部和呼吸道上皮细胞内增殖，然后在细胞之间扩散,很少引起病毒血症。人群普遍易感,但以 5 岁以下小儿最多见,是引起小儿急性呼吸道感染的常见病因。主要疾病包括小儿哮喘、肺炎、细支气管炎等。

思考题

1. 简述甲型流感病毒变异与流行的关系。

2. 甲型流感病毒分型和分亚型的依据是什么?

3. 如果感觉自己患了流感,应该怎么办?

4. 人类对流感病毒和麻疹病毒的免疫力有何区别,为什么?

5. 试述风疹病毒与优生优育的关系。

6. 简述麻疹预防措施。

7. 呼吸道感染的病毒有哪些,主要引起哪些疾病?

病例分析

患者,孕妇,妊娠 2 个月,查出风疹病毒抗体- IgM 阳性。

讨论:该孕妇能否继续妊娠?

提示:风疹病毒可刺激机体产生抗风疹病毒抗体,IgM 型抗体提示病毒近期感染,对胎儿有危害性。若查到 IgG 型抗体,说明此时机体有抵抗力,可以保护胎儿免受风疹病毒的伤害。风疹病毒通过胎盘感染胎儿,此时胎儿尚不具备合成干扰素的能力,无法抵制病毒,因而应终止妊娠。

第二十四章

肠道感染病毒

掌握　肠道感染病毒的种类及肠道病毒的共性。
熟悉　脊髓灰质炎病毒和轮状病毒的致病性及防治原则。
了解　柯萨奇病毒、埃可病毒致病性。

肠道感染病毒指通过污染的食物,经消化道传播的病毒。包括小 RNA 病毒科的肠道病毒和呼肠病毒科的轮状病毒、肠道腺病毒、杯状病毒和星状病毒。肠道病毒又包括脊髓灰质炎病毒、柯萨奇病毒、埃可病毒与新型肠道病毒 68～71 型。其共同特点:①病毒体直径约 27 nm,衣壳为二十面体立体对称,无包膜;②核酸类型为＋ssRNA,是感染性核酸;③抵抗力强,耐乙醚,pH 值为 3～9,在胃肠道能耐受胃酸、蛋白酶和胆汁的作用;④经消化道传播,在肠道上皮细胞内增殖并从肠道排出,能侵入血流、神经系统等,引起多种肠道外症状。

第一节　脊髓灰质炎病毒

脊髓灰质炎病毒是引起脊髓灰质炎的病原体。脊髓灰质炎多见于儿童,世界各地均有流行。自 20 世纪 50 年代末期开展活疫苗预防以来,发病率逐年大幅度下降。在某些发达国家已基本被消灭。

一、生物学性状

病毒体呈球形,直径为 27～30 nm,核心致密,二十面体立体对称,无包膜。衣壳含 VP1～VP4 共 4 种不同结构蛋白。VP1、VP2 和 VP3 暴露在病毒体表面,根据其免疫原性不同,将病毒分为Ⅰ、Ⅱ、Ⅲ型,各型间无交叉反应。病毒在外界环境中抵抗力较强,在冰箱、污水和粪便中可存活数周,56℃经 30 min 可灭活。

二、致病性和免疫性

传染源为患者及隐性感染者,通过粪-口途径传播。病毒侵入机体,首先在咽部、扁桃体、颈部淋巴结、小肠黏膜上皮细胞内增殖,90％以上引起隐性感染。少数人病毒可经淋巴系统入血形成第 1 次病毒血症。病毒随血流扩散至全身淋巴组织进一步繁殖,再次入血形成第 2 次病毒血症。仅约 0.1% 患者,病毒可突破血-脑屏障,侵犯中枢神经系统,在脊髓前角和脑干的运动神经细胞内增殖,出现永久性弛缓性肢体麻痹。极少数发展为延髓麻痹。感染后可建立牢固的体液免疫。在肠道局部淋巴组织产生 sIgA,清除肠道内病毒,阻止病毒入血;血液中则出现 IgG、IgM 中和抗体,可清除血液中的游离病毒,阻止病毒侵入中枢神经系统。血液中的 IgG 抗体可由母亲通过胎盘传给胎儿,出生后维持数月才逐渐消失。故生后 6 个月以内的婴儿较少发病。

三、防治原则

人工自动免疫是预防本病的最佳措施。口服 3 次三价活疫苗糖丸,每次间隔 6～8 周,不但产生中和抗体,还能刺激肠壁浆细胞产生分泌型 IgA。

第二节　柯萨奇病毒与埃可病毒

两种病毒的生物学性状与脊髓灰质炎病毒相似。其显著的致病特点是病毒在肠道中增殖,但很少引起肠道疾病;不同型别的病毒可引起相同的临床综合征;同一型病毒也可引起几种不同的临床疾病(表 24－1)。

表 24－1　肠道病毒感染的疾病和常见的病毒型别

疾　病	柯萨奇病毒		埃可病毒
	A 组	B 组	
无菌性脑膜炎	2、4、7、9、10、12、16	1～6	4、6、9、30
麻痹疾病	4、7、9	3～5	2、4、6、9、11、30
出疹性发热病	9、16	1、3、5	4、6、9、14、16
疱疹性咽峡炎	1～6、8、10、16、21、22	—	—
手足口病	5、10、16	—	—
心包炎、心肌炎	4、16	1～5	1、6、9
流行性胸痛	—	1～6	1、6、9、19
急性上呼吸道感染	2、10、21、24	2～5	4、9、11、22

(一)疱疹性咽峡炎

疱疹性咽峡炎主要由柯萨奇病毒 A 组引起,夏秋季多见,感染 1～7 岁儿童。典型症状,在软腭、腭垂周围出现小疱疹伴发热、咽痛及扁桃体肿大。

(二)手足口病

手足口病由柯萨奇病毒 A16 引起,71 型也引起过多次流行。主要在面、手、足及口舌上出现疱疹和斑丘疹。可伴有发热,多发生于夏秋季,5 岁以下小儿。

(三)无菌性脑膜炎

无菌性脑膜炎表现为发热、头痛和脑膜刺激征等症状。几乎每年夏秋季均有发生。几乎所有的肠道病毒都与无菌性脑膜炎、脑炎和轻瘫有关。

（四）流行性胸痛

柯萨奇病毒B组引起，突然发热和单侧胸痛，伴心肌炎、脑膜炎。

（五）急性结膜炎

急性结膜炎由柯萨奇病毒A24引起；急性出血性结膜炎由新肠道病毒70型引起。

（六）心肌炎和心包炎

心肌炎和心包炎主要由柯萨奇病毒B组引起，散发流行于成人和儿童，先有发热感冒，继而出现心脏症状。

第三节 轮 状 病 毒

轮状病毒呈世界性分布，在人类主要引起婴幼儿急性胃肠炎。在婴幼儿秋季腹泻病例中80%～90%是由轮状病毒引起的。

一、生物学性状

病毒体呈球形，无包膜，双层衣壳，二十面体对称。电镜下，内衣壳的壳微粒像车轮的辐条一样向外放射状排列，外壳类似车轮的外缘，形态极像车轮，故名轮状病毒（彩图24-1）。双壳病毒颗粒为完整的病毒颗粒，直径70～75 nm，具有传染性；无外衣壳的粗糙型颗粒，直径50～60 nm，无传染性。核心为双链RNA，由11个不连续节段组成。根据内衣壳VP6抗原性不同，轮状病毒分7组（A～G）。病毒在室温传染性可保持7个月。耐酸碱、乙醚、氯仿、反复冻融。95%的乙醇或56℃ 30 min可灭活病毒。

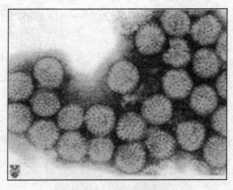

彩图24-1 轮状病毒

二、致病性与免疫性

A～C组引起人类和动物的腹泻，D～G组只引起动物腹泻。A组最为常见，是6个月至3岁婴幼儿严重胃肠炎的主要病原体。B组病毒主要引起成人腹泻，故也称成人腹泻轮状病毒。主要经粪-口途径传播。病毒在小肠黏膜绒毛细胞内增殖，受损细胞溶解死亡，可脱落至肠腔而释放大量病毒,并随粪便排出。潜伏期 1～2 d,突然发病,临床表现发热、大量水样便、呕吐,腹泻物多为白色"蛋花样"或"米汤样",有恶臭,每日达 5～10 次。一般为自限性,病程 5～8 d,能完全恢复。少数严重患者可出现脱水及酸中毒症状,是导致婴幼儿死亡的主要原因。感染后血液中很快出现特异性 IgM、IgG 抗体,肠道局部出现分泌型 IgA,中和病毒,对同型病毒有抗感染作用。隐性感染也产生特异性抗体。

三、防治原则

预防以控制传染源,切断传播途径为主。口服轮状病毒疫苗可有效降低发病率,接种对象主要为 6 个月至 3 岁的婴幼儿。对症治疗,首先纠正脱水、酸中毒症状。

▶▶▶● 思考题 ●◀◀◀

1. 简述肠道病毒的共同特点。
2. 简述脊髓灰质炎病毒、柯萨奇病毒、埃可病毒和轮状病毒分别引起哪些疾病。
3. 简述脊髓灰质炎、婴幼儿急性胃肠炎的防治措施。
4. 简述肠道感染病毒的种类。

病例分析

某医院儿科,1 d 收治秋季腹泻儿童达 300 多例。一位家长在为 1 岁的宝宝换尿布,见尿布上满了淡黄色的"蛋花",家长主诉:"孩子连续几天发热,水样腹泻、呕吐,连哭都没力气了。"

讨论: 1. 该患儿的腹泻很可能由什么病原体引起,治疗原则如何?
　　　2. 提示:轮状病毒是婴幼儿急性腹泻的主要病原体。
　　　3. 治疗:①抗病毒治疗;②对症治疗;③饮食调整。

第二十五章

肝 炎 病 毒

▶▶●◀ 学习目标 ▶●◀◀

```
掌握  HAV、HBV 生物学特性、致病性与免疫性;HAV、HBV 标志物及临
      床意义;5 型肝炎病毒传播途径和防治原则。
熟悉  HCV、HDV 和 HEV 致病性。
了解  各种肝炎病毒的检测方法。
```

肝炎病毒是侵犯肝细胞、引起人类病毒性肝炎的一组病原体。目前公认的人类肝炎病毒至少有 HAV、HBV、HCV、HDV、HEV 共 5 种型别。HAV 和 HEV 通过消化道传播引起急性肝炎,一般不转为慢性肝炎,也不形成慢性病毒携带者;HBV 和 HCV 通过血液传播,除引起急性肝炎和慢性肝炎外,还与肝硬化和肝癌有关,且慢性病毒携带者多见;HDV 是一种缺陷病毒,只能在 HBV 存在时才能复制,可加重病情,促进慢性化,传播途径与 HBV 相同。5 个型别肝炎病毒间无交叉免疫,可合并发生。与人类肝炎相关的病毒还有:乙型肝炎病毒、庚型肝炎病毒、TT 型肝炎病毒等,正在研究中。

第一节　甲型肝炎病毒

甲型肝炎病毒(hepatitis A virus, HAV)是引起甲型肝炎的病原体,主要感染儿童及青少年。

一、生物学性状

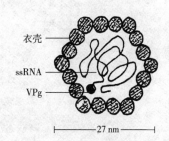

衣壳 ——
ssRNA ——
VPg ——
|— 27 nm —|

图 25-1　HAV 结构示意图

HAV 呈球形,直径为 27~32 nm,＋ssRNA。衣壳蛋白呈二十面体对称结构,无包膜(图 25-1)。HAV 抗原性稳定,仅 1 个血清型。HAV 在自然界存活能力强,在粪便和污水中可存活数月,HAV 比一般肠道病毒更耐热。对乙醚、酸处理(pH 3)及有机溶剂均有抵抗力。海水、泥沙和毛蚶体内可存活数月。100℃煮沸 5 min可完全灭活。漂白粉和次氯酸钠可消除传染性。

二、致病性和免疫性

(一) 传染源与传染方式

HAV 传染源为患者或隐性感染者,主要由粪便污染水源、食物、海产品、食具及玩具,经粪-口途径感染,造成散发流行或大流行。

(二) 致病机制

HAV 首先在咽、唾液腺早期增殖,进而到达肠黏膜淋巴组织大量增殖,形成病毒血症,肝脏为最终靶器官。通过病毒的直接作用和免疫病理反应造成肝细胞损害。病毒随胆汁-粪便排出体外。潜伏期 15~45 d,血液和粪便中出现病毒。患者起病急骤,畏寒、发热、厌油腻、全身无力、恶心、呕吐。几天后,多数患者会出现黄疸,尿为浓茶色,皮肤瘙痒。肝区压痛和叩击痛。肝功能检查丙氨酸氨基转移酶(ALT)明显异常。感染 2~3 周,随着血清中特异性抗 HAV - IgM 的产生,粪便中病毒消失。

(三) 免疫性

HAV 刺激机体产生抗 HAV - IgM 和抗 HAV - IgG。IgM 在急性期和恢复期出现,持续 2~3 个月,有中和 HAV 抗原作用,是 HAV 近期感染的血清学证据;抗 HAV - IgG 在恢复期出现,可维持多年,对再感染有免疫力。长期携带病毒者罕见。

第二节 乙型肝炎病毒

乙型肝炎病毒(hepatitis B virus, HBV)属嗜肝 DNA 病毒科,是乙型肝炎的病原体。目前,我国人群乙肝表面抗原携带率从 1992 年的 9.75% 下降为 7.18%。随着乙肝疫苗的普及和血液、母婴传播逐步被阻断,今后乙肝病毒携带率会逐步减少,卫生部的目标是到 2050 年降到 1% 以下。

一、生物学性状

(一) 形态与结构

HBV 患者血清中可查到 3 种不同形态的颗粒(彩图 25-1)。

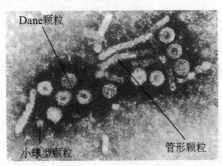

彩图 25-1 HBV 三种形态

1. 大球形颗粒（Dane 颗粒）

完整的病毒颗粒，直径 42 nm，具有双层衣壳，有传染性。

（1）外衣壳　相当于病毒的包膜，由脂质双层和乙肝表面抗原（HBsAg）、前 S 抗原（Pre-S）组成。

（2）内衣壳　二十面体对称结构，直径为 28 nm，相当于病毒衣壳。含有乙型肝炎核心抗原（HBcAg）和乙型肝炎 e 抗原（HBeAg）。

（3）核心　含双股环状非闭合的 DNA 和 DNA 多聚酶。

2. 小球形颗粒

直径约 22 nm，是肝细胞合成的过剩 HBsAg 游离于血循环中，不具有传染性。

3. 管形颗粒

直径约 22 nm，长度 100～700 nm，是一串聚合的小球形颗粒，也不具有传染性。

（二）抗原组成及抗体

1. 表面抗原（HBsAg）及表面抗体（抗- HBs）

血清 HBsAg 存在于 3 种颗粒外衣壳上，出现在 HBV 感染后 2～6 个月（潜伏期），是感染 HBV 的重要标志。本身具有免疫原性而无传染性，是制备疫苗的成分，可刺激机体产生抗- HBs。急性自限性肝炎，6 个月内可消失；慢性肝炎或慢性 HBsAg 携带者，持续阳性半年以上。抗- HBs 为感染 HBV 或接种乙肝疫苗后产生的一种保护性抗体，其出现标志着 HBV 感染进入恢复期。

2. 前 S 抗原（pre-S）及前 S 抗体

Pre-S1、Pre-S2 具有增进 HBsAg 免疫原性的作用，还有利于 HBV 吸附于肝细胞表面，进而侵入肝细胞内。免疫原性比 HBsAg 强，可刺激机体产生抗- PreS1 和抗- PreS2。能阻止病毒侵入肝细胞，此抗体提示病情好转。

3. 核心抗原（HBcAg）及核心抗体（抗- HBc）

HBcAg 存在于 Dane 颗粒的核衣壳表面，其外被 HBsAg 所覆盖，一般不游离于血循环中，故患者血清中一般检测不出。HBcAg 抗原性强，刺激机体产生抗- HBc，此抗体为非保护性抗体。抗 HBc-IgM 阳性提示 HBV 处于复制状态，有较强传染性。抗 HBc-IgG 在血中持续时间长，低滴度提示既往感染，常与抗 HBs 并存。高滴度提示急性感染。

4. e 抗原（HBeAg）及 e 抗体（抗- HBe）

HBeAg 是 PreC 蛋白翻译加工后的产物，为可溶性蛋白质，游离存在于血液中。其消长与病毒颗粒及病毒 DNA 多聚酶消长基本一致，故为病毒复制及传染性强的指标。随着 HBeAg 的消失而出现抗- HBe，标志着病毒复制减少、传染性降低，是预后良好的征象。

（三）抵抗力

HBV 对外界的抵抗力较强，对干燥、紫外线、低温均有抵抗力。高压蒸汽灭菌法、0.5%过氧乙酸、5%次氯酸钠、3%漂白粉和环氧乙烷均可使 HBV 灭活，但仍保留其免疫原性。70%乙醇不能用于 HBV 消毒。

二、HBV 致病性与免疫性

（一）传染源与传播途径

传染源主要为乙肝患者和 HBV 携带者。具体传播途径主要有下列几种：

1. 血液传播

如通过输血及血制品、注射、手术、拔牙、内镜检查、针刺、共用剃刀和牙刷、血液透析、器官移植等。

2. 母婴传播

母亲若为 HBV 携带者，主要是在围产期，分娩时新生儿经产道接触或吸入感染；有些婴儿在宫内已经被感染，表现为出生时已是 HBsAg 阳性；也可通过母乳传播。

3. 密切接触传播

现已证实唾液、汗液、精液、阴道分泌物、乳汁等体液含有乙肝病毒，密切的生活接触、性接触等亦是获得感染的可能途径。通过唾液传播的可能性也应受到重视。

（二）所致疾病

乙型肝炎。潜伏期多为 60～160 d。乙型肝炎临床表现呈多样性，可表现为无症状病毒携带者、急性肝炎、慢性肝炎及重症肝炎等，部分可演变为肝硬化或原发性肝癌。

（三）致病机制

HBV 在肝细胞内增殖对肝细胞无明显的直接损害作用，主要通过宿主的免疫应答引起肝细胞的病理损伤及肝外损伤，损伤的程度与免疫应答的强弱有关。免疫病理损伤概括为三方面：

1. 细胞免疫引起免疫病理损伤

特异性 CTL 通过识别肝细胞膜上的 HL I 类分子和病毒抗原而与之结合，继而分泌穿孔素、淋巴毒素等直接杀伤靶细胞。特异性 Th1 释放细胞因子 IL-2、TNF-α、IFN-γ 等，活化单核巨噬细胞，扩大免疫效应。然而，细胞免疫效应在清除病毒的同时又可导致肝细胞损伤。

2. 自身免疫反应引起免疫病理损伤

HBV 感染肝细胞后，肝细胞膜上出现的抗原可引起肝细胞表面自身抗原改变，暴露出特异性脂蛋白抗原（LSP）。LSP 抗原可诱导机体产生抗体。通过抗体激活补体，通过 CTL 的杀伤作用或特异性 Th1 释放细胞因子，破坏病毒感染的肝细胞。

3. 免疫复合物引起的病理损害

HBsAg 及抗- HBs 可形成免疫复合物，随血液循环沉积于肾小球基底膜或关节滑膜等处，通过Ⅲ型超敏反应致肝外损伤。

（四）机体免疫

HBV 所激发的免疫应答，一方面造成免疫损伤，另一方面表现为免疫保护作用，具体表现：

1. 抗体的保护作用

抗- HBs 中和循环中的 HBV 阻止 HBV 与健康肝细胞结合是清除 HBV 的重要因素。

2. 细胞免疫保护作用

肝细胞内的 HBV 需要依赖致敏淋巴细胞的作用和 ADCC 效应等联合作用杀伤靶细胞清除病毒。这是一个过程的两个方面，它们相互依赖又相互制约引起多样化的临床经过和转归：①当病毒感染数量少，免疫功能正常则形成隐性感染或急性乙肝，病毒将被清除；②对 HBV 形成免疫耐受的婴幼儿，不能诱导免疫应答，成为无症状 HBV 携带者；③机体免疫系统存在某种缺陷时，对 HBV 产生的致敏淋巴细胞和中和抗体，不足以完全消除 HBV，因此成为慢性持续性肝炎或慢性活动性肝炎；④部分病例由于 HBV 整合到肝细胞的 DNA 中引起细胞转化，最终发展成原发性肝癌。

第三节　丙型肝炎病毒

丙型肝炎病毒（hepatitis C virus，HCV）是引起丙型肝炎的病原体。1989年被命名，1991年国际病毒命名委员会把HCV归为黄病毒科丙型肝炎病毒属。

一、生物学性状

HCV呈球形，直径为30～62 nm，由包膜、衣壳和核心三部分组成。包膜来源于宿主细胞膜，其中镶嵌有E1和E2包膜蛋白。基因组为单股正链RNA（＋ssRNA）。依据HCV毒株基因序列的差异，将HCV分为6个基因型，我国以HCV-1、HCV-2为主。HCV对氯仿、乙醚等脂溶剂敏感。100℃ 5 min或60℃10 h可使之灭活。

二、致病性与免疫性

传染源主要是慢性患者和无症状病毒携带者。HCV主要通过血液传播、性接触传播和垂直传播，丙型肝炎的高危人群包括受血者、静脉药瘾者、同性恋者、血液透析患者及经常接触血液的医护人员。潜伏期平均7周，临床表现与其他病毒性肝炎相似，但症状较轻，主要表现为消化道症状，可出现黄疸、肝大等。HCV感染极易慢性化，只有少部分发展为急性丙型肝炎。国外报道的慢性肝炎中，60％～70％为慢性丙型肝炎，其中20％～30％最终发展为肝硬化，转化为肝癌。

免疫特点：HCV感染后不能诱导有效的免疫保护反应，这可能：①HCV免疫原性比HBV弱，难以刺激机体产生高水平的特异性抗体。②HCV基因易变异，导致HCV包膜抗原改变，而逃避宿主免疫系统的清除。所以HCV感染易造成免疫耐受或持续感染，对再感染无明显保护作用。

第四节　其他肝炎病毒

一、丁型肝炎病毒

丁型肝炎病毒（hepatitis D virus，HDV）是一种缺陷病毒。球形，直径35～37 nm，由HBsAg构成其外壳。核心含有环状单股负链RNA和丁型肝炎病毒抗原（HDAg）；HDV感染呈世界性分布，我国丁肝感染率在1.6％～5％，以四川等西南地区多见。传染源主要是患者。传播方式与HBV基本相同。由于HDV是缺陷病毒，其衣壳为HBV的外衣壳蛋白，从而决定了HDV只能感染HBsAg阳性者。HDV与HBV同时感染称为共同感染；在HBV慢性感染的基础上发生的HDV感染，称为重叠感染。许多临床病例表明，在重叠感染中，HDV复制水平较高，极易导致慢性乙型肝炎患者症状加重和慢性化，与肝硬化的发生也密切相关。

二、戊型肝炎病毒

戊型肝炎病毒（hepatitis E virus，HEV）为球形，直径32～34 nm。核心为单正链RNA，无包膜。HEV对高盐、氯仿、氯化铯和反复冻融等敏感。传染源为患者和隐性感染者。HEV由胆汁经粪便排出体外，污染水源、食物和餐具等，主要为粪-口途径传播。HEV经血液到达肝脏，在肝细胞内增殖,通过对肝细胞的直接损伤及免疫病理作用引起肝细胞的炎症和坏死。HEV 感染后多表现为隐性感染或急性戊型肝炎。潜伏期 2～9 周,临床表现为轻中型肝炎,常为自限性,多数患者于病后 6 周即好转或痊愈,不发展为慢性。青壮年患病率高,孕妇感染病情较重,常致流产。尤以妊娠 6～9 个月最为严重,病死率达 20%。病后有一定免疫力,但免疫力持续时间较短。

三、五种肝炎病毒的比较

5 种肝炎病毒的比较具体见表 25-1。

表 25-1　五种肝炎病毒的比较

指标	HAV	HBV	HCV	HDV	HEV
核酸	ssRNA(+)	dsDNA	ssRNA(+)	ssRNA(-)	ssRNA(+)
包膜	无	有	有	无	无
抗原	HAVAg	HBsAg、HBcAg、HBeAg	HCVAg	HDVAg	HEVAg
传播途径	粪-口	血液/垂直	血液/垂直	血液/垂直	粪-口
慢性化	无	有	有	有	无
血清检测	抗 HAV-IgM	HBV"两对半"	抗-HCV	HDAg	抗 HEV-IgM
特异性预防	疫苗、丙种球蛋白	疫苗、HBIg	无	无	无

第五节　肝炎病毒感染的检测方法及防治原则

一、微生物学检查

(一) 病原学检查

1. 病毒颗粒的检查

用电镜或免疫电镜直接检测患者标本中的病毒颗粒。

2. 病毒核酸的检测

用核酸杂交法或 PCR 技术,检测标本中病毒核酸的存在,是判断肝炎病毒复制和有无传染性的最直接证据。

(二) 免疫学检验

利用血清学方法检测肝炎病毒的抗原或抗体,不仅用于辅助诊断和鉴别诊断,还可以判断病程、疗效、预后及流行病学调查。以放射免疫测定技术和 ELISA 法最为常用。

1. HAV 抗体检测意义

1) 几乎所有的甲型肝炎患者在出现症状时,抗 HAV-IgM 抗体均为阳性,且效价高,一般维持 2～3 个月。抗 HAV-IgM(+)提示 HAV 近期感染,用于早期诊断。

2) 检测抗 HAV-IgG 抗体,用于流行病学调查或分析免疫力。如抗 HAV-IgG(+)提示既往感染过 HAV 或注射过甲型疫苗。

2. HBV 抗原抗体"两对半"的检测及结果分析

检测及结果分析具体见表 25－2。

表 25－2　HBV 抗原抗体系统的检测分析

HBsAg	HBeAg	抗-HBs	抗-HBe	抗-HBc	结果分析
+	−	−	−	−	HBV 感染或无症状携带者
+	+	−	−	−	急性、慢性乙肝或无症状携带者
+	+	−	−	+	急性或慢性乙肝，"大三阳"
+	−	−	+	+	急性肝炎趋向恢复，"小三阳"
−	−	+	+	+	既往感染或恢复期
−	−	+	+	−	既往感染或恢复期
−	−	−	−	+	既往感染或"窗口期"
−	−	+	−	−	既往感染或接种过疫苗
−	−	−	−	−	未感染过 HBV，为易感者

3. HCV 抗体检测意义

血清中抗 HCV 检测，用于初步诊断 HCV 患者和快速筛选献血员。

4. HDV 抗原抗体检测意义

（1）HDV 抗原检测　HDV 感染的直接证据，用免疫荧光法、RIA、ELISA 检测肝组织或血清中的 HDAg，但标本应先用去垢剂处理，除去表面的 HBsAg，暴露 HDAg。

（2）HDV 抗体检测　用 ELISA 检测抗 HDV-IgM 和抗 HDV-IgG，抗 HDV-IgM 升高，有助于早期诊断，抗 HDV-IgG 升高或抗 HDV-IgM 持续阳性，有助于诊断慢性感染。

5. HEV 抗体检测意义

（1）抗 HEV-IgM 阳性　为 HEV 近期感染。

（2）抗 HEV-IgG 阳性　不能排除既往感染。

二、防治原则

治疗病毒性肝炎尚无特效药，主要以预防为主。

（一）一般性预防

1. 切断粪-口途径

加强粪便、水源管理，注意饮食卫生，可阻止 HAV、HEV 的传播。

2. 阻断血液途径的传播

严格筛选献血员，加强血液和血液制品的检测，禁止静脉吸毒，可阻止 HBV、HCV、HDV 的传播。

3. 预防医院内感染

手术、医疗器械要进行严格消毒灭菌；医务人员在诊疗过程中避免意外受伤，对偶发意外伤口及时清洗，挤出血液或组织液，消毒处理；提倡使用一次性注射器及输液器，可阻止 HBV、

HCV、HDV 的传播。

(二) 特异性预防

1. 人工自动免疫

接种 HAV 减毒活疫苗,能够获得持久免疫力。HBV 疫苗(纯化的 HBsAg)接种 3 次(0、1、6 个月),抗-HBs 阳性率达 90% 以上。接种对象包括:

1) 新生儿,用于阻断母婴传播。母亲 HBsAg 阳性的新生儿可与 HBIg 联合使用,以获得被动-主动免疫效应,效果良好。

2) 高危人群:包括接触乙肝患者的医务人员及家属成员。

3) 婚前检查,对方 HBsAg 阳性者。

4) 一般易感人群。

2. 人工被动免疫

1) 对与甲肝患者密切接触者,1 周内肌注丙种球蛋白,可防止发病或减轻临床症状。

2) 注射高效价 HBIg 用于乙肝的紧急预防和治疗。

▶▶▶● 思考题 ●◀◀◀

1. 引起肝炎的病毒有哪些? 比较其危害性。

2. 比较各种肝炎病毒的传播途径。

3. 简述 HAV、HBV 感染后的血清标志物及其临床意义。

4. 结合 HAV 和 HBV 的感染途径谈如何预防甲型肝炎和乙型肝炎。

病例分析

患者,男性,48 岁。2 年前被诊断乙肝"大三阳";近 1 个月上腹饱胀不适,食欲减退,体质量减轻;近 1 周来牙龈时有出血。入院查体:腹水征阳性,肝肋下 7 cm,质硬,表面结节状,边缘不规则,脾肋下 3 cm,质中,双下肢凹陷性水肿。实验室检查:HBsAg(＋)、HBeAg(＋)、抗 HBc(＋);肝功能异常,白球比(A/G)下降。

讨论:根据症状体征、检查结果作出诊断,列出诊断依据。

第二十六章

虫媒病毒及出血热病毒

■■■● 学习目标 ●■■■

掌握 乙型脑炎病毒、肾综合征出血热病毒的致病性及预防措施。

熟悉 登革病毒、森林脑炎病毒和新疆出血热病毒传播媒介及所致疾病。

了解 虫媒病毒及出血热病毒的形态结构。

第一节 虫 媒 病 毒

虫媒病毒是一群以吸血节肢动物为储存宿主和传播媒介,通过叮咬人、家畜等进行传播的病毒。我国常见的虫媒病毒有流行性乙型脑炎病毒、森林脑炎病毒和登革病毒。

一、乙型脑炎病毒

(一) 生物学性状

流行性乙型脑炎病毒,简称乙脑病毒,球形(彩图26-1),直径为35～50 nm,核酸为＋ssRNA,核衣壳二十面立体对称,有包膜,表面有糖蛋白组成的血凝素刺突。病毒抗原性稳定,只有1个血清型。抵抗力较弱。对热、脂溶剂、酸敏感。100℃ 2 min、56℃ 30 min灭活。－70℃可存活数年。

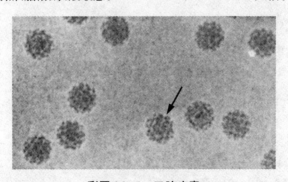

彩图26-1 乙脑病毒

（二）致病性与免疫性

在我国,乙脑病毒主要在幼猪↔蚊↔人间循环传播。幼猪易感乙脑病毒,一般为隐性感染,引起短暂的病毒血症,是重要的传染源和储存宿主。传播媒介为三带喙库蚊。病毒随蚊虫唾液进入人体,99%为隐性感染,显性感染多见儿童。病毒在毛细血管内皮细胞及局部淋巴结增殖,随后少量病毒入血,形成第1次病毒血症,多数患者表现为发热、头痛等流感样症状,3～7 d好转。少数患者,病毒随血流扩散至肝、脾的巨噬细胞中大量增殖,形成第2次病毒血症,引起高热、寒战及全身不适。若机体抵抗力强,则逐渐清除病毒,即成为顿挫感染。若机体抵抗力弱,病毒则通过血-脑屏障进入脑细胞内增殖,引起脑膜及脑组织病变,表现为高热、惊厥、昏迷、抽搐、颅内压增高及脑膜刺激症状,病死率高。部分患者病愈后留有痴呆、偏瘫、智力低下等后遗症。显性感染或隐性感染均可获持久免疫,以体液免疫为主。

（三）防治原则

隔离患者,防蚊灭蚊,是预防本病的有效环节。接种乙脑疫苗为特异性预防方法。初次免疫时,皮下注射2～3次,间隔7～10 d,以后每年加强1次,免疫力维持半年左右,保护率达66%～90%。疫苗接种对象是10岁以下儿童。

二、登革病毒与森林脑炎病毒

登革病毒与森林脑炎病毒的主要特征见表26-1。

表26-1　登革病毒与森林脑炎病毒的主要特性比较

主要特性	登革病毒	森林脑炎病毒
核酸、血清型	+ssRNA,4个血清型	+ssRNA,1个血清型
储存宿主	猴	兽、鸟类、硬蜱
媒介、传播方式	伊蚊,猴↔伊蚊↔人	硬蜱,兽、鸟↔硬蜱↔人
我国流行区	广东、海南、广西	东北、西北某些地区
所致疾病	登革热、出血性登革热及登革休克综合征	森林脑炎
临床表现	发热、关节酸痛、休克	高热、昏迷、头痛、外周神经麻痹
免疫性	差,可再感染	持久
防治原则	防蚊灭蚊	防蜱灭蜱、接种灭活疫苗

第二节　出血热病毒

出血热是以发热、休克、充血、出血和急性肾功能衰竭为特征的一组综合征。《中华人民共和国传染病防治法》将其规定为乙类传染病。我国主要流行汉坦病毒、新疆出血热病毒和登革病毒。

一、汉坦病毒

该病毒是1978年从韩国汉坦河附近的流行性出血热疫区首次分离获得,因而命名为汉坦病毒,是引起肾综合征出血热(HFRS)的病原体。HFRS在我国主要集中在东北三省、长江中下游和黄河下游各省。

（一）生物学性状

汉坦病毒呈球形，直径为75～210 nm，核酸为－ssRNA，分3个节段。核衣壳呈螺旋对称。外层是脂质包膜，表面有病毒糖蛋白组成的2种刺突。病毒对酸(pII值为3)和丙酮、氯仿、乙醚等脂溶剂敏感。56℃1 h或100℃1 min灭活病毒。对紫外线、乙醇、碘酒敏感。

（二）致病性和免疫性

传染源和宿主动物主要是野栖黑线姬鼠和家栖褐家鼠。病毒在鼠体内增殖，随唾液、尿、呼吸道分泌物及粪便长期大量排毒，污染周围环境，经呼吸道、消化道或直接接触传播给人。易感人群以青壮年男性尤其是农民、矿工及野外工作者为主。病毒对全身小血管和毛细血管广泛性损害，导致血管通透性增加、舒缩功能和微循环障碍。潜伏期1～2周，典型病例具有三大主症，即发热、出血和肾损害。表现三红（面红、眼红、颈胸红）、三痛（头痛、腰痛、眼眶痛），伴有球结膜水肿、皮肤黏膜出血症状。临床经过分为发热期、低血压休克期、少尿期、多尿期和恢复期。病死率为3％～20％。抗体出现较早，发病第1～2天即可测出IgM抗体，第3～4天出现IgG抗体，2周达高峰。其中IgG抗体可维持多年，病后对同型病毒获牢固免疫。隐性感染产生的免疫力不持久，流行区正常人群汉坦病毒抗体阳性率仅为1％～4％。

（三）防治原则

采取有效措施灭鼠，处理鼠的排泄物，加强实验动物的管理，做好个人防护，避免呼吸道及接触感染。保证食品和个人卫生。单价灭活疫苗，效果良好，保护率达90％。对于HFRS患者，坚持早发现、早休息、早治疗、就近治疗，利巴韦林（病毒唑）有一定疗效。

二、新疆出血热病毒

新疆出血热病毒引起新疆出血热，是从我国新疆塔里木地区出血热患者体内分离获得。呈球形，直径为90～120 nm，核酸为＋ssRNA，核衣壳呈二十面体对称。新疆出血热是一种自然疫源性疾病，主要分布于有硬蜱活动的荒漠和牧场。牛、羊、马、骆驼等家畜及野兔、刺猬和狐狸等野生动物是储存宿主。硬蜱是传播媒介和储存宿主。新疆出血热的发生有明显的季节性，每年4～5月为流行高峰。

与蜱在自然界的消长情况相符合。人被带毒蜱叮咬而感染。潜伏期7 d左右，起病急骤，有发热、头痛、困倦乏力、呕吐等症状。患者早期面部、胸部皮肤潮红，继而在口腔黏膜及其他部位皮肤有出血点。病后第6天血清中可出现中和抗体，第14天达高峰，病后免疫力持久。接种灭活疫苗，提高抵抗力。

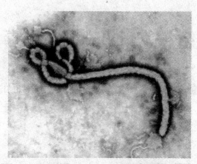

彩图 26－2　埃博拉病毒

知识链接：埃博拉病毒

　　埃博拉病毒是引起人类和灵长类动物发生埃博拉出血热的烈性病毒，其引起的埃博拉出血热(EBHF)是当今世界上最致命的病毒性出血热。

　　埃博拉病毒(EBV)属丝状病毒科，"埃博拉"病毒的形状宛如中国古代的"如意"，长度为 970 nm，呈长丝状体，单股负链 RNA 病毒。病毒在常温下较稳定，对热有中等度抵抗力，56℃不能完全灭活，60℃ 30 min 方能破坏其感染性；紫外线照射 2 min 可使之完全灭活。对化学消毒剂敏感。

　　埃博拉病毒主要是通过患者的血液、唾液、汗水和分泌物等途径传播。感染后潜伏期为 2～21 d。感染者均是突然出现高烧、头痛、咽喉疼、虚弱和肌肉疼痛。然后是呕吐、腹痛、腹泻。发病后的 2 周内，病毒外溢，导致人体内外出血、血液凝固、坏死的血液很快传及全身的各个器官，患者最终出现口腔、鼻腔和肛门出血等症状，患者可在 24 h 内死亡。2014年 12 月 30 日，世卫组织发布的数据显示，在西非的几内亚、利比里亚和塞拉利昂三国中，已经有超过 2 万人感染致命的埃博拉病毒。

思考题

1. 虫媒病毒及出血热病毒各有哪些种类，各引起何种疾病？
2. 结合乙型病毒的传播途径，简述乙脑的防治原则。
3. 简述肾综合征出血热的临床表现、防治原则。
4. 列出虫媒病毒的传播媒介、储存宿主和传播方式。
5. 汉坦病毒、新疆出血热病毒各有哪些储存宿主，其传播方式如何？

病例分析

　　患者，男性，37 岁，农民，既往健康。主诉发热、头痛、腰痛、口鼻出血 3 d 入院。10 d 前参加秋收。入院查体：血压 90/60 mmHg(1 mmHg＝0.133 kPa)，体温 39.8℃。面色潮红，呈醉酒貌。睑结膜及咽部、颊黏膜充血、水肿并呈点状出血。背部有出血点和搔抓样条痕，双肾区叩痛(＋)。实验室检查：Hb 70 g/L。尿蛋白：＋＋＋，RBC：10/HP。血常规提示白细胞轻度增高，以淋巴细胞增高为主，血小板减少。

讨论：作出诊断并说明诊断依据。

第二十七章

反转录病毒

▶▶▶● 学习目标 ●◀◀◀

- **掌握** HIV 的生物学特性、传播途径、致病机制、临床表现及防治原则。
- **熟悉** 人类嗜 T 细胞病毒传播途径及所致疾病。
- **了解** 反转录病毒的种类。

反转录病毒是一类含有反转录酶的单股正链 RNA 病毒。对人类致病的主要有人类免疫缺陷病毒和人类嗜 T 细胞病毒。

第一节 人类免疫缺陷病毒

人类免疫缺陷病毒（HIV-1、HIV-2）是获得性免疫缺陷综合征（AIDS,艾滋病）的病原体。AIDS 以细胞免疫功能缺陷为主要特征,伴发机会性致死性感染、恶性肿瘤和神经系统症状。自 1983 年分离出 HIV-1 以来,世界上已经有 152 个国家发现艾滋病,全球有数千万人感染 HIV,AIDS 严重威胁人类健康。

一、生物学性状

病毒颗粒呈球形,直径为 $100 \sim 120$ nm（彩图 27-1）。病毒核心为圆锥状,内含 2 条 ＋ ssRNA、反转录酶、内切酶、整合酶和核蛋白。核心外包被双层衣壳,内层衣壳由 P24 蛋白构成,呈圆锥状,外层衣壳由 P17 蛋白构成,呈圆形。外层为脂质双层包膜,其中镶嵌有刺突糖蛋白 gp120 和跨膜蛋白 gp41。gp120 是病毒体与宿主细胞表面 CD4 结合的位点。gp41 可介导病毒包膜与宿主细胞膜结合（图 27-1）。HIV 对理化因素抵抗力较弱,56℃ 20 min 可被灭活。HIV 对 0.1％漂白粉、0.2％次氯酸钠、0.3％ H_2O_2、0.5％来苏、5％甲醛和 70％乙醇等敏感。但在 $20 \sim 22$℃液体环境下可存活 7 d;在冷冻血制品中,须 68℃加热 72 h 才能保证灭活病毒。

二、致病性和免疫性

（一）传染源与传播途径

传染源是 HIV 无症状携带者和艾滋病患者。传播途径包括：①性接触传播;②血液传播,如

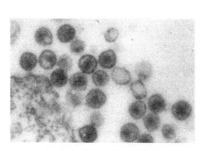

彩图 27 - 1　HIV 形态

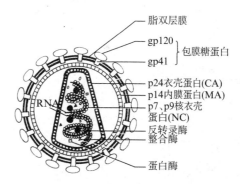

图 27 - 1　HIV 结构模式图

输入被 HIV 污染的血液或血制品,使用被 HIV 污染的注射用具、手术器械等;③母婴传播,指经胎盘、产道或哺乳等方式的传播。

(二)致病机制及临床表现

HIV 侵入机体后,靠 gp120 选择性直接感染 CD4$^+$ 免疫细胞,主要是 Th 细胞,还有单核-巨噬细胞、树突细胞和脑组织中小神经胶质细胞。CD4 分子正是 gp120 的受体,二者结合后,由 gp41 介导病毒穿入到易感细胞内。造成以 CD4$^+$ 的 Th 细胞缺损为中心的严重免疫缺陷。CD4/CD8 倒置(正常值 1.7~2)。引发各种机会感染与肿瘤的发生。在脑组织中,小神经胶质细胞和巨噬细胞为主要感染细胞,引起神经细胞的损伤,临床表现为痴呆等中枢神经系统症状。

AIDS 的潜伏期长,自感染到发病大约有 10 年的时间。HIV 感染过程包括原发感染、潜伏感染、AIDS 相关综合征期及典型 AIDS 等 4 个阶段。

(1)原发感染　HIV 在靶细胞内复制,经 2~3 个月,形成病毒血症,出现发热、咽炎和皮疹等症状。持续 1~2 周后,多数病毒整合于宿主细胞染色体内,进入无症状潜伏感染。

(2)潜伏感染　此期可长达 6 个月至 10 年。当机体受到各种因素的激发时,潜伏病毒才再次大量增殖而导致免疫损害,出现临床症状,进入 AIDS 相关综合征期。

(3)AIDS 相关综合征期　早期有发热、盗汗、全身倦怠、体重下降、皮疹及慢性腹泻等胃肠道症状,并有进行性淋巴结肿大及舌上白斑等口腔损害。

(4)典型 AIDS　出现中枢神经系统疾患,合并各种条件致病菌、寄生虫或其他病毒感染,或并发肿瘤,发展为典型 AIDS。估计在感染后 10 年内约有 50% 的人会发展为 AIDS。死亡多发生于临床症状出现后的 2 年之内。常见的机会感染有 CMV 感染、HSV 感染、VZV 感染、白色念珠菌感染、卡氏肺孢子菌感染、弓形虫感染、单增李斯特菌感染和结核杆菌感染等;常见的恶性肿瘤有卡波肉瘤、恶性淋巴瘤等。

(三)免疫性

机体感染 HIV 后可产生抗 p24、抗 gp120 等多种抗体,清除血清的抗原,具有一定的保护作用。HIV 感染也可刺激机体产生细胞免疫应答,尤其是 Tc 细胞和 NK 细胞,对 HIV 感染细胞的杀伤有重要作用。但病毒基因能整合到宿主细胞染色体中,细胞不表达病毒结构蛋白,呈“无抗原”状态,逃避宿主免疫系统的清除作用。而且 HIV 不断损伤 Th 细胞,使免疫系统功能丧失,不能诱发有效的抗原特异性免疫反应来清除潜伏的病毒。因此,感染 HIV后,可终身携带病毒。

三、防治原则

（一）预防

研制安全、有效的 HIV 疫苗是控制 AIDS 的主要途径，但目前尚无疫苗上市。因此只有通过规范人们的社会行为；广泛开展宣传教育，认识本病的严重危害性；严格管理 HIV 患者和感染者；检测供血员，确保血液和血液制品的安全；加强国境检疫等综合措施，发挥预防作用。

（二）药物治疗

目前治疗 HIV 的感染常采用多种抗病毒药物的联合疗法（鸡尾酒疗法）。这些药物虽能有效抑制病毒在体内复制，减轻症状，延长生命，但不能治愈 AIDS。

第二节　人类嗜 T 细胞病毒

人类嗜 T 细胞病毒有 HTLV-Ⅰ型和 HTLV-Ⅱ型，分别是从 T 淋巴细胞白血病和毛细胞白血病患者的外周血淋巴细胞中分离出的人类反转录病毒，主要特征见表 27-1。

表 27-1　HTLV-Ⅰ和 HTLV-Ⅱ的主要特性

主要特性	HTLV-Ⅰ	HTLV-Ⅱ
形态	球形，直径 100 nm	球形，直径 100 nm
核心	RNA 及反转录酶	RNA 及反转录酶
宿主细胞	CD4 阳性 T 细胞	CD4 阳性 T 细胞
感染途径	输血、性接触、垂直	输血、性接触、垂直
所致疾病	成人 T 细胞白血病， 热带痉挛性下肢瘫痪， B 细胞淋巴瘤	毛细胞白血病， CD4 细胞淋巴瘤
检测防治	与 HIV 相似	与 HIV 相似

▸▸▸◂ 思考题 ◂▸▸▸

1. 什么是反转录病毒，反转录病毒有哪些种类？
2. 简述 HIV 的传播方式、致病机制、临床表现。
3. 怎样预防 AIDS？
4. HTLV 通过什么方式传播，引起什么疾病？

其他途径感染病毒

第一节　人类疱疹病毒

疱疹病毒是一大群中等大小,结构相似,有包膜的 DNA 病毒。已发现 100 多种。根据生物学特性,将其分为 3 个亚科:α疱疹病毒,能迅速增殖,引起细胞病变,多潜伏在感觉神经节内;β疱疹病毒,宿主范围较窄,增殖周期长,病毒在淋巴细胞、分泌腺中潜伏;γ疱疹病毒,主要感染 B 细胞并长期潜伏。与人类致病有关的疱疹病毒称人类疱疹病毒(HHV),共同特点如下。

一、共同特点

(一) 形态

病毒呈球形,直径 120～300 nm(彩图 28-1)。核心为双股线形 DNA,衣壳呈二十面体对称,由 162 个壳微粒组成,包膜表面有糖蛋白刺突。

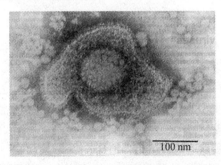

彩图 28-1　疱疹病毒

（二）复制

多数能在二倍体细胞核内复制，核内形成嗜酸性包涵体。而且感染细胞与邻近未感染细胞融合，形成多核巨细胞。

（三）感染类型

（1）增殖感染　病毒大量增殖，引起宿主细胞破坏。

（2）潜伏感染　病毒 DNA 稳定存在于细胞核内，基因表达受到抑制，病毒基因一旦被激活又可转为增殖感染。

（3）整合感染　病毒的基因组整合于宿主细胞 DNA 中，导致细胞转化，有潜在致癌作用。

（4）先天性感染　病毒可通过胎盘感染胎儿，引起胎儿先天畸形。

（四）免疫

病毒感染后产生的免疫，不能消灭潜伏感染的病毒，不能阻止复发。

二、病毒种类及所致疾病

病毒种类及所致疾病具体见表 28-1。

表 28-1　人类疱疹病毒的种类及所致疾病

正式命名	亚科	常用名	潜伏细胞或组织	主要疾病
HHV-1	α	单纯疱疹病毒 1 型	三叉、颈上 N 节	唇疱疹、龈口炎
HHV-2	α	单纯疱疹病毒 2 型	骶 N 节	生殖器疱疹
HHV-3	α	水痘-带状疱疹病毒	脊髓后根 N 节	水痘-带状疱疹
HHV-4	γ	EB 病毒（EBV）	B 细胞	传染性单核细胞增多症
HHV-5	β	巨细胞病毒（CMV）	淋巴细胞、分泌腺	先天性畸形等
HHV-6	β	人类疱疹病毒 6 型	淋巴细胞、分泌腺	婴儿急疹
HHV-7	β	人类疱疹病毒 7 型	淋巴细胞、分泌腺	未明
HHV-8	γ	人类疱疹病毒 8 型	B 细胞	Kaposi 肉瘤

（一）单纯疱疹病毒

单纯疱疹病毒（HSV）有 HSV-1 和 HSV-2 两个血清型。人群中感染率 80%～90%。密切接触和性接触是主要传播途径，病毒经黏膜和破损皮肤侵入人体。常见黏膜或皮肤局部聚集的疱疹，浆液中充满病毒颗粒和细胞碎片。阿昔洛韦是临床治疗首选药。

（1）原发感染　HSV-1：多见于 6 个月以上的婴幼儿，仅少数感染者出现症状，常表现为齿龈炎、口腔黏膜疱疹、唇疱疹等，疱疹破裂后形成溃疡，病灶内含有大量病毒。HSV-2 的原发感染主要通过性接触引起成人腰以下及外生殖器疱疹。

（2）潜伏感染与再发　HSV 原发感染后，机体产生免疫力而康复，少数病毒可长期潜伏于神经细胞内。HSV-1主要潜伏于三叉神经节、颈上神经节和迷走神经节,HSV-2潜伏于骶神经节。当机体受到不利因素刺激时,病毒激活,沿着神经纤维轴突至末梢,进入神经支配的皮肤和黏膜内增殖,引起再发感染。HSV-1:唇疱疹、角膜结膜炎、脑炎,HSV-1可通过胎盘引起胎儿畸形、智力低下等。HSV-2:成人外生殖器皮肤黏膜病变,与宫颈癌的发生密切相关。

(二)水痘-带状疱疹病毒

水痘-带状疱疹病毒(VZV)只有一个血清型。人是唯一自然宿主。皮肤细胞是VZV的主要靶细胞。水痘、带状疱疹患者是主要传染源,通过呼吸道飞沫、接触传播。治疗用无环鸟苷、阿昔洛韦、干扰素等。

(1)原发感染 水痘多分布于躯干,表现为丘疹、水疱疹,可发展为脓疱疹。儿童水痘病情较轻,成人水痘较重,常并发肺炎。

(2)潜伏感染与再发 儿童时期患过水痘愈合后,病毒潜伏在脊髓后根神经节,当机体免疫力下降时,如老年人或肿瘤患者,病毒沿感觉神经轴索下行,到达该神经所支配的皮肤细胞内增殖,引起带状疱疹。带状疱疹常发生在胸部,呈单侧性,疱液内含大量病毒颗粒。

(三)巨细胞病毒

巨细胞病毒(CMV)是巨细胞包涵体病的病原体,由于感染的细胞肿大并具有巨大的核内包涵体而命名。CMV感染的宿主范围和细胞范围均狭窄,种属特异性高,即CMV只能感染人,而且只能在人的成纤维细胞内增殖。CMV多为隐性感染或潜伏感染,60%~90%成人已有CMV抗体,但不管是否有高水平的血清抗体,多数都长期带毒。潜伏部位是唾液腺、乳腺、肾脏和淋巴细胞等,长期或间歇从尿、唾液、泪液、乳汁、精液、宫颈及阴道分泌物排出病毒。通过人与人之间的密切接触传播,当机体免疫功能低下时,病毒被激活,发生显性感染;CMV还可发生垂直感染,引起的先天性畸形远多于风疹病毒。CMV也是器官移植、肿瘤、AIDS死亡的重要原因,故越来越受到广泛重视。

(四)EB病毒

EBV是一种嗜B细胞的人类疱疹病毒,人群普遍感染,我国3~5岁儿童EBV抗体阳性率达90%以上。病毒主要通过唾液传播,偶尔输血传染,但未发现有垂直感染。感染后,EBV首先侵犯口咽部上皮细胞,形成增殖性感染。口咽部上皮细胞释放的EBV再感染成熟B细胞,表现为潜伏感染或增殖性感染。幼儿感染后,多无明显症状;青年期感染后,约50%出现传染性单核细胞增多症。与EBV有关的疾病还有非洲儿童恶性淋巴瘤及鼻咽癌。

第二节 狂犬病病毒

狂犬病病毒是一种嗜神经病毒,主要在野生动物及家畜中传播,引起狂犬病。近年来,随着人们生活水平的不断提高,饲养宠物数目急剧增加,我国狂犬病死亡人数一直居高不下。人对狂犬病病毒没有自然免疫力,普遍易感。人被患病动物咬伤或抓伤后感染,一旦发病,病死率近乎100%,至今尚无有效的治疗方法。故狂犬病的预防尤其重要。

一、生物学性状

病毒呈子弹头状（彩图 28－2），一端钝圆，另一端扁平，大小为 75 nm×180 nm。核心为-ssRNA。衣壳呈螺旋对称排列。包膜表面有糖蛋白突起，与病毒的感染性相关。狂犬病病毒在动物或人的中枢神经细胞胞质内增殖，形成一个或多个，圆形或椭圆形，直径为 20～30 nm 的嗜酸性包涵体，称内基小体，成分为病毒的核衣壳（彩图 28 2），有诊断价值。病毒对外界抵抗力不强，病毒悬液经 60℃、30 min 或 100℃、2 min 即失去活力。对肥皂水、乙醇、甲醛、碘制剂、酸、碱、日晒、紫外线和新洁尔灭敏感。

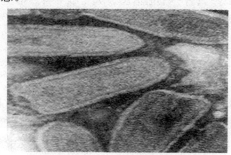

彩图 28－2　狂犬病病毒

二、致病性

传染源为患病的犬、猫等动物。病毒通过咬伤伤口、口腔黏膜侵入，首先在伤口周围肌肉细胞中增殖，进而通过神经肌肉接头侵入周围神经末梢进入神经系统，通过细胞-细胞间传递形式，向心性移动，进入大脑细胞引起全脑炎，然后病毒沿着传出神经进入唾液腺、鼻黏膜等器官。

1. 潜伏期

潜伏期 1～3 个月，也有短至几天或长达 10 年，与感染的病毒数量、严重程度及咬伤部位有关。

2. 前驱症状

全身不适、乏力、头痛、发热。伤口周围有刺痛、肿胀，伴随有蚁走感和强烈瘙痒，伤口的变化有助于早期诊断。

3. 兴奋期

极度恐惧、烦躁，怕水、怕风、怕光、流涎。部分患者在饮水、见水、流水声或谈及饮水时，可引起严重喉肌痉挛，称为"恐水症"。

4. 麻痹期

出现弛缓性瘫痪，神志不清，因呼吸麻痹和循环衰竭死亡。

三、防治原则

伤口的及时冲洗消毒，免疫血清的使用，狂犬疫苗的接种，这"三大步骤"是预防狂犬病的主要措施。加强家犬管理，给猫狗接种犬用狂犬疫苗也十分必要。

> **病例分析**
>
> 　　某学生 2 d 前，被家里的宠物狗咬了手指，只见牙痕，没有伤口，也没有流血，有轻微的红肿。

讨论：如何处理手指？是否需要注射狂犬疫苗？

提示：1. 出血性伤口的处理：①用 20% 肥皂水或 1% 新洁尔灭彻底清洗，再用清水洗净；用 2% 碘酒和 75% 乙醇局部消毒。即使延迟几天也不应忽视局部处理，此时如果伤口已结痂，也应将结痂去掉后按上法处理。②于咬伤后 0、3、7、14、30 d 各注射 1 ml 狂犬疫苗。③在伤口周围浸润注射高效价抗狂犬病免疫血清。④极严重的特殊情况下，可联合使用干扰素以增强免疫效果。

2. 无出血性轻微抓伤的预防性处理：①用 5% 肥皂水或 0.1% 新洁尔灭清洗，用清水洗净；再用 2% 碘酒和 75% 乙醇局部消毒。②全程接种狂犬疫苗 5 针即可。

第三节 人乳头瘤病毒

人乳头瘤病毒（HPV）属于乳头瘤病毒科，主要侵犯人的皮肤和黏膜，导致不同程度的增生性病变，引起良性疣和纤维乳头瘤，某些型别可引起组织癌变。由于 HPV 能通过性接触造成生殖器感染，故 HPV 也是性传播疾病的病原体之一。

一、生物学性状

HPV 呈球形，直径为 52～55 nm，基因组为双链环状 DNA，核衣壳呈二十面体对称，表面有 72 个壳微粒，无包膜。HPV 是一组病毒的总称，目前已经确定的 HPV 型别有 100 余种，各型别间的 DNA 同源性小于 50%。依据不同型别 HPV 与肿瘤发生的危险性高低分为低危险和高危险型别，低危险型 HPV 包括 HPV6、11 等，常引起外生殖器尖锐湿疣、喉乳头瘤等良性病变；高危险型 HPV 包括 HPV16、18、31、33 等，与宫颈上皮内瘤及宫颈癌的发生有关。

二、致病性与免疫性

（一）传染源与传播途径

HPV 具有宿主和组织特异性，只能感染人的皮肤和黏膜上皮细胞。因此，人类是 HPV 的唯一自然宿主。临床型和亚临床型感染患者为其主要传染源。皮肤和黏膜损伤是 HPV 感染的重要诱因，主要通过直接接触、间接接触或性接触传播。

（二）所致疾病

病毒感染仅停留在局部皮肤和黏膜中，不产生病毒血症。不同型别 HPV 侵犯部位和所致疾病不同（表 28 - 2）。

（三）免疫

感染后产生的抗体无保护作用。建立有效的细胞免疫对消除 HPV 持续感染十分重要。

表 28 - 2 HPV 与人类疾病

皮肤相关疾病	HPV 型别	黏膜相关疾病	HPV 型别
趾疣、寻常疣	1、2、4、7	尖锐湿疣	6、11
面部扁平疣	3、10	喉、口腔乳头瘤	6、11
疣状表皮增生异常	5、8	宫颈上皮内瘤	16、18、31、33

三、防治原则

加强全民卫生知识宣传和性安全教育，对控制感染、减少生殖器疣和宫颈癌的发生有重要意义。治疗方法：①局部涂药，如 5‰5-氟尿嘧啶或 25％的竹叶脂液；②激光、冷冻、电灼等方法除疣；③局部浸润注射干扰素。

思考题

1. 哪些疱疹病毒具有潜在的致癌作用，哪些疱疹病毒可引起垂直感染？
2. 叙述人类疱疹病毒的种类和共同特点。
3. 说出人被犬等动物咬伤后的正确处理方法。

第二十九章

朊　粒

📖 学习目标

掌握 朊粒概念。

熟悉 朊粒抵抗力及致病性。

了解 朊粒防治原则。

病毒是一类个体微小,结构简单,一般具有蛋白质组成的外壳和由核酸组成的核心。核酸(DNA 或 RNA)在病毒的遗传上起着重要作用,而蛋白质外壳只对核酸起保护作用,本身并没有遗传性。这是人们对病毒的基本认识。然而,还有一类生物与一般病毒不一样,它只有蛋白质而无核酸,但却既有感染性,又有遗传性,它就是朊病毒。朊病毒就是只有蛋白质而没有核酸的病毒。

一、概念

朊粒(prion)概念是一种个体微小,不含核酸,主要成分是一种蛋白酶抗性蛋白,对各种理化因素抵抗力强,具有传染性的非寻常病毒,称为朊蛋白(PrP)。

二、抵抗力

朊粒对甲醛、乙醇、蛋白酶和放射性核素等具有抵抗力,消毒常用 5% 次氯酸钠或 2 mol/L 的氢氧化钠浸泡手术器械 2 h,高压灭菌需用 134℃、2 h,才能彻底灭活朊粒。

三、致病性

朊粒是人和动物的传染性海绵状脑病(TSE)的病原体。

(一) Prion 病特征

1) 潜伏期长,可达数年甚至数十年。

2) 病变部位只发生在中枢神经系统,一旦发病呈慢性、进行性发展以死亡告终。

3) 病理学特征是中枢神经系统退化性病变,大脑和小脑的神经细胞融合、消失,形成多数小空泡并伴有星状胶质细胞增生,出现海绵状改变,并形成淀粉样斑块。

(二) 动物 TSE

(1) 羊瘙痒病　是 Prion 引起的最常见疾病之一,是绵羊和山羊地方性、致死性、慢性消耗性疾病。由于动物瘙痒、摩擦,致大量脱毛而取名。潜伏期60 d至2年以上,引起动物运动失调、致残和致死。

（2）牛海绵状脑病　俗称疯牛病,于1985年在英国饲养的牛群中出现一种类似羊瘙痒症的病,1986年迅速流行,并扩大至十几个国家。追查这一突发事件发现牛饲料中添加了羊和牛的内脏、骨粉等,认为引起疯牛病的病原可能来自羊瘙痒病,PrP在神经组织中大量沉积而产生海绵状退行性变和神经胶质增生。

（三）人TSE

（1）库鲁病　即Kuru病（颤抖病）,19世纪50年代中期,该病引起了西方国家的重视,经流行病学调查表明,Kuru病多见于成年妇女和儿童,成年男性很少患病,潜伏期长短不一,为4～20年,发病后病程一般不超过1年,大多于6～9个月内死亡。因患者小脑受损可表现为共济失调、反射亢进和震颤等,进而导致进行性吞咽困难、衰竭、感染而死亡。疾病的晚期尚可出现精神症状（如痴呆等）。

（2）克雅病（CJD）　又称传染性痴呆病或早老性痴呆病,是人类最常见的传染性海绵状脑病。潜伏期可达数十年,开始出现感觉方面症状,随后迅速进展为痴呆、肌阵挛、小脑共济失调、失语、半瘫、癫痫、昏迷。多在5～12个月内死亡。现已证实此病是由朊粒蛋白大量沉积在神经组织里,形成淀粉样斑块,引起致死性中枢神经系统慢性退化性疾病。克雅病可分传染型、家族遗传型和散发型。其中传染型占10%,为医源性传播所致,如角膜移植、硬脑膜移植或使用污染器械进行其他手术时,于术后15～20个月发病。家族遗传型占10%～15%,其遗传的物质基础尚不清楚。散发型的发病率为3型克-雅病之首,占75%～80%,呈世界性分布,每年每百万人中可发现1例患者,尽管其传播途径不详,但发现有食羊眼习惯的利比亚犹太人系高危人群,提示食入污染的动物组织可能是疾病传播的另一条重要途径。疯牛病系朊粒感染牛所导致的牛海绵状脑病,通过食物链传播给人也不无可能。

四、防治原则

朊粒感染所致疾病目前均无治疗方法,应及早建立长期监督、监测和报道疫情的机构,采取有效措施,杜绝PrP的传入和扩散。

（1）绝医源性感染　严禁病患者和任何退行性神经系统疾病患者的组织和器官用于器官移植。禁止用任何动物脏器加工成牛或其他动物的饲料,加强进口牛、羊制品和饲料的检疫。

（2）强化消毒　由于朊粒对理化因子的抵抗力强,高压灭菌时需134℃、21 h,手术器械如需化学消毒时选用有效制剂（如5%次氯酸钠、100 g/L漂白粉等）浸泡2 h以上。

▸▸▸▸ **思考题** ◂◂◂◂

1. 什么是朊粒?
2. 朊粒能引起人和动物哪些疾病,这些疾病有何共性?
3. 怎样预防朊粒病?

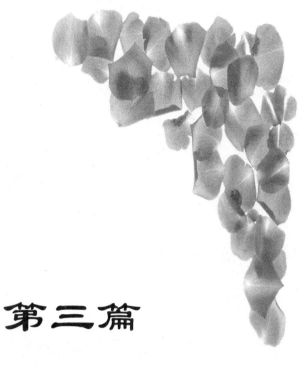

第三篇

人体寄生虫学

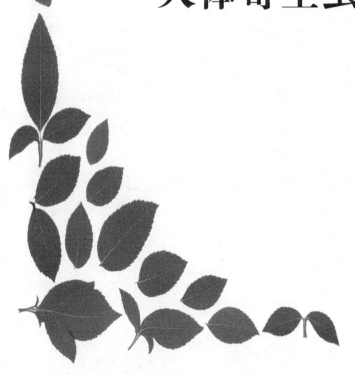

第三十章

总　论

学习目标

掌握 寄生现象、寄生虫和宿主的概念；寄生虫与宿主之间的相互作用关系及结局；寄生虫病流行基本环节。

熟悉 寄生虫病的流行与防治；寄生虫感染的免疫。

第一节　寄生虫与宿主

一、寄生现象、寄生虫、宿主及生活史

在漫长的生物进化过程中，生物与生物之间形成了各种错综复杂的关系，其中，凡是两种不同的生物共同生活的现象，称为共生。根据共生生物之间的利害关系，又可将共生现象大致分为共栖、互利共生和寄生。

（一）共栖

两种生物共同生活，其中一方受益，另一方既不受益，也不受害，称为共栖。例如，海洋中体小的鲫鱼用其背鳍演化成的吸盘吸附在大型鱼类的体表被带到各处，觅食时暂时离开。这对大鱼无利也无害，但却增加了鲫鱼觅食的机会。

（二）互利共生

两种生物共同生活，在营养上互相依赖，彼此受益，称为互利共生。例如，牛、马胃内的纤毛虫能分解植物纤维，有利于牛、马消化植物，而牛、马的胃为纤维虫提供了生存、繁殖所需的环境条件。

（三）寄生

两种生物共同生活，其中一方受益，另一方受害，受害者提供营养物质和居住场所给受益者，这种关系称寄生。受益者称为寄生物，受害者称为宿主。例如，营寄生生活的多细胞的无脊椎动物和单细胞的原生生物，长期或暂时地寄生于植物、动物和人体以获取营养，赖以生存，并损害对方，这类生物称为寄生虫。

二、寄生虫生活史与宿主类别

（一）寄生虫及其类型

1. 专性寄生虫

专性寄生虫指寄生虫生活史的各个时期或某个阶段必须营寄生生活,不然就不能生存,如钩虫。

2. 兼性寄生虫

兼性寄生虫既可营自生生活,又能营寄生生活的寄生虫。如粪类圆线虫既可寄生于宿主肠道内,也可以在土壤中营自生生活。

3. 体内寄生虫

体内寄生虫指寄生于宿主体内器官,如消化道、肝脏、肺脏和膀胱等,或组织细胞内的寄生虫。

4. 体外寄生虫

体外寄生虫主要指一些节肢动物,如蚊、白蛉、虱、蚤、蜱等。当它们刺吸血液时与宿主体表接触,吸血后便离开。也可称暂时性寄生虫。

5. 机会致病寄生虫

有些寄生虫在宿主免疫功能正常时处于隐性感染状态。当宿主免疫功能低下时,虫体大量繁殖、致病力增强,导致宿主出现临床症状,如刚地弓形虫等。

（二）宿主及其类型

不同种类的寄生虫完成其生活史所需宿主的数目不尽相同,有的仅需 1 个宿主,有的需要 2 个或 2 个以上。根据寄生虫不同发育阶段对宿主的需求,可将其分为以下几种。

1. 终（末）宿主

终（末）宿主指寄生虫成虫或有性生殖阶段所寄生的宿主。如血吸虫成虫寄生于人体并在人体内产卵,故人是血吸虫的终（末）宿主。

2. 中间宿主

中间宿主指寄生虫的幼虫或无性生殖阶段所寄生的宿主。若有 2 个以上中间宿主,可按寄生先后分为第一、第二中间宿主等。

3. 保虫宿主

某些寄生虫既可寄生于人,又可寄生于某些脊椎动物,后者在一定条件下可将其体内的寄生虫传播给人,将这些脊椎动物称之为保虫宿主或储存宿主。

4. 转续宿主

某些寄生虫的幼虫侵入非正常宿主后不能发育至成虫,但能存活并长期维持幼虫状态。只有当该幼虫有机会侵入其他正常宿主体内时,才能发育为成虫。此种非适宜宿主称为转续宿主。如卫氏并殖吸虫的童虫侵入野猪体内仅维持在幼虫状态。如果人生食含有此种幼虫的野猪肉,则童虫即可发育为成虫。

（三）寄生虫生活史

1. 生活史

寄生虫完成一代生长、发育和繁殖的整个过程称寄生虫的生活史。包括寄生虫侵入宿主的途径、虫体在宿主体内移行及定居、离开宿主的方式、发育过程中所需的宿主种类和内外环境条件等。根据寄生虫在完成生活史过程中是否需要中间宿主,可将其分为 2 种类型。

(1)直接型 在完成生活史过程中不需要中间宿主。如蠕虫中的蛔虫和钩虫,它们的虫卵或幼虫在外界可直接发育至感染期而感染人体。将具有此种生活史的蠕虫称为土源性蠕虫。

(2)间接型 有些寄生虫完成生活史需要中间宿主或吸血节肢动物。如血吸虫、丝虫等蠕虫的生活史均属此型。又将它们称之为生物源性蠕虫。

2. 感染阶段

感染阶段指寄生虫侵入宿主体内能继续发育或繁殖的发育阶段。

第二节 寄生虫与宿主的相互关系

一、寄生虫对宿主的损害

1. 掠夺营养

寄生虫在宿主体内生长、发育及繁殖所需的营养物质均来自宿主,寄生的虫数越多,对宿主营养的掠夺也越严重。如蛔虫和绦虫在肠道内寄生,夺取大量的养料,并影响肠道吸收功能,引起宿主营养不良。

2. 机械性损伤

寄生虫在宿主体内移行和定居均可造成宿主组织损伤或破坏。如布氏姜片吸虫依靠强有力的吸盘吸附在肠壁上,可造成肠壁损伤。如蛔虫幼虫在肺内移行时穿破肺泡壁毛细血管,可引起出血。有些兼性或偶然寄生虫侵入人体或造成异位寄生。

3. 毒性和抗原物质的作用

寄生虫的分泌物、排泄物和死亡虫体的分解物对宿主均有毒性作用。如溶组织内阿米巴侵入肠黏膜和肝时,分泌溶组织酶,溶解组织、细胞,引起宿主肠壁溃疡和肝脓肿。另外,寄生虫的代谢产物和死亡虫体的分解物又都具有抗原性,可使宿主致敏,引起局部或全身变态反应。

二、宿主对寄生虫的影响

(一)非特异性免疫

非特异性免疫是人类在长期的进化过程中逐渐建立起来的天然防御能力,它受遗传因素控制,具有相对稳定性,但没有特异性。包括皮肤、黏膜和胎盘的屏障作用,吞噬细胞的吞噬作用和体液因素对寄生虫的杀伤作用。

(二)特异性免疫

(1)消除性免疫 指宿主能清除体内寄生虫,并对再感染产生完全的抵抗力。宿主获得免疫力后,体内原虫完全被清除,而且对再感染具有长期的、特异性抵抗力。这是寄生虫感染中少见的一种免疫状态。

(2)非消除性免疫 大多数寄生虫感染可引起宿主对再感染产生一定程度的免疫力,临床表现为不完全免疫。如人体感染疟原虫后,体内疟原虫未被清除时,宿主对同种再感染具有一定的抵抗力,称为带虫免疫。又如血吸虫感染,活的成虫可使宿主产生获得性免疫力,这种免疫力对体内原有的成虫不发生影响,但对再感染时侵入的童虫有一定的抵抗力,称为伴随免疫。

（3）免疫逃避　寄生虫侵入免疫功能正常的宿主体内,并能逃避宿主的免疫效应而发育、繁殖、生存的现象。

（三）超敏反应

寄生虫感染的变态反应可分为Ⅰ、Ⅱ、Ⅲ、Ⅳ共4型。蠕虫感染引起的荨麻疹、血管神经性水肿、支气管哮喘等属于Ⅰ型超敏反应,疟疾导致的贫血属于Ⅱ型超敏反应,血吸虫病患者常出现的肾小球肾炎属于Ⅲ型超敏反应,血吸虫虫卵肉芽肿属于Ⅳ型超敏反应。

宿主与寄生虫相互作用有3种不同结果:①宿主将寄生虫全部清除,并具有抵御再感染的能力;②宿主能清除部分寄生虫,并对再感染产生部分抵御能力,大多数属于此类型;③宿主不能有效清除寄生虫,寄生虫在宿主体内发育甚至大量繁殖,引起寄生虫病。许多机会致病原虫感染属于此类。

第三节　寄生虫病的流行与防治

一、寄生虫病流行的基本环节

（一）传染源

人体寄生虫病的传染源是指感染了寄生虫的人和动物,包括患者、带虫者和保虫宿主。

（二）传播途径

传播途径指寄生虫从传染源排出,借助于某些传播因素,侵入另一宿主的全过程。

（1）经水传播　水源若被某些寄生虫的感染期虫卵或幼虫污染,人可因饮水或接触疫水而感染。

（2）经食物传播　粪便中的感染期虫卵污染蔬菜、水果,是常见的传播途径,鱼、肉等食品本身含有的寄生虫也是导致某些寄生虫病传播的重要途径。

（3）经土壤传播　有些直接发育型的线虫,如蛔虫、鞭虫、钩虫等产的卵需在土壤中发育为感染性卵或幼虫,人体感染与接触土壤有关。

（4）经空气（飞沫）传播　有些寄生虫的感染期可借助空气或飞沫传播,如蛲虫卵可在空气中飘浮,并可随呼吸进入人体引起感染。

（5）经节肢动物传播　某些节肢动物在寄生虫病传播中起着特殊重要的作用。如蚊传播疟疾和丝虫病等。

（6）经人体直接传播　有些寄生虫可通过人际间的直接接触而传播,如疥螨由直接接触皮肤而传播,阴道毛滴虫可通过性生活而传播。

（7）经胎盘传播　有些寄生虫可以经母体,通过胎盘而使胎儿感染,如弓形虫、疟原虫、钩虫的幼虫等。

（三）易感者

易感者是指对某种寄生虫缺乏免疫力或免疫力低下而处于易感状态的人或动物。

二、影响寄生虫病流行的因素

(一) 自然因素

自然因素包括地理环境和气候因素,如温度、湿度、雨量、光照等。自然因素通过对流行过程中 3 个环节的影响而发挥作用。地理环境会影响到中间宿主的孳生与分布,气候因素影响寄生虫在外界的生长发育。

(二) 生物因素

有些寄生虫在其生活史过程中需要中间宿主或节肢动物的存在,这些中间宿主或节肢动物的存在与否,决定了这些寄生虫病能否流行。如日本血吸虫的中间宿主钉螺在我国的分布不超过北纬 33.7°,因此我国北方地区无血吸虫病流行。

(三) 社会因素

社会因素包括社会制度、经济状况、科学水平、文化教育、医疗卫生、防疫保健以及人的行为(生产方式和生活习惯)等。

三、寄生虫病流行的特点

(一) 地方性

寄生虫病的流行与分布常有明显的地方性。主要与下列因素有关：气候条件,中间宿主或媒介节肢动物的地理分布,人群的生活习惯等。

(二) 季节性

由于温度、湿度、雨量、光照等气候条件会对寄生虫及其中间宿主和媒介节肢动物种群数量的消长产生影响,因此寄生虫病的流行往往呈现出明显的季节性。人群的生产和生活活动也会造成感染的季节性,如血吸虫病,常因农业生产或下水活动而接触疫水,因此急性血吸虫病往往发生在夏季。

(三) 自然疫源性

有些人体寄生虫病可以在人和动物之间自然传播,这些寄生虫病称为人兽共患寄生虫病。在人迹罕至的原始森林或荒漠地区,这些人兽共患寄生虫病可在脊椎动物之间相互传播,人进入该地区后,这些寄生虫病则可从脊椎动物传播给人,这种地区称为自然疫源地。

四、寄生虫病的防治措施

切断寄生虫病流行的 3 个环节是防治寄生虫病的基本措施。

(一) 控制传染源

通过普查普治带虫者和患者,查治或处理储存宿主。此外,还应做流动人口的监测,控制流行区传染源的输入和扩散。

（二）切断传播途径

加强粪便和水源的管理，搞好环境卫生和个人卫生，以及控制或杀灭媒介节肢动物和中间宿主。

（三）保护易感者

人类对各种人体寄生虫的感染大多缺乏先天的特异免疫力，因此对人群采取必要的保护措施是防止寄生虫感染的最直接方法。加强集体和个人防护工作，改变不良的饮食习惯，改进生产方法和生产条件，用驱避剂涂抹皮肤以防吸血节肢动物媒介叮刺，对某些寄生虫病还可采取服药预防的措施。

思考题

1. 什么是寄生虫和宿主，主要的宿主类型如何？
2. 寄生虫对人体会造成那些危害？
3. 流行的 3 个环节与寄生虫病防治对策有何关系？

肠道寄生虫

掌握 肠道寄生虫的寄生部位、感染阶段及感染途径。

熟悉 各种虫卵的形态特点,虫卵的鉴别特点;蛔虫、钩虫、鞭虫、蛲虫、布氏姜片吸虫成虫、猪带绦虫和牛带绦虫成虫的致病特征;猪囊尾蚴的感染方式和防治要点;溶组织内阿米巴的生活史、致病机制及临床表现。

了解 常见线虫的防治原则。

第一节　肠道寄生蠕虫

寄生于人体的蠕虫主要有线虫、吸虫和绦虫。其中肠道寄生蠕虫主要包括蛔虫、钩虫、鞭虫、蛲虫、布氏姜片吸虫、猪带绦虫和牛带绦虫。

一、线虫

线虫大多营自生生活,广泛分布于水和土壤中,仅一部分营寄生生活。重要的肠道寄生线虫有蛔虫、钩虫、蛲虫、鞭虫等。

(一)似蚓蛔线虫

似蚓蛔线虫简称人蛔虫或蛔虫,呈世界性分布,估计全球有 10 亿人感染,是一种最常见的人体消化道寄生虫,引起蛔虫病。

1. 形态

(1) 成虫　圆柱形,形似蚯蚓,活时呈粉红色,死后呈灰白色,头部较尖细,尾部较钝圆。雌虫长 20~35 cm,雄虫长 15~31 cm。体表可见有细横纹,两侧可见明显的侧线。口孔位于虫体头端,口周具有"品"字形排列的 3 个唇瓣,唇瓣内缘具有细齿(彩图 31-1)。雌虫消化道末端开口于肛门,雄虫则通入泄殖腔。雄虫尾部向腹面弯曲,末端有 1 对镰刀状的交合刺(彩图 31-2)。

(2) 虫卵　在人体粪便查见的蛔虫卵有受精卵和未受精卵(彩图 31-3)。受精蛔虫卵呈宽卵圆形,大小为(45~75) μm×(35~50) μm。卵壳较厚,卵壳内有一个大而圆的卵细胞,与卵壳间常见有新月形空隙。卵壳外有一层蛋白质膜，表面凹凸不平，在肠道内被胆汁染成棕黄色。未受精蛔虫卵多呈长椭圆形，卵壳与蛋白质膜均较受精蛔虫卵薄，卵壳内含许多大小不等的折光性颗粒。若蛔虫卵的蛋白质膜脱落，卵壳则呈无色透明，应注意与其他线虫卵的鉴别。

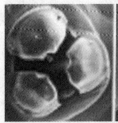 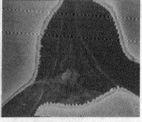

彩图 31-1　蛔虫唇瓣和细齿

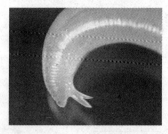

彩图 31-2　蛔虫雄虫交合刺

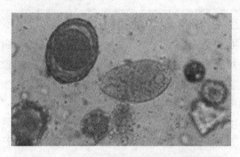

彩图 31-3　蛔虫卵的受精卵和未受精卵

2. 生活史

蛔虫的发育过程包括虫卵在外界土壤中的发育和虫体在人体内发育的两个阶段。生活史不需要中间宿主，属直接发育型。成虫寄生于人体空肠中，以宿主半消化食物为营养，平均每天每条雌虫可产卵24万个。虫卵随宿主粪便排出体外，在潮湿、氧气充足的泥土中，经5～10 d的发育，受精卵内的胚细胞经分裂并发育为幼虫。再经1周，卵内幼虫经第1次蜕皮成为感染期虫卵。人因误食被感染期蛔虫卵污染的食物或水而感染，感染期卵在人小肠内孵出幼虫，然后侵入肠黏膜和黏膜下层，钻入静脉或淋巴管，经肝、右心，到达肺，穿破肺泡毛细血管，进入肺泡，经第2和第3次蜕皮后，沿支气管、气管逆行至咽部，随人的吞咽动作而入消化道，在小肠内经第4次蜕皮后，变为童虫，再经数周发育为成虫（图31-1）。蛔虫在人体内的寿命约为1年。

3. 致病

蛔虫幼虫和成虫对人体均有致病作用，主要为机械性损伤、变态反应及肠功能障碍等。

（1）幼虫致病　大量幼虫在肺部移行时，使细支气管上皮细胞脱落，肺部点状出血，引起蛔虫性支气管肺炎、支气管哮喘或嗜酸粒细胞增多症。患者主要表现为咳嗽、胸闷、喉痒、干咳、哮喘或荨麻疹等，偶可伴有发热、痰中带血。

（2）成虫致病　蛔虫寄生于空肠，以肠腔内半消化物为食。

1）掠夺营养和破坏肠黏膜影响吸收：成虫寄生于空肠，不但夺取宿主营养，而且还损伤肠黏膜，导致消化不良和营养吸收障碍，严重感染时可造成儿童发育障碍。患者常有食欲不振、恶心、呕吐、间歇性腹痛，疼痛部位常位于脐周围。儿童患者常有神经精神症状，如惊厥、夜惊、磨牙，偶尔可出现异嗜症等。

2）超敏反应：患者可出现荨麻疹、皮肤瘙痒、结膜炎及中毒性脑病等症状。

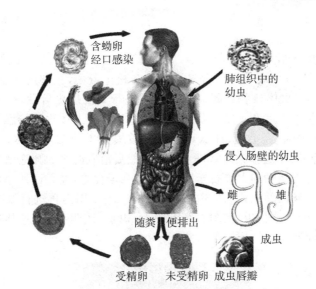

图 31-1 蛔虫生活史

3) 并发症：由于蛔虫具有钻孔的习性，若在宿主机体不适(如发热、胃肠道疾病等)或大量食入辛辣食物或服用驱虫药物剂量不当等因素刺激下，蛔虫可钻入开口于肠壁的各种管道(如胆管、胰腺管和阑尾)，甚至钻入肝脏，可引起胆道蛔虫症、蛔虫性肠梗阻、蛔虫性胰腺炎或阑尾炎以及肝蛔虫病。亦可引起肠穿孔和急性腹膜炎。

4. 实验诊断

自患者粪便中检查出虫卵，即可确诊。由于蛔虫产卵量大，采用直接涂片法。对直接涂片阴性者，可采用沉淀法和饱和盐水浮聚法。

5. 防治原则

(1) 驱虫治疗　目前常用的驱虫药为甲苯哒唑、阿苯哒唑(又名肠虫清)。国产新药伊维菌素治疗蛔虫病治愈率100%。

(2) 管理粪便　建立无害化粪池，通过厌氧发酵和粪水中游离氨的作用，可杀灭虫卵。

(3) 健康教育　宣传蛔虫病的危害性及防治知识。注意饮食卫生、个人卫生和环境卫生，不随地大便，做到饭前、便后洗手，不生食未洗净的甘薯、胡萝卜、甘蔗和生菜，不饮生水。

(二)十二指肠钩口线虫与美洲板口线虫

十二指肠钩口线虫简称十二指肠钩虫，美洲板口线虫简称美洲钩虫。钩虫呈世界性分布，尤其在热带及亚热带地区。钩虫寄生于人体小肠，引起钩虫病。

1. 形态

(1) 成虫　虫体细长，约1 cm，半透明，肉红色，死后呈灰白色。虫体顶端有一口囊，十二指肠钩虫的口囊腹侧有钩齿2对，美洲钩虫有板齿1对。口囊两侧的头腺分泌抗凝素。咽管壁肌肉发达，便于吸食血液。雄虫末端膨大，为角皮延伸形成的膜质交合伞。

(2) 幼虫　分为杆状蚴和丝状蚴。杆状蚴体壁透明，前端钝圆，后端尖细。丝状蚴口腔封闭，具有感染能力，故又称为感染期蚴。

(3) 虫卵　椭圆形，壳薄，无色透明。大小为$(56 \sim 76) \mu m \times (36 \sim 40) \mu m$，随粪便排出时，卵内细胞多为2～4个，卵壳与细胞间有明显的空隙。若患者便秘或粪便放置过久，卵内细胞可继续分裂为多细胞(彩图 31-4)。

2. 生活史

两种钩虫生活史基本相似(图 31-2),成虫寄生于小肠,两性虫体成熟后,交配产卵。虫卵随粪便排出体外后,在温暖、潮湿、含氧充足的疏松土壤中,虫卵内细胞不断分裂,发育为杆状蚴。经 5~6 d 后,虫体口腔封闭,停止摄食,进行 2 次蜕皮后发育为丝状蚴,即感染期蚴。感染期蚴对环境的温度和湿度变化十分敏感。当其与人体皮肤接触并受到体温的刺激后,虫体活动力显著增强,经毛囊、汗腺口或皮肤破损处主动钻入人体,即进入血管或淋巴管,随血流经右心至肺,穿过肺微血管进入肺泡。然后沿着湿润的肺泡壁,借助于小支气管、支气管上皮细胞纤毛的运动向上移行至咽,再随吞咽至食管,经胃而达小肠。部分幼虫也可随痰被吐出。到达小肠的幼虫,在第 3 次蜕皮后,在 3~4 周内再进行第 4 次蜕皮发育为成虫。成虫借口囊内钩齿(或板齿)咬附在肠黏膜上,以血液、组织液、肠黏膜为食。成虫在人体内一般可存活 3 年左右。

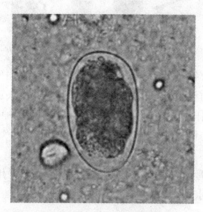

彩图 31-4　钩虫卵

3. 致病

钩虫幼虫和成虫都可对人体造成损害。

(1) 幼虫所致病变及症状

1) 钩蚴性皮炎:人赤手赤足下地,接触土壤,感染期幼虫侵入皮肤后,足趾或手指间皮肤较薄处或足背部及其他部位暴露的皮肤处可出现充血斑点或丘疹,奇痒无比,搔破后常有继发感染,形成脓疮,最后经结痂、脱皮而愈,病程 2~3 周,继发感染时病程可达 1~2 个月。俗称"粪毒"或"地痒疹"。

2) 呼吸道症状:幼虫移行至肺,穿破微血管,可引起出血及炎症细胞浸润,患者可出现阵发性咳嗽、血痰及哮喘,甚至大量咯血。伴有发热、畏寒等症状。

(2) 成虫所致病变及症状

1) 贫血:钩虫以其钩齿或板齿咬着肠壁,摄取血液和肠黏膜为营养,使患者长期慢性失血,再加上患者铁和蛋白质供应不足和消化不良,血红蛋白的合成速度慢,则使红细胞体积变小、着色变浅,导致低色素小细胞性贫血。患者出现皮肤蜡黄、黏膜苍白、眩晕、乏力。妇女则可引起停经、流产等。

钩虫造成患者慢性失血的原因包括:①虫体吸血后血液迅速经其消化道排出,形成"唧筒"样作用;②钩虫吸血时,同时不断分泌抗凝素,致使咬附部位黏膜伤口渗出血液;③虫体有更换咬附部位的习性,致使伤口增加。

2）消化道出血：钩虫以钩齿或板齿咬附在肠黏膜上,可造成散在性出血及小溃疡,引起消化道出血或偶尔大出血。

3）异嗜症：少数患者表现喜食生米、生豆,甚至食泥土、碎纸、破布等异常嗜好。可能与患者体内铁的耗损有关,多数患者服铁剂后,此现象可自行消失。

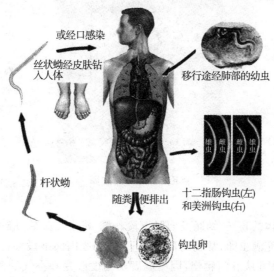

或经口感染

丝状蚴经皮肤钻入人体

移行途经肺部的幼虫

杆状蚴

随粪便排出

十二指肠钩虫(左)和美洲钩虫(右)

钩虫卵

图 31－2　钩虫生活史

4. 实验诊断

粪便检查虫卵或经钩蚴培养检出幼虫是确诊本病的依据。

(1) 直接涂片法　简便易行,适用于感染率较高的地区,但对于轻度感染易漏诊。

(2) 饱和盐水浮聚法　操作简单,检出率较直接涂片法高 5～6 倍。

(3) 改良加藤法　用定量板-甘油孔雀绿玻璃纸透明计数虫卵的方法,定量检测感染度。

(4) 钩蚴培养法　检出率与饱和盐水浮聚法相近,此法在光镜下可观察幼虫形态并鉴别虫种,但需时较长,培养 5～6 d 才有结果,可用于流行病学调查。

5. 防治原则

(1) 钩蚴性皮炎的治疗　可采用左旋咪唑涂剂或 15%噻苯哒唑软膏涂于皮炎处,连用2 d,能快速止痒消肿。

(2) 驱虫治疗　常用驱虫药物有甲苯哒唑和阿苯哒唑。

(3) 加强粪便管理及无害化处理　经杀灭虫卵后,再用于旱地作物施肥。

(4) 加强个人防护和防止感染　耕作时提倡穿鞋下地,手、足皮肤涂沫 1.5%左旋咪唑硼酸酒精液或 15%噻苯哒唑软膏,尽量使用机械劳动代替手工操作。

(三) 蠕形住肠线虫

蠕形住肠线虫简称蛲虫,主要寄生于人体小肠末端、盲肠和结肠,引起蛲虫病。蛲虫病分布遍及全世界,感染率儿童高于成人,尤以幼儿园、托儿所及学龄前儿童感染率为高。

1. 形态

(1) 成虫　细小,乳白色。虫体角皮具有横纹,头端角皮膨大,形成头翼。口囊不明显,口孔周围有 3 片唇瓣。咽管末端膨大呈球形,称咽管球。雌虫大小为(8～13) mm×(0.3～0.5) mm,尾端直而尖细。雄虫微小,大小为(2～5) mm×(0.1～0.2) mm,体后端向腹面卷曲,有 1 根交合刺。

（2）虫卵　大小为(50～60) $\mu m\times$ (20～30) μm，卵壳无色透明，一侧较平，一侧稍凸。虫卵自虫体排出时，卵壳内细胞多已发育至蝌蚪期胚（彩图 31 - 5）。

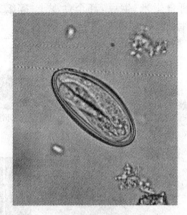

彩图 31 - 5　蛲虫卵

2. 生活史

　　成虫通常寄生于人体的盲肠、结肠及回肠下段。雌、雄虫交配后，雄虫大多很快死亡而被排出。成熟的雌虫子宫内充满虫卵，常脱离宿主肠壁，在肠腔内向下段移行。当宿主熟睡时，肛门括约肌较松弛，部分雌虫可从肛门爬出，因受温度及湿度改变和空气的刺激，便开始大量排卵。雌虫排卵后大多枯干死亡，但有少数雌虫可再进入肛门或阴道、尿道等处，引起异位损害。虫卵在肛门附近，约经 6 h，即发育为感染期卵。雌虫的产卵活动引起肛周皮肤发痒，当患儿用手搔痒时，虫卵污染手指，再经口食入而形成自身感染。感染期卵也可散落在衣裤、被褥或玩具、食物上，经吞食或随空气吸入等方式使人受染（图 31 - 3）。雌虫寿命2～4 周，一般不超过 2 个月。但由于反复感染，可使感染持续多年。

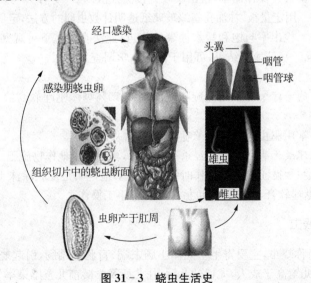

图 31 - 3　蛲虫生活史

3. 致病

　　成虫寄生于肠道可造成肠黏膜损伤。雌虫在肛管、肛周、会阴处移行、产卵，刺激局部皮肤，引起肛门瘙痒，皮肤搔破可继发炎症。患者常表现为烦躁不安、失眠、食欲减退、夜间磨牙、消瘦。

婴幼儿患者常表现为夜间反复哭吵,睡不安宁。蛲虫有异位寄生现象,也可侵入生殖器官,引起阴道炎、子宫内膜炎、输卵管炎。

4. 实验诊断

因蛲虫一般不在人体肠道内产卵,所以粪便检查虫卵的阳性率极低,故诊断蛲虫病常采用透明胶纸拭子法或棉签拭子法,于清晨解便前或洗澡前检查肛周。此外,如发现患儿睡后用手抓挠肛门时,即可查看肛周有无成虫。

5. 防治原则

甲苯咪唑与噻乙哟啶或噻嘧啶与甲苯咪唑一次服用,治愈率可达98%。另外,复方甲苯咪唑、丙硫咪唑等效果也较好。局部外用药可用3%噻嘧啶软膏、蛲虫油。在采用驱虫治疗的同时要防止再感染,普及预防蛲虫的知识,讲究公共卫生、个人卫生和家庭卫生,教育儿童养成不吸吮手指、勤剪指甲、饭前便后洗手的习惯,定期烫洗被褥和清洗玩具。

二、吸虫

寄生人体的吸虫种类繁多,生活史复杂,具有有性世代和无性世代交替,无性世代在软体动物中寄生,有性世代大多在脊椎动物体内寄生。

(一)布氏姜片吸虫

布氏姜片吸虫简称姜片虫,是寄生于人体小肠中的大型吸虫,可致姜片虫病。

1. 形态

(1)成虫 硕大、肉红色,虫体肥厚,椭圆形,背腹扁平,长为 20～75 mm,宽 8～20 mm,厚为 0.5～3 mm。两吸盘相距很近,腹吸盘较口吸盘大 4～5 倍。肠支在腹吸盘前分叉,呈波浪状弯曲,向后延至体末端;睾丸 2 个,高度分支,前后排列。卵巢位于体中部稍前方,子宫盘曲在腹吸盘和卵巢之间。

(2)虫卵 呈椭圆形,大小为(130～140)μm×(80～85)μm,卵壳薄而均匀,一端有一不明显的小盖。卵内含有一个卵细胞和20～40个卵黄细胞(彩图31-6)。

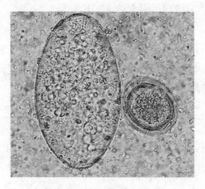

彩图 31-6 姜片吸虫卵

2. 生活史

姜片虫需有两种宿主才能完成其生活史。中间宿主是扁卷螺,终宿主是人和猪(或野猪)。传播媒介为菱角、荸荠、茭白、浮萍等水生植物。姜片虫成虫寄生在终宿主小肠上段,虫卵随终宿主粪便排入水中,在适宜温度下经 3～7 周的发育孵出毛蚴。毛蚴侵入扁卷螺的淋巴间隙中,经胞蚴、母雷蚴、子雷蚴阶段而形成许多尾蚴自螺体陆续逸出。尾蚴在水中吸附于水生植物等物体的表面,脱去尾部而成囊蚴。宿主食入囊蚴后,在消化液和胆汁作用下,脱去囊壁童虫逸出并附于十二指肠或空肠上段的黏膜上吸取营养,经1～3个月发育为成虫(图31-4)。姜片虫的寿命,在猪体不超过2年,在人体最长可达4年半。

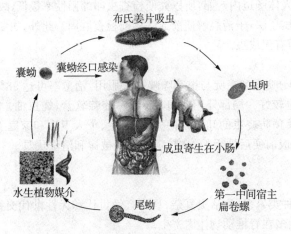

图31-4　布氏姜片吸虫生活史

3. 致病

姜片虫的吸盘发达、吸附力强,可使被吸附的黏膜坏死、脱落,肠黏膜发生炎症、点状出血、水肿以至形成溃疡或脓肿。病变部位可见中性粒细胞、淋巴细胞和嗜酸粒细胞浸润,肠黏膜分泌增加,血中嗜酸粒细胞增多。感染轻度者可无明显症状。寄生虫数较多时常出现腹痛和腹泻,并表现消化不良,排便量多,稀薄而臭,或腹泻与便秘交替出现,甚至发生肠梗阻。在营养不足又反复中度感染的病例,尤其是儿童,可智力减退和发育障碍等。

4. 实验诊断

检查粪便中虫卵是确诊姜片虫感染的主要方法。因姜片虫虫卵大,用直接涂片法可查出绝大多数患者。少数患者的呕吐物或粪便中偶可发现成虫。用免疫学方法对早期感染或大面积普查,有较好的辅助诊断价值。常用的有 ELISA 和 IFA 等。

5. 防治原则

加强粪便管理,防止人、猪粪便通过各种途径污染水体。勿生食未经刷洗及沸水烫过的菱角等水生果品,不喝河塘的生水,勿用被囊蚴污染的青饲料喂猪。在流行区开展人和猪的姜片虫病普查普治工作。目前最有效的药物是吡喹酮。

三、绦虫

绦虫成虫体背腹扁平、左右对称、大多分节,长如带状,无口和消化道,缺体腔,除极少数外,均为雌雄同体。绦虫全部营寄生生活,成虫绝大多数寄生在脊椎动物的消化道中,生活史中需1～2个中间宿主。

(一)链状带绦虫

链状带绦虫又称猪肉绦虫、猪带绦虫。成虫寄生于人体小肠,引起猪带绦虫病。幼虫寄生在人或猪的皮下组织、肌肉、脑、眼等处,引起猪囊尾蚴病。

1. 形态

(1)成虫　成虫扁长如腰带,分节,白色或乳白色,长2～4 m,前端较细,向后渐扁阔,整个虫体的节片均较薄,略透明(彩图 31-7)。

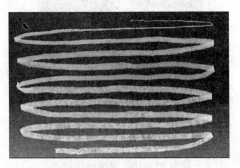

彩图 31-7　链状带绦虫

1) 头节:头节上除有 4 个吸盘外,顶端还具有能伸缩的顶突,顶突上有 25~50 个小钩,排列成内外两圈(彩图 31-8)。

2) 颈部:紧接着头节是短而纤细、不分节的颈部,长 5~10 mm。颈部具有生发功能,链体上的节片即由此向后连续长出。

3) 链体:颈部以后是分节的链体,由 700~1 000 个节片组成。①幼节较细小,靠近颈部,生殖器官未发育成熟。②成节节片较大,链体中部,每一成节均具发育成熟的雌雄生殖器官各一套。睾丸 150~200 个,散布在节片的两侧,卵巢位于节片后 1/3 的中央,分为 3 叶。③孕节最大,链体后部,仅见充满虫卵的子宫向两侧发出分支,每侧 7~13 支。末端的孕节可从链体上脱落,新的节片又不断从颈部长出来。

(2) 虫卵　卵壳很薄,在虫卵自孕节散出后多数已脱落。这种脱掉卵壳的虫卵呈球形,外面是较厚的胚膜,呈棕黄色,具有放射状的条纹,胚膜内是球形的六钩蚴,有 3 对小钩(彩图 31-9)。

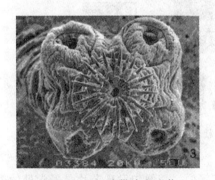

彩图 31-8　猪带绦虫头节

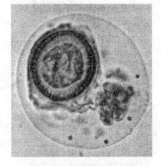

彩图 31-9　猪带绦虫虫卵

(3) 幼虫　称猪囊尾蚴或猪囊虫,为白色半透明、卵圆形的囊状体。囊壁外为皮质,内为间质层,间质层有一处向囊内增厚形成米粒大小的白点,是向内翻卷收缩的头节,其形态结构和成虫头节相同(彩图 31-10)。

2. 生活史

人是猪带绦虫唯一的终宿主,同时也可作为其中间宿主;猪和野猪是主要的中间宿主。成虫寄生于人的小肠上段,以头节固着肠壁。孕节常单独或 5~6 节相连地从链体脱落,随粪便排出,仍具有一定的活动力。当虫卵或孕节被猪或野猪等中间宿主吞食,虫卵在小肠内经消化液作用 24~72 h 后,虫卵胚膜破裂,六钩蚴逸出,然后借其小钩和分泌物的作用,钻入小肠壁,经血循环或淋巴系统而到达宿主身体各处,约经 10 周后,猪囊尾蚴发育成熟(图 31-5)。猪囊尾蚴在猪体

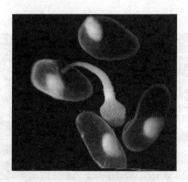

彩图 31-10　猪带绦虫幼虫

内寄生的部位为运动较多的肌肉,还可寄生于脑、眼等处。被囊尾蚴寄生的猪肉俗称为"米猪肉"或"豆猪肉"。当人误食生的或未煮熟的含囊尾蚴的猪肉后,囊尾蚴在小肠受胆汁刺激而翻出头节,附着于肠壁,经 2～3 个月发育为成虫并排出孕节和虫卵。成虫在人体内寿命可达 25 年以上。人也可成为猪带绦虫的中间宿主,当人误食入虫卵或孕节后,可在人体发育成囊尾蚴,但不能继续发育为成虫。

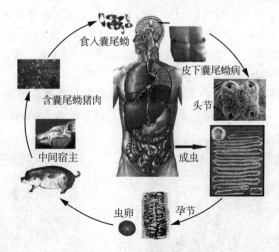

图 31-5　链状带绦虫生活史

3. 致病

（1）成虫　猪带绦虫病的临床症状一般较轻微。粪便中发现节片是最常见的患者求医原因。少数患者有上腹或全腹隐痛、消化不良、腹泻、体重减轻等症状。偶有因头节固着于肠壁而致局部损伤,少数穿破肠壁或引起肠梗阻。

（2）囊尾蚴　其危害程度大于绦虫病。人体感染虫卵的方式有 3 种:①自体内感染,如绦虫病患者反胃、呕吐时,肠道逆蠕动将孕节反入胃中引起感染;②自体外感染,患者误食自己排出的虫卵而引起再感染;③异体感染,误食入他人排出的虫卵引起。人体寄生的囊尾蚴寄生部位很广,好发于人体的皮下组织、肌肉、脑和眼,其次为心、舌、口、肝、肺、上唇、乳房、子宫、骨等。

1）皮下及肌肉囊尾蚴病:囊尾蚴位于皮下或黏膜下、肌肉中,形成结节。寄生数量多时,可出现肌肉酸痛无力、发胀、麻木或呈假性肌肥大症等。

2）脑囊尾蚴病:最常见的主要症状是癫痫发作、颅内压增高和神经精神症状。

3）眼囊尾蚴病:囊尾蚴可寄生在眼的任何部位,通常累及单眼,症状轻者表现为视力障碍,常可见眼内虫体蠕动,重者可致失明。

4. 实验诊断

(1) 病原学检查

1) 猪带绦虫病的诊断:猪带绦虫病是由于吃了生的或未煮熟的"米猪肉"所致。对可疑的患者应连续数天粪便检查,必要时还可试验性驱虫。收集患者的全部粪便,用水淘洗检查头节和孕节。将检获的头节或孕节夹在两载玻片之间轻压后,观察头节上的吸盘和顶突小钩或孕节的子宫分支情况及数目即可确诊。

2) 囊尾蚴病的诊断:根据发现皮下囊尾蚴结节,手术摘除结节后检查。眼囊尾蚴病用眼病镜检查易于发现;对于脑和深部组织的囊尾蚴可用 X 线、B 超、CT 等影像仪器检查。

(2) 免疫学检查　间接红细胞凝集试验、酶联免疫吸附试验、斑点酶联免疫吸附试验。

5. 防治原则

除了加强卫生教育外,要抓好"驱、管、检"的综合防治措施。

(1) 驱虫治疗　槟榔-南瓜子有良好的驱虫效果。可用温水坐浴,让虫体慢慢排出,切勿用力拉扯,以免虫体前段和头节断留在消化道内。服药后应留取 24 h 粪便,仔细淘洗检查有无头节。此外,吡喹酮、甲苯哒唑、阿苯哒唑等都有很好驱虫效果。治疗囊尾蚴病常用的疗法是以手术摘除虫体。

(2) 注意个人卫生　宣传本病的危害性,革除不良习惯,不吃生肉,饭前便后洗手,以防误食虫卵。烹调务必将肉煮熟。切生熟肉刀和砧板要分开。

(3) 管好厕所、猪圈　教育群众管好厕所、牲畜实行圈养,控制人畜互相感染。

(4) 加强肉类检查　城乡肉品的卫生检查,尤其是农贸市场上个体商贩出售的肉类检验。

(二) 肥胖带绦虫

肥胖带绦虫曾称作肥胖带吻绦虫,又称牛带绦虫、牛肉绦虫等。猪带绦虫和牛带绦虫两者的形态和发育过程相似。

1. 形态

成虫外形与猪带绦虫相似。但虫体大小和结构有差异,主要区别见表31-1。两种带绦虫的虫卵在形态上难以区别。

表 31-1　人体 2 种带绦虫的形态区别

区别点	猪带绦虫	牛带绦虫
虫体长(m)	2~4	4~8
节片	700~1 000 节　较薄、略透明	1 000~2 000 节　较厚、透明
头节	球形,具有顶突和 2 圈小钩,25~50 个	略呈方形,无顶突及小钩
成节	卵巢分为 3 叶,即左右 2 叶和中央小叶	卵巢只分 2 叶
孕节	子宫分支每侧为 7~13 支	子宫分支每侧 15~30 支
囊尾蚴	头节具顶突和小钩,可引起人囊尾蚴病	头节无顶突及小钩,不寄生于人体

2. 生活史

人是牛带绦虫唯一的终宿主。成虫寄生在人的小肠上段,孕节多逐节脱离链体,随宿主粪便排出。从链体脱落下来的孕节仍具有显著的活动力,有的可自动地从肛门逸出。当中间宿主牛吞食到虫卵或孕节后,虫卵内的六钩蚴即在其小肠内孵出,然后钻入肠壁,随血循环到周身各处,尤其是到运动较多的股、肩、心、舌和颈部等肌肉内,经60～70 d发育为牛囊尾蚴。人若吃到生的或未煮熟的含有牛囊尾蚴的牛肉,经肠消化液的作用,囊尾蚴的头节即可翻出并吸附于肠壁,经8～10周发育为成虫。成虫寿命可达20～30年,甚至更长。

3. 致病

患者一般无明显症状,仅时有腹部不适,饥痛、消化不良、腹泻或体重减轻等症状。由于牛带绦虫孕节活动力较强,几乎所有患者都能发现自己排出节片,多数并有孕节自动从肛门逸出和肛门瘙痒的症状。

4. 实验诊断

询问病史对发现牛带绦虫病十分重要,这是因为牛带绦虫孕节活动力强,并常自动逸出肛门。观察孕节的方法与猪带绦虫相同,根据子宫分支的数目和特征可将两者区别。可采用粪便淘洗法寻找孕节和头节,以判定虫种和明确疗效。

5. 防治原则

(1) 治疗患者和带虫者　在流行区应进行普查普治,以消灭传染源。驱虫常用槟榔、南瓜子合剂疗法。其他的驱虫药物:吡喹酮、丙硫咪唑、甲苯咪唑、氯硝柳胺(灭绦灵)和二氯甲双酚等,都有较好疗效。

(2) 注意牧场清洁,管理好人粪便　勿使污染牧场水源,避免牛受感染。

(3) 加强卫生宣教,注意饮食卫生　改变不卫生的饮食习惯,不吃生肉和不熟的肉。

(4) 加强肉类检查　禁止出售含囊尾蚴的牛肉。

病例分析

患者,男性,30岁,农民,因排黑便而入院。病前1个月赤脚下玉米、红薯地里劳动,其后趾间、足背奇痒,有红疹,次日呈水疱、脓泡、下肢红肿,伴咳嗽、发热,数天后红肿消退。12 d后因剧咳曾到医院就诊服止咳药而愈。近8 d来腹痛、反复黑便、头晕、乏力,疑为上消化道出血而入院。体检:贫血,腹软,脐周轻度压痛,无肌紧张,肝脾未及。粪检:大便黑褐色,隐血"＋＋＋",红细胞"＋",涂片发现有某种寄生虫卵。因发现寄生虫卵,采取丙硫咪唑驱虫,共排出数千条蠕虫,患者逐渐恢复健康出院。

分析:本例为钩虫感染。患者在下地劳动以后,趾间与足背有钩蚴性皮炎,数日后消退。12 d后当钩蚴经过肺部时产生了咳嗽等症状。1个月后虫体在肠道成熟又出现了黑便与贫血的症状。患者入院时疑为上消化道出血,在发现钩虫卵以后可与之鉴别。

第二节　肠道寄生原虫

原虫是原生动物的简称,是能够独立完成生命活动全部功能的单细胞真核生物。原虫的基本结构包括细胞膜、细胞质、细胞核三部分。

一、溶组织内阿米巴

溶组织内阿米巴即痢疾阿米巴,为侵袭型阿米巴病的病原虫,主要寄生于结肠,引起阿米巴痢疾和肠外阿米巴病。

(一) 形态

(1) 滋养体　溶组织内阿米巴的滋养体大小 10～60 μm,当从有症状患者组织中分离时,常含有摄入的红细胞,有时也可见白细胞和细菌。

(2) 包囊　在肠腔内滋养体逐渐缩小,停止活动变成近似球形的包囊前期,以后变成一核包囊并进行二分裂增殖。成熟包囊有 4 个核(彩图 31-11)。

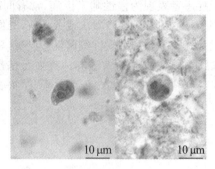

彩图 31-11　溶组织内阿米巴大滋养体和包囊

(二) 生活史

人为溶组织内阿米巴的适宜宿主,猫、犬和鼠等也可作为偶尔宿主。溶组织内阿米巴生活史包括包囊期和滋养体期。其感染期为含 4 核的成熟包囊。被粪便污染的食品、饮水中的感染性包囊经口摄入通过胃和小肠,在回肠末端或结肠,包囊中的虫体脱囊而出。4 核的虫体经 3 次胞质分裂和 1 次核分裂发育成 8 个小滋养体。小滋养体在肠腔内下移的过程中,随着肠内容物的脱水和环境变化等因素的刺激,分泌出厚的囊壁,经 2 次有丝分裂形成4 核包囊,随粪便排出(图31-6)。包囊在外界潮湿环境中可存活并保持感染性数日至 1 个月,但在干燥环境中易死亡。小滋养体可侵入肠黏膜,吞噬红细胞,成为大滋养体,破坏肠壁,引起肠壁溃疡,也可随血流进入其他组织或器官,引起肠外阿米巴病。随坏死组织脱落进入肠腔的大小滋养体,可通过肠蠕动随粪便排出体外,大小滋养体在外界自然环境中只能短时间存活。

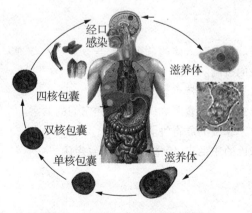

图 31-6　溶组织内阿米巴生活史

（三）致病

1. 致病机制

溶组织内阿米巴大滋养体具有侵入宿主组织或器官和表达致病因子的能力。致病因子可破坏细胞外间质，溶解宿主组织，抵抗补体的溶解作用。

2. 临床表现

（1）肠阿米巴病　常见部位在盲肠和乙状结肠。病变可致黏膜层和黏膜下层组织坏死，形成口小底大的烧瓶状溃疡。轻症患者表现为慢性阿米巴病，常有间歇性腹泻、腹痛、胃肠胀气和体重下降等。重者为阿米巴痢疾，出现腹泻，一日数次或数十次，粪便果酱色、伴奇臭并带血和黏液。肠阿米巴病最严重的并发症是肠穿孔和继发性细菌性腹膜炎，呈急性或亚急性过程。

（2）肠外阿米巴病　肠黏膜下层或肌层的大滋养体经血行播散至其他脏器引起的阿米巴病。以阿米巴性肝脓肿最常见。肝脓肿穿刺可见"巧克力酱"样脓液，且可检出大滋养体。其次有肺脓肿、脑脓肿、皮肤脓肿等。

（四）实验诊断

1. 病原诊断

从粪便标本中检出大、小滋养体和包囊，或从脓肿穿刺液、痰液、肠壁溃疡物等标本中检出大滋养体均可确诊。常用的有生理盐水涂片法、包囊浓集法、碘液涂片法、人工培养法、组织检查法、核酸诊断法。

2. 血清学诊断

大约有90％的患者，可用间接血凝试验（IHA）、ELISA或琼脂扩散法（AGD）从血清检查到相应的特异性抗体。

（五）防治原则

（1）控制传染源　特别要发现和治疗从事饮食工作的包囊携带者及慢性患者。抗虫治疗目前以甲硝咪唑（灭滴灵）为首选药物。氯喹亦为治疗肠外阿米巴病的有效药物。

（2）管理粪便，保护水源　进行粪便无害化处理，杀灭包囊，并严密防止粪便污染水源。

（3）注意饮食饮水卫生，养成良好个人习惯　消灭害虫，搞好环境卫生。

思考题

1. 简述蛔虫的生活史。蛔虫对人体的危害有哪些？
2. 简述钩虫引起贫血的机制。
3. 简述布氏姜片吸虫生活史的特点。
4. 人是怎样患猪带绦虫病及猪囊尾蚴病的？简述它们的危害。
5. 比较猪带绦虫及牛带绦虫的危害性。
6. 简述溶组织内阿米巴的生活史、传播途径和所致疾病。

第三十二章

血液及淋巴系统寄生虫

▸▸▸● 学习目标 ●◂◂◂

> **掌握** 日本血吸虫的形态、生活史及致病作用；丝虫的生活史及致病作用；疟原虫的生活史；疟疾发作、再燃、复发的概念。
>
> **熟悉** 日本血吸虫、丝虫的实验诊断方法；疟原虫检查所采标本种类与注意事项。
>
> **了解** 日本血吸虫、丝虫、疟原虫的流行情况与防治原则。

第一节 日 本 血 吸 虫

血吸虫也称裂体吸虫，寄生于人体及动物静脉血管，引起血吸虫病。寄生于人体的血吸虫有6种，在我国仅有日本血吸虫，寄生于人体门静脉-肠系膜静脉。

(一) 形态

(1) 成虫 雌雄异体。雄虫乳白色，长为12～20 mm，虫体扁平，前端有发达的口吸盘和腹吸盘，腹吸盘以下，虫体向两侧延展，并略向腹面卷曲，形成抱雌沟。雌虫体长20～25 mm，腹吸盘大于口吸盘，常居留于抱雌沟内，与雄虫合抱。消化系统有口、食管、肠管。肠管在腹吸盘前背侧分为2支，向后延伸到虫体后端1/3处汇合成盲管。雄虫睾丸位于腹吸盘背侧。雌虫卵巢位于虫体中部。虫体后端几乎为卵黄腺所充满。子宫内含虫卵50～300个。

(2) 虫卵 成熟虫卵平均为89 μm×67 μm，淡黄色，椭圆形，卵壳厚薄均匀，无小盖。卵壳内含一个成熟毛蚴，毛蚴和卵壳间常可见到圆形或椭圆形的油滴状毛蚴分泌物(彩图32-1)。

(3) 毛蚴 从卵内孵出的毛蚴呈长椭圆形，周身被有纤毛。前端有一顶突，体内前部有一顶腺，顶腺两侧稍后各有一个侧腺。毛蚴的腺体分泌物中含有可溶性虫卵抗原(SEA)。

(4) 尾蚴 血吸虫的尾蚴分体部和尾部，尾部又分尾干和尾叉。腹吸盘位于体部后1/3处，由发达的肌肉组成，具有较强的吸附能力。

(二) 生活史

日本血吸虫的生活史比较复杂，包括在终宿主体内的有性世代和在中间宿主体内的无性世代的交替(图32-1)。终宿主为人或其他多种哺乳动物，中间宿主为钉螺。

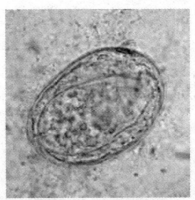

彩图 32-1 日本血吸虫卵

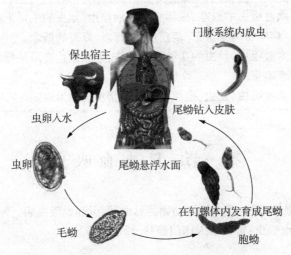

图 32-1 日本血吸虫生活史

（1）成虫产卵及卵的排出　成虫寄生于终宿主的门静脉-肠系膜静脉系统，合抱的雌雄成虫在此处交配产卵。所产的虫卵大部分沉积于肝或肠壁小血管中，约经 11 d，卵内的卵细胞发育为毛蚴。毛蚴分泌物能破坏血管壁，同时肠的蠕动、腹内压增加，致使坏死组织向肠腔溃破，虫卵便随溃破组织落入肠腔，随粪便排出体外。

（2）毛蚴的孵化　含有虫卵的粪便污染水体，在适宜的条件下，卵内毛蚴孵出。毛蚴孵出后，当遇到中间宿主钉螺，就主动侵入，在螺体内进行无性繁殖。

（3）幼虫在钉螺体内的发育繁殖　钉螺是日本血吸虫唯一的中间宿主，侵入螺体并逐渐发育成母胞蚴、子胞蚴、尾蚴。尾蚴自螺体逸出并在水中活跃游动。

（4）尾蚴逸出及侵入宿主　人或动物与含有尾蚴的水接触后，经皮肤感染。

（5）童虫定居及营养　尾蚴侵入皮肤，发育为童虫。童虫穿入小静脉或淋巴管，随血流或淋巴液带到右心、肺，穿过肺泡小血管到左心并运送到全身。大部分童虫再进入小静脉，顺血流入肝内门静脉系统分支。雌雄合抱后移行到门静脉-肠系膜静脉寄居，发育成熟交配产卵。

（三）致病

血吸虫发育的不同阶段，尾蚴、童虫、成虫和虫卵均可对宿主引起不同的损害和复杂的免疫病理反应。

1. 致病机制

（1）尾蚴所致的损害　尾蚴钻入宿主皮肤后可引起尾蚴性皮炎，局部出现丘疹和瘙痒。病理变化为局部毛细血管扩张充血，伴有出血、水肿。

（2）童虫所致的损害　童虫在宿主体内移行时，所经过的器官可因机械性损伤而出现一过性血管炎，毛细血管栓塞、破裂、局部细胞浸润和点状出血。

（3）成虫所致的损害　成虫寄生于血管内，利用口、腹吸盘的交替吸附血管壁而作短距离移动，因而可引起静脉内膜炎。

（4）虫卵所致的损害　是血吸虫对人体的主要危害。在组织中沉积的虫卵发育成熟后，卵内毛蚴释放的可溶性虫卵抗原渗到宿主组织中，通过巨噬细胞提呈给 Th 细胞，致敏的 Th 细胞再次受到同种抗原刺激后产生各种淋巴因子，引起淋巴细胞、巨噬细胞、嗜酸粒细胞、中性粒细胞及浆细胞趋向，集聚于虫卵周围，形成虫卵肉芽肿（Ⅳ型超敏反应），见彩图 32-2。在虫卵周围常可见到抗原抗体复合物反应，称何博礼现象（彩图 32-3）。随着病程发展，卵内毛蚴死亡坏死物质被吸收，虫卵破裂或钙化，肉芽肿逐渐发生纤维化，形成瘢痕组织。血吸虫虫卵肉芽肿在组织血管内形成，堵塞血管，导致组织纤维化。重度感染患者，导致门静脉高压，出现肝、脾肿大，侧支循环，腹壁、食管静脉曲张，以及上消化道出血与腹水等症状。

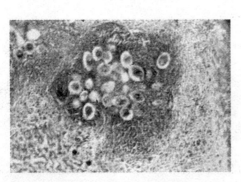

彩图 32-2　肝脏内虫卵肉芽肿

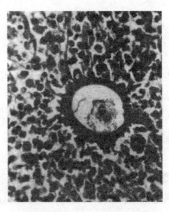

彩图 32-3　何博礼现象

2. 临床表现

（1）急性血吸虫病　表现为畏寒、发热、多汗、淋巴结及肝大；食欲减退，恶心、呕吐、腹痛、腹泻、黏液血便或脓血便等；干咳，偶见痰中带血丝，气促、胸痛。重症患者可有神志迟钝、黄疸、腹水、重度贫血、消瘦等症状。

（2）慢性血吸虫病　表现为慢性腹泻或慢性痢疾，症状呈间歇性出现。肝大较为常见，表面光滑，质稍硬，无压痛。脾多数呈轻度肿大。

（3）晚期血吸虫病　晚期血吸虫病是指出现肝纤维化门脉高压综合征，严重生长发育障碍或结肠显著肉芽肿性增殖的血吸虫病患者。我国将晚期血吸虫病分为巨脾型、腹水型、结肠增殖型和侏儒型。

（四）实验诊断

1. 病原学诊断

（1）粪便直接涂片法　简单，但虫卵检出率低，仅适用于重感染患者和急性感染者。

（2）尼龙袋集卵法　适用于大规模普查，但应防止因尼龙袋处理不当而造成的交叉污染。

（3）毛蚴孵化法　可采用全部粪便沉渣，发现虫卵的机会较直接涂片法大。

（4）定量透明法　常用的有加藤法、改良加藤法和集卵定量透明法。此类方法可作虫卵计数，因此可用于测定人群的感染度和考核防治效果。

（5）直肠镜活组织检查　对慢性特别是晚期血吸虫病患者，从粪便中查找虫卵相当困难，直肠镜活组织检查有助于发现沉积于肠黏膜内的虫卵。

2. 免疫诊断

（1）皮内试验　此法简便、快速，常用于现场筛选可疑病例，但可出现假阳性或假阴性反应，与其他吸虫病可产生较高的交叉反应。

（2）环卵沉淀试验（COPT）　通常检查100个虫卵，阳性反应虫卵数（环沉率）等于或大于5%时，即为阳性。

（3）间接红细胞凝集试验（IHA）　IHA操作简便，用血量少，判读结果快。

（4）酶联免疫吸附试验　具有较高的敏感性和特异性，并且可反映抗体水平，阳性检出率在95%～100%。

（5）免疫印迹技术　不但能对血吸虫抗原的限定组分蛋白进行分析和鉴定，而且能用以诊断患者和区分血吸虫病不同病期的新型血清学诊断方法。

（五）防治原则

1. 查治患者

患者的确诊需要粪检虫卵或孵化毛蚴。吡喹酮是当前治疗血吸虫病的首选药物。

2. 切断传播途径

（1）灭螺　主要措施是结合农田水利建设和生态环境改造，改变钉螺孳生地的环境以及局部地区配合使用杀螺药。

（2）粪便管理　可以采用建造无害化粪池，粪尿混合贮存粪便方法。

3. 保护易感者

加强健康教育，引导人们改变自己的行为和生产、生活方式。对难以避免接触疫水者，可使用防护药物和器具，如穿长筒胶靴、经氯硝柳胺浸渍过的防护衣或涂擦苯二甲酸二丁酯油膏等防护药物。

第二节　丝　虫

丝虫是由节肢动物传播的一类寄生性线虫，虫体细长形如丝线而得名。在我国流行的仅有班氏丝虫和马来丝虫2种，引起淋巴丝虫病。

（一）形态

（1）成虫　2种丝虫成虫的外部形态及内部结构相似。虫体细长线状，乳白色。雄虫尾端向腹面卷曲可达2～3圈。雌虫尾部钝圆，略向腹面弯曲。

（2）微丝蚴　虫体细长，体内有圆形的体核，头部无核部位为头间隙。腹侧有肛孔，尾部可有尾核。

(二) 生活史

班氏和马来丝虫的生活史基本相同,都要经过两个发育阶段,即幼虫在蚊体(中间宿主)内及成虫在人体(终宿主)内的发育阶段(图 32-2)。

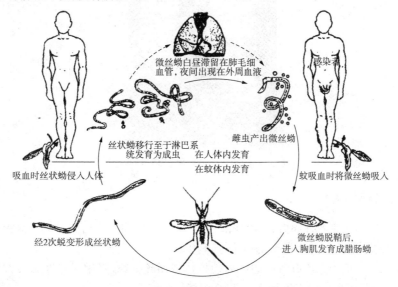

微丝蚴白昼滞留在肺毛细血管,夜间出现在外周血液

感染期

雌虫产出微丝蚴

丝状蚴移行至于淋巴系统发育为成虫　在人体内发育

在蚊体内发育

吸血时丝状蚴侵入人体

蚊吸血时将微丝蚴吸入

经2次蜕变形成丝状蚴

微丝蚴脱鞘后,进入胸肌发育成腊肠蚴

图 32-2　丝虫生活史

1. 在蚊体的发育

当蚊虫叮咬带有微丝蚴的患者时,微丝蚴随血液进入蚊胃经 1~7 h,脱去鞘膜,穿过胃壁经血腔侵入胸肌,发育成幼虫。幼虫于 2~4 d 内缩短变粗,称腊肠期幼虫。其后虫体逐渐变长,内部组织分化,最后发育为感染期幼虫。

2. 在人体的发育

感染期幼虫进入人体后可迅速侵入淋巴管内,并移行至大淋巴管及淋巴结,发育为成虫。雌、雄虫交配后,雌虫产微丝蚴。微丝蚴白天滞留于肺血管中,夜晚则出现于外周血液。但两种微丝蚴出现的高峰时间略有不同。微丝蚴在外周血液中的夜多昼少现象称为夜现周期性。

(三) 致病

1. 急性期过敏和炎症反应

幼虫和成虫的代谢产物、雌虫的子宫分泌物、幼虫的蜕皮液、丝虫崩解产物等均可刺激机体产生局部和全身反应。临床表现为急性淋巴管炎、淋巴结炎及丹毒样皮炎等,淋巴管炎发作时可见皮下有一条呈离心性发展的红线,俗称"流火"。班氏丝虫成虫寄生在精索、附睾和睾丸附近淋巴管内可引起精索炎、附睾炎和睾丸炎,常反复发作。此外,患者出现畏寒、发热、关节酸痛等全身症状。

2. 慢性期阻塞性病变

随着急性炎症的反复发作、死亡成虫和微丝蚴形成肉芽肿等作用,导致淋巴循环动力学发生严重的病理改变,局部淋巴回流受阻,管内压力增高而发生淋巴管曲张或破裂,淋巴液流入周围组织导致淋巴肿或淋巴积液。引起象皮肿、睾丸鞘膜积液、乳糜尿等临床症状(彩图 32-4)。

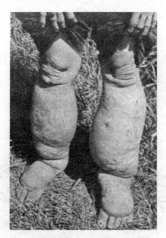

彩图 32‒4　象皮肿

（四）实验诊断

（1）病原诊断　从患者外周血、乳糜尿液、抽出液或活检物中查出微丝蚴和成虫是诊断本病的依据。包括厚血膜法、海群生白天诱出法等，其中以厚血膜法最常用。

（2）免疫诊断　检查患者血清中的特异性抗体或循环抗原，可用于轻度感染者和阻塞性病症患者的辅助诊断，而且可用于流行病学调查和防治效果考核。

（五）防治原则

（1）普查普治　及早发现患者和带虫者，及时治愈。治疗药物有海群生。此外，呋喃嘧酮和伊维菌素治疗丝虫病，也有较好效果。

（2）灭蚊防蚊　针对主要传播媒介的生态习性，采取综合性措施，清除孳生地，杀灭成蚊、幼虫。

（3）监测工作　人群监测、原微丝蚴血症人群监测、流动人口监测、蚊媒监测、血清学监测。

第三节　疟　原　虫

寄生于人体的疟原虫共有 4 种，即间日疟原虫（Plasmodium vivax）、三日疟原虫（P. malariae）、恶性疟原虫（P. falciparum）和卵形疟原虫（P. ovale）。在我国主要是间日疟原虫和恶性疟原虫。现以间日疟原虫为例讲述。

（一）形态

疟原虫在红细胞内生长、发育、繁殖，形态变化很大。一般分为 3 个主要发育期。

1. 滋养体

滋养体为疟原虫在红细胞内摄食和生长、发育的阶段。按发育先后，滋养体有早、晚期之分。早期滋养体胞核小，胞质少，虫体多呈环状，故称为环状体（彩图 32‒5A）。以后虫体长大，胞核亦增大，胞质增多，胞质中开始出现疟色素。间日疟原虫和卵形疟原虫寄生的红细胞可以变大、变形，颜色变浅，常有明显的红色薛氏点。此时称为晚期滋养体，亦称大滋养体（彩图 32‒5B）。

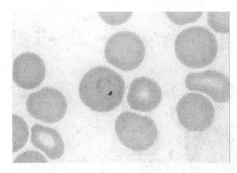

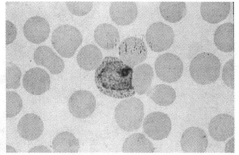

彩图 32‑5A　间日疟原虫环状体　　　　　彩图 32‑5B　间日疟原虫大滋养体

2. 裂殖体

晚期滋养体发育成熟,核开始分裂后即称为裂殖体。核经反复分裂,最后胞质随之分裂,每个核都被部分胞质包裹,成为裂殖子,早期的裂殖体称为未成熟裂殖体(彩图 32‑6A);晚期含有一定数量的裂殖子的裂殖体称为成熟裂殖体(彩图 32‑6B)。

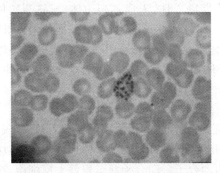

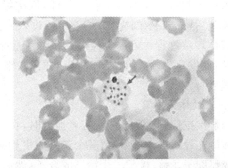

彩图 32‑6A　间日疟原虫未成熟裂殖体　　　彩图 32‑6B　间日疟原虫成熟裂殖体

3. 配子体

疟原虫经过数次裂体增殖后,部分裂殖子侵入红细胞中发育成为配子体;雌配子体虫体较大,胞质致密,疟色素多,核致密而偏于虫体一侧或居中;雄配子体虫体较小,胞质稀薄,疟色素少,核质疏松、较大,位于虫体中央。

(二) 生活史

寄生于人体的 4 种疟原虫生活史基本相同,需要人和按蚊 2 个宿主。在人体内先后寄生于肝细胞和红细胞内,进行裂体增殖。在红细胞内,除进行裂体增殖外,部分裂殖子形成配子体,开始有性生殖的初期发育。在蚊体内,完成配子生殖,继而进行孢子增殖(图 32‑3)。

1. 在人体内发育

疟原虫在人体内先后在肝细胞和红细胞内发育。在肝细胞内,称红细胞外期;在红细胞内,称红细胞内期。

(1) 红细胞外期　蚊唾腺内含有疟原虫子孢子的雌性按蚊刺吸人血时,子孢子随蚊的唾液进入人体,侵入肝细胞。在肝细胞内,虫体转变为滋养体。以后进行裂体增殖,形成裂殖体。当裂殖体发育成熟后,被寄生的肝细胞破裂,裂殖子散出,一部分被吞噬细胞吞噬,一部分则侵入红细胞内发育。间日疟原虫的子孢子有 2 个类型:①进入肝细胞后迅速发育繁殖,产生许多裂殖子,称速发型子孢子;②进入肝细胞经不同时间的休眠期,然后被激活,发育为裂殖体并继续分裂

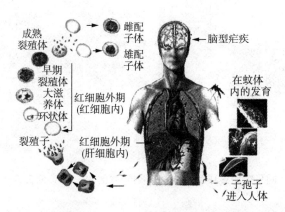

图 32-3　间日疟原虫生活史

为裂殖子,再进入血流,称之为迟发型子孢子。

（2）红细胞内期　即由肝细胞释放出的裂殖子侵入红细胞内进行裂体增殖的时期。裂殖子侵入红细胞后首先形成早期滋养体,依次经历晚期滋养体、未成熟裂殖体、成熟裂殖体。红细胞破裂后,成熟裂殖体释放的裂殖子进入血流,一部分被吞噬细胞吞噬,一部分侵入红细胞,重复裂体增殖过程。疟原虫经过几次红细胞内裂体增殖,部分裂殖子在红细胞内不再进行裂体增殖,而发育为雌、雄配子体。成熟的雌、雄配子体如被适宜的按蚊随同血液吸入蚊胃后,即可继续发育。

2. 在蚊体内发育

当雌性按蚊刺吸患者或带虫者血液时,在红细胞内发育的各期原虫随血液入蚊胃,仅雌、雄配子体能在蚊胃内继续发育,其余各期原虫均被消化。在蚊胃内,雄配子体形成雄配子,雌配子体形成雌配子。雌、雄配子受精形成合子,然后成为动合子。动合子穿过胃壁上皮细胞,在蚊胃基底膜下形成卵囊。卵囊长大,进行孢子增殖,形成数以万计的子孢子。子孢子随卵囊破裂释出,经血、淋巴集中于按蚊的唾腺,发育为成熟子孢子。当受染蚊再吸血时,子孢子即可随唾液进入人体,又开始在人体内的发育。

（三）致病

疟原虫的主要致病阶段是红细胞内期的裂体增殖期。

（1）疟疾发作　发作的原因主要是红细胞内期疟原虫裂殖子胀破红细胞,裂殖子和疟原虫的代谢产物、残余和变性的血红蛋白以及红细胞碎片等一并进入血流,一部分被巨噬细胞、中性粒细胞吞噬,刺激细胞产生内源性热原质,它和疟原虫的代谢产物共同作用于宿主下丘脑的体温调节中枢,引起发热。随着血内刺激物被吞噬和降解,机体通过大量出汗,体温逐渐恢复正常,机体进入发作间歇阶段。发作的周期性与红细胞内期裂体增殖周期一致。典型的间日疟和卵形疟隔日发作1次;三日疟为隔2 d发作1次;恶性疟隔36～48 h发作1次。

（2）疟疾的再燃和复发　急性患者在疟疾发作停止后,如体内仍有少量残存的红内期疟原虫,在一定条件下又大量增殖,经过数周或数月,又可出现疟疾发作临床症状,称为再燃。疟疾初发后,红细胞内期疟原虫已被消灭,未经蚊媒传播感染,但经过一段时间的潜隐期,又出现疟疾发作,称为复发。间日疟和卵形疟则既有再燃,又有复发。实验研究证明,迟发型子孢子可能导致疟疾的复发。

（3）贫血　疟疾发作几次后,可出现贫血症状。发作次数越多,病程越长,贫血越重。原因有红细胞内期疟原虫直接破坏红细胞、脾细胞功能亢进、骨髓中红细胞的生成障碍、免疫病理等因素有关。

(4) 脾大 疟疾长期不愈或反复感染者脾肿大很明显。原因是疟原虫及代谢产物的刺激，使脾充血及单核-巨噬细胞增生。

(5) 凶险型疟疾 常发生在恶性疟高度地方性流行区的儿童、少年以及疟区无免疫力的人群，由于误诊、延迟治疗或治疗不当而致。如脑型疟、肾功能衰竭、重症贫血、水电解质失衡、黄疸、高热等。脑型疟表现为：剧烈头痛、谵妄、急性神经紊乱、高热、昏睡或昏迷、惊厥。儿童脑型疟的病死率为 $5\%\sim6\%$。

(四) 免疫

(1) 先天抵抗力 与宿主的疟疾感染史无关，而与宿主的种类和遗传特性有关。如西非黑人 90% 以上因先天性缺少 Duffy 血型抗原的红细胞，故对间日疟原虫有抗性。

(2) 获得性免疫 为种特异性，对异种疟原虫的攻击基本上无保护作用。体液免疫产生的 IgG、IgM 和 IgA 能够抑制裂殖子的发育和繁殖。

(3) 带虫免疫及免疫逃避 人类感染疟原虫后产生的免疫力，能抵抗同种疟原虫的再感染，但同时其血液内又有低水平的原虫血症，这种免疫状态称为带虫免疫。宿主虽有产生各种体液免疫和细胞免疫应答的能力，以抑制疟原虫的发育增殖，但疟原虫也有强大的适应能力来逃避宿主免疫攻击。

(五) 实验诊断

1. 病原学诊断

厚、薄血膜染色镜检是目前最常用的方法。从受检者外周血液中检出疟原虫是确诊的最可靠依据，最好在服药前取血检查。恶性疟在发作开始时，间日疟在发作后数小时至十余小时采血能提高检出率。

2. 免疫学诊断

(1) 循环抗体检测 常用的方法有间接荧光抗体、间接血凝和酶联免疫吸附试验等。

(2) 循环抗原检测 常用的方法有放射免疫试验、抑制法酶联免疫吸附试验、夹心法酶联免疫吸附试验和快速免疫色谱测试卡(ICT)等。

3. 分子生物学技术

核酸探针和聚合酶链反应已应用于疟疾的诊断，敏感性高，且操作简便。

(六) 防治原则

(1) 预防 蚊媒防制包括杀灭蚊和使用蚊帐及驱蚊剂。预防服药采用的抗疟药有氯喹、哌喹、乙胺嘧啶、伯氨喹啉。

(2) 治疗 常用的药物有氯喹和伯喹(氯伯)。其他有青蒿素、咯萘啶、磺胺多辛和乙胺嘧啶等。

(3) 加强流动人口疟疾管理 对严重流行区，应把外来流动人口管理列入本地区的疟防计划。

(4) 坚持疟疾监测 监测的内容包括死亡率、发病率、爆发的疫情报告、个案调查、现场观察、媒介情况、人口及环境调查等。

思考题

1. 阐述血吸虫虫卵肉芽肿的形成机制。

2. 日本血吸虫病的病原学诊断方法有哪些？

3. 简述血吸虫病的防治原则。

4. 简述慢性丝虫病的致病机制及临床表现。

5. 丝虫的病原学诊断方法。

6. 解释疟疾发作、再燃和复发的原因。

7. 简述间日疟原虫在人体内各期发育与致病性、实验室诊断及疾病传播的关系。

第三十三章

其他部位寄生虫

学习目标

掌握　卫氏并殖吸虫、华支睾吸虫的寄生部位、感染阶段、感染方式及致病;阴道毛滴虫的致病机制、临床表现及检查方法;弓形虫在人体内发育、致病特点、传播方式。

熟悉　华支睾吸虫、卫氏并殖吸虫虫卵的鉴别特点;阴道毛滴虫形态、实验诊断;弓形虫实验诊断。

了解　卫氏并殖吸虫、华支睾吸虫中间宿主和流行概况。

第一节　卫氏并殖吸虫

卫氏并殖吸虫即肺吸虫,是人体肺吸虫病主要病原体。

(一) 形态

(1) 成虫　外形椭圆、虫体肥厚,背侧稍隆起,腹面扁平。口、腹吸盘大小相似,口吸盘位于虫体前端,腹吸盘约在虫体腹面中部。消化器官包括口、咽、食管及两支弯曲的肠支。口腔接肌质咽球,食管短,两支弯曲肠支延伸至虫体后部,以盲端终。卵巢6叶,与子宫并列于腹吸盘之后,两个睾丸分支如指状,并列于虫体后 1/3 处(彩图 33 - 1)。

(2) 虫卵　金黄色,椭圆形,大小(80~118) μm×(48~60) μm,前端稍突,有扁平卵盖,后端稍窄,卵内含有 1 个卵细胞和 10 多个卵黄细胞(彩图 33 - 2)。

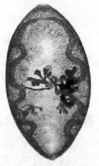

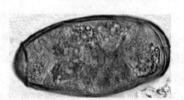

彩图 33 - 1　卫氏并殖吸虫成虫　　　　彩图 33 - 2　卫氏并殖吸虫虫卵

（二）生活史

卫氏并殖吸虫终宿主包括人和多种肉食类哺乳动物。第一中间宿主为扁卷螺，第二中间宿主为淡水蟹或蝲蛄。成虫寄生于肺，虫卵可经气管排出或随痰吞咽后随粪便排出。卵入水中，在适宜的温度下约经 3 周孵出毛蚴，遇到合适的第一中间宿主扁卷螺主动侵入，经由胞蚴、母雷蚴、子雷蚴发育成尾蚴。尾蚴在水中主动侵入或被溪蟹、蝲蛄吞食，在这些第二中间宿主体内形成囊蚴。人或其他终宿主因食入含有活囊蚴的溪蟹、蝲蛄而感染。囊蚴进入终宿主消化道后，尾蚴脱囊而出，发育为童虫。童虫在组织中移行并徘徊于各脏器及腹腔间，1～3 周后由肝脏表面或经肝或直接从腹腔穿过膈肌而入肺，发育成熟并产卵。成虫在宿主体内一般可活 5～6 年，长者可达 20 年(图 33－1)。

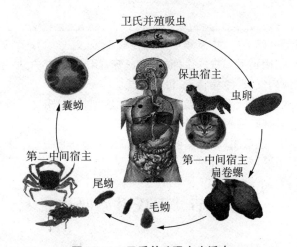

图 33－1　卫氏并殖吸虫生活史

（三）致病

卫氏并殖吸虫的致病主要由童虫在组织器官中移行、窜扰和成虫定居所引起。病变过程一般可分为急性期和慢性期。

1. 急性期

由童虫移行所致。脱囊后的童虫穿过肠壁黏膜进入腹腔或腹壁引起出血或化脓性炎症。如侵入肝，肝表面呈针点状小孔，局部出现硬变。

2. 慢性期

虫体进入肺部引起的病变，其过程大致可分为 3 期。

（1）脓肿期　童虫移行引起组织破坏、出血及继发感染。肉眼可见病变处呈窟穴状或隧道状，内有血液，并出现炎性渗出，继之病灶四周产生肉芽组织而形成薄膜状囊肿壁。

（2）囊肿期　由于渗出性炎症，大量细胞浸润、聚集、死亡、崩解、液化，脓肿内充满赤褐色果酱样液体。囊肿壁肉芽组织增生变厚形成囊肿。

（3）纤维瘢痕期　由于虫体死亡或转移至他处，囊肿内容物通过支气管排出或吸收，囊内由肉芽组织充填，纤维化，最后形成瘢痕。

慢性期由于多个器官受损，且受损程度又轻重不一，故临床表现较复杂，临床上按器官损害主要可分为胸肺型、腹型、皮下包块型等。

(四) 实验室诊断

(1) 病原诊断 痰或粪便中找到虫卵、摘除的皮下包块中找到虫体即可确诊。

(2) 免疫学试验 皮内试验常用于普查初筛,ELISA 的敏感性高,检测循环抗原的应用,具有敏感性高和可考核疗效的优点。

(3) X 线及 CT 检查 适用于胸肺型及脑脊髓型患者。

(五) 防治原则

预防本病最有效方法是不生食或半生食溪蟹、蝲蛄及其制品,不饮生水。健康教育是控制本病流行的重要措施。目前常用治疗药是吡喹酮。

第二节 华支睾吸虫

中华支睾吸虫,简称华支睾吸虫,又称肝吸虫。成虫寄生于人体的肝胆管内,可引起华支睾吸虫病,又称肝吸虫病。

(一) 形态

(1) 成虫 体形狭长,背腹扁平,前端尖细。虫体大小一般为(10~25)mm×(3~5) mm。口吸盘略大于腹吸盘,后者位于虫体前端 1/5 处。消化道的前部有口、咽及短的食管,然后分叉为两肠支伸至虫体后端。睾丸前后排列于虫体后端 1/3 处,呈分支状。卵巢边缘分叶,位于睾丸之前,受精囊在睾丸和卵巢之间。子宫在腹吸盘和卵巢之间(彩图 33 - 3)。

(2) 卵 卵甚小,平均为 29 μm×17 μm,形状似芝麻,一端较窄且有盖,盖周围形成肩峰,另一端有小疣状突起,排出的卵呈黄褐色,内有成熟的毛蚴(彩图 33 - 4)。

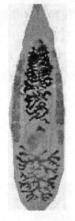

彩图 33 - 3 华支睾吸虫成虫

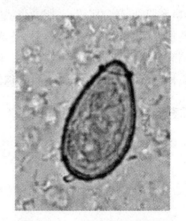

彩图 33 - 4 华支睾吸虫虫卵

(二) 生活史

华支睾吸虫终宿主为人及肉食哺乳动物(狗、猫等),第一中间宿主为淡水螺类,如豆螺、沼螺等,第二中间宿主为淡水鱼、虾。成虫寄生于人和肉食类哺乳动物的肝胆管内。成虫产出虫卵,虫卵随胆汁进入消化道随粪便排出，进入水中被第一中间宿主淡水螺吞食后，在螺类的消化道内孵出毛蚴，毛蚴穿过肠壁在螺体内依次发育成为胞蚴、雷蚴、尾蚴，成熟的尾蚴从螺体逸出。尾蚴在水中遇到适宜的第二中间宿主淡水鱼、虾类，则侵入其肌肉等组织，经 20～35 d，发育成为囊蚴。囊蚴被终宿主（人、猫、犬等）吞食后，在消化液的作用下，囊内幼虫在十二指肠内破囊而出。脱囊后的幼虫循胆汁逆流、经血管或穿过肠壁到达肝胆管内（图 33 - 2）。囊蚴进入终宿主体内至发育为成虫并在粪中检到虫卵所需时间随宿主种类而异，人约 1 个月，犬、猫需 20～30 d。

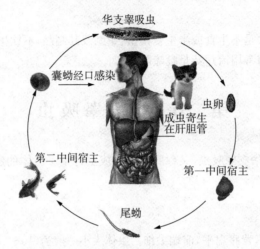

图 33 - 2 华支睾吸虫生活史

（三）致病

成虫在肝胆管内破坏胆管上皮及黏膜下血管，虫体的分泌物、代谢产物和机械刺激等因素诱发的变态反应可引起胆管内膜及胆管周围的超敏反应及炎性反应，出现胆管上皮增生，胆管腔相对狭窄和虫体堵塞胆管，导致胆管炎、胆囊炎或阻塞性黄疸。往往容易合并细菌感染。严重感染者伴有头晕、消瘦、水肿和贫血等，在晚期可造成肝硬化、腹水，甚至死亡。儿童和青少年感染华支睾吸虫后，临床表现往往较重，病死率较高。除消化道症状外，常有营养不良、贫血、水肿、肝肿大和发育障碍，以至肝硬化，极少数患者可致侏儒症。

（四）实验室诊断

1. 病原学检查

检获虫卵是确诊的主要依据。

（1）涂片法　直接涂片法检出率不高，容易漏诊。定量透明法，可用于虫卵的定性和定量检查。

（2）集卵法　此法检出率较直接涂片法高。包括漂浮集卵法和沉淀集卵法。

（3）十二指肠引流胆汁检查　此法检出率接近 100%，但技术较复杂，一般患者难以接受。

2. 免疫学诊断

皮内试验、间接血凝试验、对流免疫电泳试验、酶联免疫吸附试验、间接荧光抗体试验等都曾试用于华支睾吸虫病的辅助诊断。

（五）防治原则

（1）做好宣传教育　使群众自觉不吃生鱼及未煮熟的鱼肉或虾,改进烹调方法和饮食习惯,注意生、熟吃的厨具要分开。家养的猫、犬,如粪便检查阳性者应给予治疗,不要用未经煮熟的鱼、虾喂猫、犬等动物。

（2）加强粪便管理　加强粪便管理,不让未经无害化处理的粪便下鱼塘。

（3）积极治疗患者和感染者　吡喹酮为首选药。

第三节　阴道毛滴虫

阴道毛滴虫是寄生在人体阴道和泌尿道的鞭毛虫,主要引起滴虫性阴道炎和尿道炎,是以性传播为主的一种传染病。

（一）形态

阴道毛滴虫的生活史仅有滋养体阶段。滋养体呈梨形或椭圆形,10～15 μm 宽,长可达 30 μm,无色透明,有折光性,具 4 根前鞭毛和 1 根后鞭毛,后鞭毛向后伸展与虫体波动膜外缘相连,为虫体作旋转式运动的器官。虫体柔软多变,活动力强(彩图 33-5)。

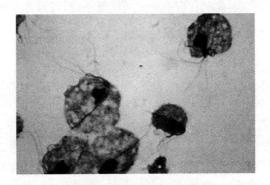

彩图 33-5　阴道毛滴虫

（二）生活史

滋养体为本虫的感染期,通过直接或间接接触方式而传染。主要寄生在女性阴道,以阴道后穹隆多见,也可在尿道内发现;男性感染者一般寄生于尿道、前列腺,也可在睾丸、附睾或包皮下寄生。

（三）致病

正常情况下,健康妇女的阴道环境,因乳酸杆菌的作用而保持酸性(pH 值 3.8～4.4),可抑制虫体或其他细菌生长繁殖,这称为阴道的自净作用。如果泌尿生殖系统功能失调,如妊娠、月经后使阴道内 pH 值接近中性,有利于滴虫和细菌生长。而滴虫寄生阴道时,消耗糖原,妨碍乳酸杆菌的酵解作用,从而使阴道的 pH 值转变为中性或碱性,滴虫得以大量繁殖,更促进继发性细菌感染,加重炎症反应。阴道壁黏膜充血、水肿,上皮细胞变性脱落,白细胞浸润。患者最常见的症状为阴部瘙痒或烧灼感,白带增多。当滴虫侵及尿道时,可有尿频、尿急和尿痛等症状。男性感染可引起尿道炎或前列腺炎,甚至可能引起不孕症。

（四）实验室诊断

取阴道后穹隆分泌物、尿液沉淀物或前列腺分泌物,直接涂片或涂片染色镜检,若检得滋养体即可确诊。常用的方法有生理盐水直接涂片法或涂片染色法。也可用培养法,检出率较高。此外,ELISA、直接荧光抗体试验（DFA）、乳胶凝集试验（LAT）、DNA探针等也可用于滴虫感染的诊断。

（五）防治原则

及时治疗无症状的带虫者和患者以减少和控制传染源。夫妻或性伴侣双方应同时治疗方可根治。临床上常用的药物为甲硝唑（灭滴灵）。局部可用滴维净或1:5 000高锰酸钾液冲洗阴道。改善公共设施,净化公共浴厕,如改盆浴为淋浴,坐厕改为蹲厕,注意个人卫生与经期卫生等。

第四节　刚地弓形虫

刚地弓形虫简称弓形虫。该虫呈世界性分布,猫科动物为其终宿主和重要的传染源。弓形虫可引起人畜共患的弓形虫病,尤其在宿主免疫功能低下时,可致严重后果,是一种重要的机会致病原虫。

（一）形态

生活史中有5种主要形态:即滋养体、包囊、裂殖体、配子体和卵囊,但对人体致病及与传播有关的发育期为滋养体、假包囊与包囊和卵囊。

（1）滋养体　呈香蕉形或半月形,一端较尖,一端钝圆;一边扁平,另一边较膨隆;长 $4\sim7\ \mu m$,宽 $2\sim4\ \mu m$,平均为 $1.5\ \mu m\times5.0\ \mu m$。细胞内寄生的滋养体以内二芽殖、二分裂及裂体增殖等方式不断增殖,一般含数个至十多个虫体,这个由宿主细胞膜包绕的虫体集合体称假包囊,假包囊中的滋养体又称速殖子。

（2）包囊　圆形或椭圆形,具有由虫体分泌的一层富有弹性的坚韧囊壁,囊内的滋养体称缓殖子。包囊可长期在组织内生存,在一定条件下可破裂,缓殖子进入新的细胞。

（3）卵囊　圆形或椭圆形,具有两层光滑透明的囊壁,其内充满均匀小颗粒。成熟卵囊含2个孢子囊,每个孢子囊内含4个新月形子孢子。

（4）裂殖体　在猫科动物小肠绒毛上皮细胞内发育增殖,成熟的裂殖体内含 $4\sim29$ 个裂殖子,裂殖子形如新月状。

（5）配子体　游离的裂殖子侵入另外的肠上皮细胞发育形成配子母细胞,进而发育为配子体。雌雄配子受精结合发育为合子,而后发育成卵囊。

（二）生活史

弓形虫生活史全过程需要两个宿主,分别进行无性生殖和有性生殖（图33-3）。

（1）在终宿主体内的发育　猫科动物吞食卵囊、包囊或假包囊后,子孢子、缓殖子或速殖子在小肠内逸出,侵入小肠上皮细胞发育增殖,经 $3\sim7\ d$,上皮细胞内的虫体形成裂殖体,成熟后释

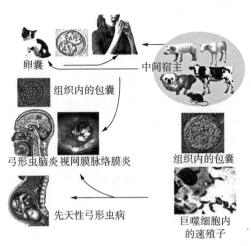

图 33-3　弓形虫生活史

出裂殖子,侵入新的肠上皮细胞,经数代裂体增殖后,部分裂殖子发育为雌雄配子体,继续发育为雌雄配子,雌雄配子受精成为合子,最后形成卵囊,从上皮细胞内逸出进入肠腔,随粪便排出体外,在 25℃ 和适宜湿度环境条件下经 2~4 d 即发育为具有感染性的成熟卵囊。同时,弓形虫也可在终宿主猫的肠外组织中进行无性增殖。

(2)在中间宿主体内的发育　当猫粪内的卵囊或动物肉类中的包囊或假包囊被中间宿主如人、羊、猪、牛等吞食后,在肠内逸出子孢子、缓殖子或速殖子,随即侵入肠壁经血或淋巴进入单核巨噬细胞系统的细胞内寄生,并扩散到全身各组织器官,进入细胞内并发育增殖,形成假包囊,破裂后,速殖子侵入新的组织细胞,主要以内二芽殖法增殖。在免疫功能正常的机体,部分速殖子侵入宿主细胞后,特别是脑、眼、骨骼肌的虫体增殖速度减慢,形成囊壁而成为包囊,包囊在宿主体内可存活数月、数年或更长。当机体免疫功能低下或长期应用免疫抑制剂时,组织内的包囊可破裂,释出缓殖子,进入血流并到其他新的组织细胞形成包囊或假包囊,继续发育增殖。

(三)致病

1. 致病机制

弓形虫的毒素包括弓形虫毒素、弓形虫素、弓形虫因子。速殖子期是弓形虫的主要致病阶段,在细胞内寄生和迅速繁殖,以致细胞被破坏,速殖子逸出后又侵犯邻近的细胞,如此反复破坏,因而引起组织的炎症反应。包囊内缓殖子是引起慢性感染的主要形式,包囊因缓殖子增殖而体积增大,挤压器官,可致功能障碍。缓殖子的死亡可激起强烈的迟发型超敏反应,引发组织损伤。

2. 临床表现

(1)先天性弓形虫病　在孕期感染弓形虫,虫体经胎盘血流引起胎儿的先天性感染。受染胎儿或婴儿多数表现为隐性感染,有的出生后数月或数年甚至成年时才出现症状。先天性弓形虫病的典型表现有脑积水、大脑钙化灶、视网膜脉络膜炎和精神、运动障碍,还可伴有发热、皮疹、呕吐、腹泻、黄疸、肝脾肿大、贫血、心肌炎、癫痫等。在孕期的前 3 个月内感染,症状较严重,可致流产、早产、死产或脑积水、小脑畸形、小眼畸形等胎儿畸形。

(2)获得性弓形虫病　出生后由外界获得的感染。常累及脑和眼部,如脑炎、脑膜脑炎、癫痫和精神异常。淋巴结肿大也是常见的临床类型之一,多见于颌下和颈后淋巴结,伴有长时间的低热、疲倦、肌肉不适、肝脾肿大或全身中毒症状。若弓形虫急性播散,常可引起脑膜脑炎、肝炎、肺炎、心肌心包炎、广泛性肌炎、关节炎、肾炎和腹膜炎等。

（四）实验室诊断

1. 病原学检查

（1）涂片染色法　取急性期患者的腹水、胸腔积液、羊水、脑脊液或血液等经离心后，沉淀物作涂片，或采用活组织穿刺物涂片。

（2）动物接种分离法或细胞培养法查找滋养体　采用敏感的实验动物如小白鼠，将样本接种于腹腔内，1周后剖杀，取腹腔液镜检。

2. 免疫学检查

常用方法有染色试验、间接血凝试验、间接免疫荧光抗体试验、酶联免疫吸附试验、免疫酶染色试验等。

（五）防治原则

1）加强对家畜、家禽和可疑动物的监测和隔离。

2）加强饮食卫生管理，强化肉类食品卫生检疫制度。

3）教育群众不吃生或半生的肉、蛋、奶制品。

4）孕妇不养猫，不接触猫、猫粪和生肉，要定期作弓形虫常规检查。对急性期患者，常用乙胺嘧啶、磺胺类药物，联合应用可提高疗效。孕妇初次感染应立即服用螺旋霉素，并建议中止妊娠。

病例分析

患者，女性，38岁，浙江宁波人，农民，已婚。主诉白带增多、腰酸、阴部瘙痒伴有腥臭味。患者自农村来沪作保姆已有2年，自觉劳累后腰酸，白带自动流出，色微白有时伴淡黄色带有泡沫样黏液，阴部经常瘙痒，时闻腥臭味。月经尚属正常，但经量较大；经妇科检查，外阴部有红肿，子宫颈周围糜烂。阴道涂片检查，混悬片查见大量阴道毛滴虫；染色涂片查见革兰阳性球菌和阴性杆菌、红细胞＋、白细胞（脓细胞）＋＋、上皮细胞＋。遵医嘱经口服灭滴灵合并拴剂1个疗程后，症状获得好转，逐渐消失，但年终回乡探亲返回后不久，症状又复出现，再次用药后得以痊愈。

分析：患者系浙江山区农村人，当地环境卫生及个人卫生条件均差，容易获得滴虫传染，工作劳累后促使阴道炎症加重，其丈夫更可能是传染源，促成反复迁延。细菌性和滴虫性阴道炎均可引起白带增多，有气味，局部瘙痒，而两者常同时存在。滴虫性呈泡沫状；细菌性阴道炎的白带则较黏稠，略带黄色。患者回乡探亲后，可从其配偶重新获得感染，即通常所谓的"乒乓感染"。

思考题

1. 如何鉴别卫氏并殖吸虫虫卵，实验室诊断时采用哪些方法？
2. 华支睾吸虫病的病原学诊断方法有哪些，哪种方法的检出率高？
3. 试述阴道毛滴虫的特征、传播方式、所致疾病和防治原则。
4. 弓形虫在人体内发育特点、致病特点、传播方式。

第三十四章

医学节肢动物

▶▶● 学习目标 ●◀◀

熟悉 蚊、蝇、蚤、虱等医学节肢动物传播的疾病种类及致病机制。
了解 常见医学节肢动物与致病有关的形态、生活史、诊断、防制原则。

一、概论

节肢动物种类繁多,分布广泛。重要特征包括:虫体两侧对称,身体及对称分布的附肢均分节;具有由几丁质及醌单宁蛋白组成的坚硬的外骨骼;循环系统开放式;发育史大多经历蜕皮和变态。有些种类通过刺螫、寄生和传播病原生物体等方式危害人类健康,这类具有医学重要性的节肢动物称为医学节肢动物。

医学节肢动物分属以下5个纲:昆虫纲、蛛形纲、甲壳纲、唇足纲、倍足纲。

医学节肢动物由卵发育至成虫的过程中,其形态结构、生理功能、生活习性等一系列变化的总和称为变态。变态可分为两类:

(一)完全变态

生活史包括卵、幼虫、蛹和成虫4个时期,如蚊、蝇、蚤等。

(二)不完全变态

发育过程不需要经过蛹期者。成虫前的发育期称为若虫,如虱、蜱、螨等。

二、危害

医学节肢动物的危害既有直接危害,也有间接危害。

(一)直接危害

1. **骚扰和吸血**
某些节肢动物叮刺吸血,或骚扰人们正常的工作或睡眠。
2. **螫刺和毒害**
由于某些节肢动物具有毒腺、毒毛或者体液有毒,螫刺时分泌毒液注入人体而使人受害。
3. **过敏反应**
节肢动物的唾液、分泌物、排泄物和皮壳等都是异性蛋白,可引起人体过敏反应。

4. 寄生

节肢动物幼虫或成虫寄生于人体致病。

（二）间接危害

节肢动物携带病原体传播疾病。传播疾病的节肢动物称传播媒介。由节肢动物传播的疾病称虫媒病。根据病原体与节肢动物的关系，将节肢动物传播疾病的方式分为如下两类：

1. 机械性传播

节肢动物对病原体的传播只起携带输送的作用。病原体可以附在节肢动物的体表、口器上或通过消化道从而散播，借机转入另一宿主，形态和数量均不发生变化，但仍保持感染力。

2. 生物性传播

病原体在节肢动物体内经历了发育、增殖或发育和增殖的阶段，才能传播到新的宿主。根据病原体在节肢动物体内发育或增殖的情况，可分为以下 4 种形式：

（1）发育式　病原体在节肢动物体内只有发育，没有数量的增加，如丝虫幼虫期在蚊体内的发育。

（2）增殖式　节肢动物成为病原体的增殖场所，只有数量的增加，但无可见的形态变化，如病毒、立克次体、细菌、螺旋体等。

（3）发育增殖式　病原体在节肢动物体内只有待发育及增殖完成后才具感染性，如疟原虫在蚊体内的发育和增殖。

（4）经卵传递式　有的病原体不仅在节肢动物体内增殖，而且侵入雌虫的卵巢，经卵传递，以致下一代也具感染力。

三、常见的医学节肢动物

常见医学节肢动物的比较参见表 34-1。

表 34-1　常见医学节肢动物的比较

	生活史	致病性	防治原则
蚊	全变态，生活史分 4 个时期，即卵、幼虫、蛹和成虫 4 个阶段	直接叮刺吸血、骚扰睡眠，传播疟疾、淋巴丝虫病、流行性乙型脑炎和登革热（或登革出血热）。	利用法律或条例规定防止媒介蚊虫的传入，对蚊虫防治进行监督以及强制性的灭蚊。特别要加强机场和港口的检疫，防止媒介携带入境。
蝇	全变态，除少数蝇类直接产幼虫外，生活史有卵、幼虫、蛹和成虫 4 个阶段	传播痢疾、霍乱、伤寒、脊髓灰质炎、肺结核、炭疽、破伤风等疾病。蝇幼虫寄生人体和动物的组织和器官引起蝇蛆病，如皮肤蝇蛆病、眼蝇蛆病、胃肠道蝇蛆病、泌尿生殖道蝇蛆病、创伤蝇蛆病。	及时清除垃圾、粪便。灭蝇常用药物有敌百虫、敌敌畏、溴氰菊酯、氯氰菊酯、二氯苯醚菊酯、残杀威和灭多威等。
蚤	完全变态，包括卵、幼虫、蛹和成虫 4 个时期	蚤可骚扰人并吸血，还能通过生物性方式鼠疫、地方性斑疹伤寒、缩小膜壳绦虫和微小膜壳绦虫病。	灭鼠、防鼠，加强个人防护，如穿防蚤袜、裸露皮肤涂擦避蚊胺等。用敌百虫、敌敌畏、溴氰菊酯、二氯苯醚菊酯、鸡血藤、巴豆仁等药物喷洒室内及禽畜棚圈、地面。

（续表）

	生活史	致病性	防治原则
虱	不完全变态,生活史有卵、若虫和成虫3期。	虱吸血后,在叮刺部位可出现丘疹和瘀斑,产生剧痒,由于抓骚可继发感染。传播疾病的疾病有流行性斑疹伤寒、虱媒回归热、战壕热。	勤换洗衣服、被褥单,勤洗发等,以防生虱。洁身自好,预防耻阴虱感染。可用敌敌畏乳剂、倍硫磷粉剂、二氯苯醚菊酯乳剂喷洒、浸泡,或用环氧乙烷熏蒸。

思考题

1. 医学节肢动物的主要危害有哪些?
2. 什么是生物性传病,什么是机械性传病? 简述节肢动物媒介的生物性传病类型。